护士执业资格考试同步辅导丛

供护理、助产专业使用

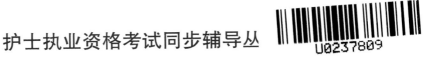

妇产科护理学笔记

（第五版）

主　编　何国喜　赵国玺

副主编　郑长花　叶艳娜　张翠红

编　者　（按姓氏汉语拼音排序）

韩冬凤（梅州市卫生职业技术学校）

何国喜（广东省新兴中药学校）

廖玉琴（揭阳市卫生学校）

彭　霞（广州卫生职业技术学院）

彭从霞（广东省连州卫生学校）

彭慧蛟（广州卫生职业技术学院）

叶艳娜（东莞职业技术学院）

张翠红（广东省新兴中药学校）

赵国玺（广州卫生职业技术学院）

郑长花（广州卫生职业技术学院）

科学出版社

北京

内 容 简 介

本书依据护士执业资格考试大纲修订，内容包括生理产科、妇产科常见病和多发病的护理。本书有 22 章，附 1 套模拟试题。各章采用"两栏两框"的框架进行编写，中间穿插"趣味漫画"。"考点提纲栏"提纲挈领，突显历年高频考点；"模拟试题栏"从专业实务、实践能力两方面对应考点进行命题，帮助考生随学随测，提升应试能力；"锦囊妙'记'框"通过趣味歌诀、顺口溜和缩略字等，帮助考生巧妙记忆知识点；"要点回顾框"围绕高频考点，以提问形式帮助考生再度梳理知识点；"趣味漫画"形象生动地帮助考生记忆，提升学习兴趣。配套数字化资源针对学习难点和要点，通过视频或音频讲解。考生可以通过配套资源页的网址或扫描二维码登录"中科云教育"平台获取数字化资源，自主学习。

本书是护士执业资格考试辅导用书，可供护理、助产专业学生在校学习期间使用，也可作为护理专业从业人员参加自学考试、专升本考试的参考资料。

图书在版编目（CIP）数据

妇产科护理学笔记/何国喜，赵国玺主编 . —5 版 . —北京：科学出版社，2023.4
（护士执业资格考试同步辅导丛书）
ISBN 978-7-03-074902-4

Ⅰ.①妇… Ⅱ.①何… ②赵… Ⅲ.①妇产科学–护理学–资格考试–自学参考资料 Ⅳ.① R473.71

中国国家版本馆 CIP 数据核字（2023）第 031030 号

责任编辑：丁海燕 / 责任校对：杨 赛
责任印制：赵 博 / 封面设计：涿州锦晖

科 学 出 版 社 出版
北京东黄城根北街16号
邮政编码：100717
http://www.sciencep.com
天津市新科印刷有限公司 印刷
科学出版社发行 各地新华书店经销
*
2010年1月第 一 版 开本：850×1168 1/16
2023年4月第 五 版 印张：13 1/4
2023年5月第三十九次印刷 字数：314 000
定价：49.80元
（如有印装质量问题，我社负责调换）

第五版前言

  《妇产科护理学笔记》（第5版）依据新版护士执业资格考试（简称"护考"）大纲，继承前4版教材的优点，结合编者们多年来辅导护考考生的成功经验编写，本着"在教材中提炼精华、从零散中挖掘规律，到习题中练就高分，从成长中迈向成功"的宗旨，为考生顺利通过护考助一臂之力。

  本书按照生理产科、妇产科常见病和多发病的护理进行编写，在产科部分按照"妊娠（正常、异常）、分娩（正常、异常）、产褥（正常、异常）"的顺序进行了结构调整，修订后知识的系统性和连贯性较上一版有了进一步提升。

  本书共有22章和1套模拟试卷。各章采用"两栏两框（考点提纲栏、模拟试题栏、锦囊妙'记'框、要点回顾框）"的框架进行编写，正文中穿插"趣味漫画"。①考点提纲栏：以护考大纲为依据，采用提纲挈领的编写格式，将历年高频考点内容标为红色字，有利于考生把握重点。②模拟试题栏：涵盖护考大纲知识点，从专业实务和实践能力两方面，参照最新护考题型比例命题，即A_1型题占25%、A_2型题占40%～50%、A_3/A_4型题占25%～35%，题量丰富，帮助学生随学随测，提高考生的应试能力、综合分析和解决问题的能力。同时，根据护考命题趋势，在书中适当增加了视频题及图片题。③锦囊妙"记"框：通过趣味歌诀、顺口溜和缩略字等，帮助考生巧妙且快速地掌握知识点。④要点回顾框：针对章节重要的知识点进行提问，帮助考生再度梳理知识点。⑤趣味漫画：通过生动的情境漫画，激发考生的学习兴趣。⑥数字化资源：针对护考重点或难点，配置音频或视频，考生可通过配套资源页的电脑端网址或者手机端二维码登录"中科云教育"平台学习，化抽象为形象，更容易地理解和掌握知识点，拓展知识面，提高学习效率。

  本书是护士执业资格考试辅导用书，可供护理、助产专业学生在校学习期间使用，也可作为护理专业从业人员参加自学考试、专升本考试的参考资料。

  在本书的编写过程中，各位编者倾注了极大的热情和心血，在此表示衷心的感谢和敬意！由于编者水平所限，本书可能有欠妥之处。敬请广大读者提出宝贵建议，帮助本书不断完善。

何国喜 赵国玺

2022年9月

配 套 资 源

欢迎登录"中科云教育"平台，**免费**数字化课程等你来！

"中科云教育"平台数字化课程登录路径

电脑端

▶ 第一步：打开网址 http://www.coursegate.cn/short/QMIRA.action

▶ 第二步：注册、登录

▶ 第三步：点击上方导航栏"课程"，在右侧搜索栏搜索对应课程，开始学习

手机端

▶ 第一步：打开微信"扫一扫"，扫描下方二维码

▶ 第二步：注册、登录

▶ 第三步：用微信扫描上方二维码，进入课程，开始学习

目 录

第1章　女性生殖系统解剖与生理

第1节　女性生殖系统解剖

一、外生殖器　女性外生殖器包括阴阜、大阴唇、小阴唇、阴蒂和阴道前庭。

1. 阴阜　女性从青春期开始长出呈倒三角形分布的阴毛。
2. 大阴唇　为两股内侧一对纵行隆起的皮肤皱襞，含有丰富的血管、淋巴管和神经，损伤后易形成血肿。
3. 小阴唇　为大阴唇内侧的一对薄皮肤皱襞。富含神经末梢，敏感。
4. 阴蒂　位于两侧小阴唇顶端，有勃起性，富含神经末梢，极敏感。
5. 阴道前庭　为两侧小阴唇之间的菱形区。前方有尿道口，后方有阴道口。阴道口覆有一层薄膜为处女膜，中央有一孔，处女膜可因性交或剧烈运动破裂，分娩时进一步破损仅留处女膜痕。

二、内生殖器

（一）内生殖器及功能　女性内生殖器包括阴道、子宫、输卵管及卵巢。

1. 阴道
- （1）功能：为性交、经血排出及胎儿娩出的通道。
- （2）解剖结构：为一上宽下窄的管道，上端包绕子宫颈，环绕子宫颈周围的组织称为阴道穹隆，阴道后穹隆较深，其顶端是盆腔的最低部位直肠子宫陷凹，临床上可经此穿刺或引流。
- （3）组织结构：阴道黏膜由复层鳞状上皮覆盖，无腺体，受性激素影响发生周期性变化。阴道壁富有皱襞，伸展性大，利于分娩。幼女及绝经后妇女因卵巢功能低下，阴道黏膜上皮甚薄，较易感染。阴道壁富有静脉丛，损伤后易出血或形成血肿。

2. 子宫
- （1）功能：是孕育胚胎、胎儿和产生月经的器官。
- （2）解剖结构
  - 1）形态：似略扁的倒置梨形，成人非孕时子宫长7～8cm，宽4～5cm，厚2～3cm，容量约5ml，重50～70g。子宫上部较宽称为子宫体。子宫下部较窄呈圆柱形称为子宫颈，子宫体与子宫颈的比例，婴儿期为1：2，成年妇女为2：1，老人为1：1。子宫体与子宫颈之间的最狭窄部分称为子宫峡部，在非孕期长约1cm，子宫峡部的上端因在解剖上较狭窄称解剖学内口，下端因黏膜组织在此处由子宫内膜转变为子宫颈黏膜，称组织学内口。子宫颈内腔呈梭形称子宫颈管，成年妇女长2.5～3.0cm。未产妇的子宫颈外口呈圆形，已产妇的子宫颈外口因分娩裂伤而呈横裂状。
  - 2）位置：位于盆腔中央，呈前倾前屈位，子宫底位于骨盆入口平面以下，子宫颈外口位于坐骨棘水平上方。前与膀胱、尿道，后与直肠相邻。
- （3）组织结构：子宫体壁由内至外分为黏膜层（子宫内膜）、肌层、浆膜层3层。子宫内膜表面2/3受卵巢激素的影响发生周期性变化出现周期性脱落，称功能层；靠近肌层的1/3内膜无周期性变化，称基底层。子宫颈管黏膜为单层高柱状上皮，子宫颈阴道部由复层鳞状上皮覆盖，子宫颈外口柱状上皮与鳞状上皮交界处是子宫颈癌的好发部位。

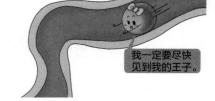

目的地：壶腹部

我一定要尽快见到我的王子。

图1-1 受精部位

2. 子宫
（4）子宫韧带：共有4对。
1）子宫圆韧带：作用是维持子宫呈前倾位置。
2）子宫阔韧带：作用是保持子宫位于盆腔中央。
3）子宫主韧带：作用是固定子宫颈位置，防止子宫下垂。
4）子宫宫骶韧带：作用是间接地保持子宫前倾位置。

3. 输卵管 是受精部位，也是向子宫腔运送受精卵的通道，全长8～14cm。由子宫腔向外依次为间质部、峡部（结扎部位）、壶腹部（受精部位）（图1-1）和伞部（拾卵）。

4. 卵巢 为一对性腺器官，具有生殖和内分泌功能。成年妇女卵巢约4cm×3cm×1cm。

锦囊妙"记"

附件歌诀

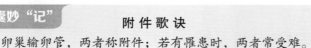

卵巢输卵管，两者称附件；若有罹患时，两者常受难。

（二）内生殖器的邻近器官 内生殖器的邻近器官有尿道、膀胱、输尿管、直肠和阑尾。

1. 尿道 短而直，接近阴道，易发生泌尿系统感染。

2. 膀胱 位于子宫前方。充盈的膀胱可影响子宫及阴道，故妇科检查及手术前必须排空膀胱。

3. 输尿管 为一对肌性圆索状管道，从肾盂开始下行，于子宫颈外侧2cm处，在子宫动脉下方穿过，向前下入膀胱。切除子宫结扎子宫动脉时，应避免损伤输尿管。

4. 直肠 前为子宫及阴道，妇科手术、分娩时应避免损伤肛管及直肠。

5. 阑尾 阑尾炎时可能累及生殖器官。

三、骨盆

1. 骨盆的组成及分界
（1）组成：骨盆由骶骨、尾骨及左右两块髋骨组成。
（2）分界：以耻骨联合上缘、髂耻缘及骶岬上缘的连线为界，将骨盆分为上、下两部分，上称假骨盆（大骨盆），测量其径线可间接了解真骨盆的大小；下称真骨盆（小骨盆），是胎儿娩出的通道，又称骨产道。

2. 骨盆平面及径线

（1）入口平面：呈横椭圆形，前方为耻骨联合上缘，两侧为髂耻缘，后方为骶岬上缘。
1）入口前后径（真结合径）：耻骨联合上缘中点至骶岬前缘正中间的距离，平均值为11cm。
2）入口横径：左右髂耻缘间的最大距离，平均值为13cm。
3）入口斜径：左右各一。平均值为12.75cm。

（2）中骨盆平面：为骨盆的最小平面，呈纵椭圆形。前为耻骨联合下缘，两侧为坐骨棘，后为骶骨下端。
1）中骨盆前后径：平均值为11.5cm。
2）中骨盆横径（坐骨棘间径）：两坐骨棘间的距离，平均值为10cm。

（3）出口平面：由两个在不同平面的三角形组成。坐骨结节间径为前后三角共同的底，前三角的顶端为耻骨联合下缘，后三角的顶端是骶尾关节。
1）出口前后径：平均值为11.5cm。
2）出口横径：两坐骨结节内侧缘的距离，平均值为9cm。
3）出口前矢状径：平均值为6cm。
4）出口后矢状径：骶尾关节至坐骨结节间径中点间的距离，平均值为8.5cm。若出口横径较短，而出口后矢状径较长，两径之和＞15cm时，正常的胎头一般可经阴道娩出。

第2节 女性生殖系统生理

一、女性一生各阶段的生理特点

1. **胎儿期** 详见第3章。
2. **新生儿期** 出生后4周内。出生后几日内可出现乳房肿大、假月经等生理现象。
3. **儿童期** 从出生4周到12岁。
4. **青春期** 是儿童到成人的转变期，是生殖器官、内分泌、体格逐渐发育到成熟的阶段。世界卫生组织规定青春期为10～19岁。月经初潮是青春期的重要标志，此期生理、心理变化很大，应给予关照和心理疏导。
5. **性成熟期** 有周期性排卵及性激素分泌的时期。具有旺盛的生殖功能。自18岁左右开始，持续约30年。
6. **绝经过渡期** 指开始出现绝经趋势到最后一次月经的时期。多在44～54岁。此期卵巢功能逐渐减退，卵泡不能发育成熟及排卵，致使月经不规律，生殖器官逐渐萎缩。
7. **绝经后期** 指绝经后的生命时期。

二、卵巢的周期性变化及内分泌功能

1. **卵巢的周期性变化** 包括卵泡的发育与成熟、排卵、黄体形成和退化3个阶段。
   - （1）卵泡的发育与成熟：近青春期，卵巢中原始卵泡开始发育，形成生长卵泡，每个月经周期一般只有一个卵泡发育成熟，称为成熟卵泡，其直径可达15～20mm。
   - （2）排卵：排卵时间一般为下次月经来潮前的14日左右。
   - （3）黄体形成和退化：黄体一般于排卵后7～8日成熟。可分泌雌、孕激素。若卵子未受精，排卵后9～10日黄体开始萎缩退化，寿命一般为12～16日，平均14日。

2. **卵巢功能** 产生卵子并排卵和分泌性激素。

3. **卵巢激素的生理功能** 卵巢主要合成及分泌雌、孕激素和少量雄激素。
   - （1）**雌激素**：于排卵前和排卵后7～8日分别达高峰。
     1) 促卵泡发育。
     2) 促子宫发育；提高子宫平滑肌对缩宫素的敏感性；促使子宫内膜增生呈增殖期改变；使子宫颈口松弛，子宫颈黏液分泌增多，稀薄，易拉丝。
     3) 促进输卵管发育与收缩，利于受精卵的运行。
     4) 促进阴道上皮增生和角化。
     5) 促进乳腺管增生。
     6) 通过对下丘脑的正负反馈调节，控制垂体促性腺激素的分泌。
     7) 促水钠潴留；促进高密度脂蛋白合成，抑制低密度脂蛋白合成；降低胆固醇水平；维持和促进骨基质代谢。
   - （2）**孕激素**：排卵后7～8日达高峰。
     1) 降低子宫对缩宫素的敏感性；使子宫内膜由增殖期转化为分泌期；抑制子宫颈黏液分泌，性状变黏稠。
     2) 抑制输卵管的收缩。
     3) 促阴道上皮迅速脱落。
     4) 促乳腺腺泡发育。
     5) 使排卵后基础体温升高0.3～0.5℃。
     6) 促水钠排泄。
     7) 通过对下丘脑的负反馈作用，抑制垂体促性腺激素的分泌。
   - （3）**雄激素**。
     1) 是合成雌激素的前体。
     2) 维持女性正常生育功能；促进阴毛和腋毛的生长。
     3) 促蛋白质的合成；促红细胞生成。

三、子宫内膜的周期性变化及月经周期的调节

1. 子宫内膜的周期性变化
　（1）增殖期：月经周期的第 5～14 日。
　（2）分泌期：月经周期的第 15～28 日。
　（3）月经期：月经周期的第 1～4 日。

2. 月经周期的调节　是通过下丘脑-垂体-卵巢轴实现的。下丘脑通过分泌促性腺激素释放激素作用于垂体，促垂体合成、释放卵泡刺激素（FSH）和黄体生成激素（LH），促进卵泡发育，刺激排卵和黄体形成，并分泌雌、孕激素，两者作用于子宫内膜及其他生殖器官使其发生周期性变化，雌、孕激素分泌量又对下丘脑、垂体产生反馈作用。

3. 月经的临床表现
　（1）月经：指伴随卵巢周期性变化而出现的子宫内膜周期性脱落及出血，是性功能成熟的外在标志之一。
　（2）月经初潮：月经第一次来潮称为月经初潮。
　（3）月经周期：两次月经第 1 日的间隔时间称为月经周期，一般为 21～35 日，平均 28 日。
　（4）月经期：月经持续的天数称为月经期，一般为 2～8 日，多为 4～6 日。
　（5）月经量：一次月经的总失血量，一般为 20～60ml，超过 80ml 为月经过多。
　（6）月经血的特征：月经血呈暗红色，不凝固，但出血多时可有血凝块。
　（7）月经期症状：多数妇女在经期无特殊症状，有些妇女可有下腹部及腰骶部下坠感、头痛、失眠、精神抑郁、易激动（图 1-2）、恶心等症状，一般不影响工作和学习，需要注意经期卫生和休息。

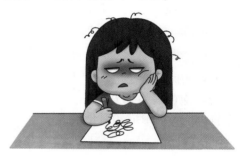

图 1-2　经期的某些症状

4. 经期保健指导　月经是一种生理现象，首先应解除不必要的思想顾虑，保持精神平和愉快。经期盆腔充血、子宫颈口松弛，全身及生殖器官抵抗力下降，容易感染及出现下腹及腰骶部下坠感或酸胀感，须注意盆腔卫生及避免盆腔压力加大。经期应注意防寒保暖，避免淋雨、冷水浴；保持外阴清洁干燥，勤洗、勤换，禁止阴道冲洗、盆浴、游泳及性生活；少吃寒凉食物、忌食辛辣食物；避免剧烈运动和重体力劳动。

要点回顾

1. 子宫有哪 4 对韧带？各自功能是什么？
2. 雌、孕激素有哪些生理功能？
3. 经血有什么特征？如何进行经期保健指导？

●○ 模拟试题栏——识破命题思路，提升应试能力 ○●

专业实务

A₁ 型题

1. 关于阴道的解剖结构及功能，说法不正确的是
　A. 上宽下窄
　B. 富有皱襞，伸展性小
　C. 后穹隆顶端为直肠子宫陷凹
　D. 黏膜无腺体
　E. 阴道壁静脉丛丰富，损伤后容易形成血肿

2. 有关正常成人非孕子宫，下列描述错误的是
　A. 子宫体壁分为 3 层，其中黏膜层又称为子宫内膜层
　B. 子宫长 7～8cm，宽 4～5cm，厚 2～3cm
　C. 子宫重 50～70g
　D. 子宫腔容积约 5ml
　E. 子宫峡部上端为组织学内口，下端为解剖学内口

3. 正常情况下受精的部位是在输卵管的

A. 间质部　　　　　　B. 峡部

C. 壶腹部　　　　　　D. 伞部

E. 漏斗部

4. 以下有关子宫韧带的说法正确的是

A. 子宫韧带共有5对

B. 维持子宫前倾位的是子宫阔韧带

C. 子宫圆韧带的作用是保持子宫位于盆腔中央

D. 固定子宫颈位置，防止子宫下垂的是子宫阔韧带

E. 子宫骶韧带的作用是间接地保持子宫前倾位置

5. 骨盆的组成是

A. 尾骨、坐骨及2块髋骨

B. 骶骨、尾骨及2块髋骨

C. 骶骨、坐骨及2块髂骨

D. 坐骨、耻骨及2块髂骨

E. 骶骨、尾骨及2块髂骨

6. 不符合青春期特点的描述是

A. 具有旺盛的生殖功能

B. 月经初潮是其重要标志

C. 生理和心理变化大

D. 生殖器官、内分泌系统等逐渐发育成熟的阶段

E. 世界卫生组织规定青春期为10～19岁

7. 有关卵巢的周期性变化，下述错误的是

A. 排卵多发生在月经来潮前14日左右

B. 排卵后7～8日黄体发育成熟

C. 如卵子未受精，黄体于排卵后9～10日开始萎缩

D. 黄体衰退，月经即来潮

E. 黄体细胞只分泌孕激素

8. 下列属于雌激素生理功能的是

A. 使子宫颈黏液分泌减少

B. 使子宫内膜由增殖期变为分泌期

C. 降低子宫对缩宫素的敏感性

D. 使排卵后基础体温升高

E. 使阴道上皮增生、角化、成熟

9. 不属于孕激素生理功能的是

A. 使子宫内膜呈分泌期改变

B. 抑制输卵管蠕动

C. 促使乳腺腺泡增生

D. 对下丘脑和腺垂体有负反馈作用

E. 使排卵后基础体温下降0.3～0.5℃

10. 下列不属于生殖器官的邻近器官的是

A. 膀胱　　　　　　B. 尿道

C. 输尿管　　　　　D. 结肠

E. 直肠

11. 正常骨盆各平面的形态是

A. 骨盆的入口平面呈纵椭圆形

B. 骨盆的中骨盆平面呈横椭圆形

C. 骨盆的出口平面由两个不同平面的长方形组成

D. 骨盆的出口平面由两个不同平面的三角形组成

E. 骨盆的入口及出口平面呈横椭圆形，中骨盆平面呈纵椭圆形

12. 正常骨盆出口平面的横径为

A. 9cm　　　　　　B. 10cm

C. 11cm　　　　　　D. 12cm

E. 13cm

13. 关于会阴，下述错误的是

A. 会阴是指阴道口与肛门之间的软组织

B. 呈楔状

C. 中心腱是会阴的组成部分

D. 会阴包括皮肤、筋膜、部分肛提肌

E. 分娩时会阴伸展性很小，易裂伤

14. 女性生殖功能成熟的重要外在标志主要为

A. 体格发育完全　　B. 第二性征发育

C. 内生殖器发育　　D. 规律月经

E. 乳腺丰满

15. 黄体发育成熟，雌、孕激素水平达高峰是在排卵后

A. 7～8日　　　　　B. 9～10日

C. 11～12日　　　　D. 13～14日

E. 15～16日

A₂型题

16. 病人，女，14岁。骑自行车时不慎跌倒导致下体受伤，现觉外阴部持续胀痛，疼痛不适，最可能受伤的部位是

A. 阴阜　　　　　　B. 小阴唇

C. 大阴唇　　　　　D. 阴蒂

E. 阴道前庭

17. 某妇女，40岁，今来院进行子宫颈癌筛查。子宫颈癌的好发部位为

A. 子宫颈外口　　　B. 子宫颈内口

C. 子宫颈前唇　　　D. 子宫颈后唇

E. 子宫颈外口柱状上皮与鳞状上皮交界处

18. 某妇女，19岁，身体健康，其子宫颈与子宫体的比例为

A. 1：1　　　　　　B. 1：2

C. 1：3　　　　　　D. 2：1

E. 3：1

19. 病人，女，28岁。孕2产1，本次意外妊娠50天行吸宫术，术中不慎损伤阴道后壁，最可能伤及的邻近器官是

A. 直肠　　　　　　　B. 尿道

C. 膀胱　　　　　　　D. 阑尾

E. 输尿管

20. 某妇女，20岁，平时月经规律，月经周期为28日，经期为5～6日，其子宫内膜分泌期变化发生在月经周期的第

A. 5～14日　　　　　　B. 15～28日

C. 1～4日　　　　　　D. 25～28日

E. 10～12日

21. 某妇女，30岁，现妊娠12周，妇科检查发现阴道变软、皱襞增多，促使其阴道上皮增生变厚从而增强抵抗力的激素是

A. 雌激素　　　　　　B. 孕激素

C. 雄激素　　　　　　D. 人绒毛膜促性腺激素

E. 黄体生成素

22. 某妇女，23岁，14岁月经第一次来潮，最初两年月经不规则，现已规律，今日月经来潮，脱落的是子宫

A. 黏膜层　　　　　　B. 肌层

C. 浆膜层　　　　　　D. 基底层

E. 功能层

23. 某女，13岁，月经来潮半年，总认为对其学习、生活造成很多不便，心情不好，护士指导其经期应

A. 保持外阴清洁

B. 为了减少浪费，卫生护垫应湿透才更换

C. 多做剧烈运动

D. 多喝冷饮

E. 盆浴

24. 某女，16岁，月经一直不规则，甚为苦恼，很想了解月经的有关知识，护士的解答中，不属于月经临床表现的是

A. 月经周期一般为21～35日

B. 正常月经多持续4～6日

C. 每次月经量一般为20～60ml

D. 多数女性月经期无特殊症状，少数女性可有下腹及腰骶部下坠感，一般不影响工作和学习

E. 月经血呈暗红色，凝固

25. 某妇女，23岁，初潮13岁，月经规律，月经周期为30日，其排卵时间一般在月经周期的

A. 第5日　　　　　　B. 第12日

C. 第14日　　　　　　D. 第16日

E. 第19日

26. 某女，17岁，因临近考试，最近比较紧张，每日看书复习较晚才睡，这个月的月经超过了一个星期还未来潮，最可能的原因是

A. 闭经　　　　　　　B. 紧张和劳累

C. 贫血　　　　　　　D. 感染

E. 怀孕

27. 某妇女，产后10个月，体健，决定为小孩断乳，现需回乳，可给予

A. 雌激素　　　　　　B. 孕激素

C. 雄激素　　　　　　D. 促卵泡素

E. 黄体生成素

28. 病人，女，25岁。停经46天少量阴道流血1天，诊断为"先兆流产"，予"黄体酮"保胎，其药理作用主要是运用了孕激素功能中的

A. 使子宫内膜由增殖期转为分泌期

B. 使子宫颈闭合，黏液减少变稠

C. 降低子宫肌肉对缩宫素的敏感性

D. 抑制输卵管的蠕动

E. 对下丘脑、垂体的负反馈作用

29. 病人，女，30岁。婚后2年一直未孕。妇科检查见子宫颈黏液分泌量多，稀薄，易拉丝，子宫颈黏液的这种特性是受哪种激素影响

A. hCG　　　　　　　B. 催乳素

C. 雌激素　　　　　　D. 孕激素

E. 雄激素

30. 某妇女，26岁，已婚，平时月经规律，子宫内膜病理学检查见：内膜厚约4mm，腺体多，间质致密，间质内小动脉增生延长呈螺旋状。目前子宫内膜属于

A. 月经期　　　　　　B. 增殖期

C. 分泌早期　　　　　D. 分泌期

E. 月经前期

31. 某女，16岁。自诉经前常出现轻微下腹坠胀，乳房胀痛，月经来潮后缓解。护士指导其经期卫生保健措施中，错误的是

A. 应保持外阴清洁　　B. 每日阴道冲洗1次

C. 经期可照常工作　　D. 避免寒冷刺激

E. 使用消毒卫生巾

A_3/A_4型题

（32～34题共用题干）

初孕妇，26岁，初次产检，骨盆测量各径线均在正常范围内。

32. 孕妇骨盆入口平面的形态呈

A. 圆形　　　　　　　B. 菱形

C. 三角形　　　　　　D. 横椭圆形

E. 纵椭圆形

33. 孕妇骨盆入口平面前后径之值约为

　　A. 11cm　　　　　　B. 12cm

　　C. 13cm　　　　　　D. 14cm

　　E. 15cm

34. 孕妇中骨盆平面的横径约为

　　A. 8cm　　　　　　 B. 9cm

　　C. 10cm　　　　　　D. 11cm

　　E. 12cm

（35、36题共用题干）

　　某妇女，20岁。平素月经规律，月经周期为29日，经期6日。

35. 推算其排卵日大约在月经周期的

　　A. 第10日　　　　　B. 第14日

　　C. 第15日　　　　　D. 第16日

　　E. 第18日

36. 以下检查结果提示该女性有排卵的是

　　A. 子宫内膜呈增殖期改变

　　B. 基础体温双相型

　　C. 子宫颈黏液涂片见典型羊齿叶状结晶

　　D. 阴道脱落细胞涂片检查见成熟角化细胞

　　E. 子宫颈黏液稀薄，易拉丝

（37、38题共用视频和题干）

　　根据视频所展示的内容，回答下列2个问题。

37. 视频中操作者正在进行的是

　　A. 测量髂嵴间径

　　B. 测量髂棘间径

　　C. 测量骶耻外径

　　D. 测量骶耻内径

　　E. 测量坐骨结节间径

38. 操作者进行此项操作的目的是

　　A. 了解骨盆入口横径

　　B. 了解骨盆入口前后径

　　C. 了解中骨盆平面前后径

　　D. 了解骨盆出口平面横径

　　E. 了解骨盆出口平面前后径

（廖玉琴）

第2章　正常妊娠孕妇的护理

⚞⚞⚞ 考点提纲栏——提炼教材精华，突显高频考点 ⚞⚞⚞

妊娠是胚胎和胎儿在母体内发育成长的过程。受精是妊娠的开始，临床上以末次月经的第一日开始，妊娠约为280日，即40周。

第1节　妊娠生理

一、受精与着床

{ 1. 受精　精子与卵子结合的过程称为受精。

{ 2. 着床　晚期囊胚侵入子宫内膜的过程，称为着床。着床在受精后6～7日开始、11～12日完成。

二、胎儿附属物的形成与功能　胎儿附属物是指胎儿以外的组织，包括胎盘、胎膜、脐带和羊水。

1. 胎盘的形成、结构与功能

（1）胎盘的形成：胎盘由羊膜、叶状绒毛膜和底蜕膜组成。胎盘是母儿的结合组织，母体与胎儿间进行物质交换的重要器官。

（2）胎盘的结构：约在妊娠12周末基本形成。足月胎盘呈圆形或椭圆形，直径16～20cm，重450～650g，厚1～3cm，中间厚，边缘薄，胎盘分为胎儿面与母体面。胎儿面光滑，灰白色，由羊膜覆盖，脐带附着于胎儿面中央或稍偏处；母体面粗糙，暗红色，由18～20个胎盘小叶组成。

（3）胎盘的功能

1）气体交换。

2）营养物质供应（图2-1）。

3）排出胎儿代谢产物。

4）防御功能：母血中的IgG可以通过胎盘，对胎儿起保护作用。但胎盘的屏障功能很有限，各种病毒可通过胎盘侵袭胎儿。

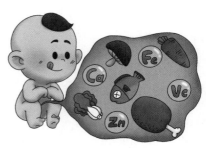

图2-1　胎盘有供给胎儿营养物质的功能

5）合成功能：胎盘能合成多种激素和酶。①人绒毛膜促性腺激素（hCG）：受精后10日左右即可测出，成为诊断早孕的敏感指标之一。着床后10周分泌达高峰。其作用是营养黄体，维持早期妊娠。②人胎盘催乳素（HPL）：主要功能为促进乳腺腺泡发育；促蛋白质合成。③雌激素和孕激素：自妊娠8～10周起由胎盘合成。主要生理作用为共同参与妊娠期母体各系统的生理变化。④酶。

2. 胎膜　由绒毛膜（外层）和羊膜（内层）组成。维持了羊膜腔完整性，具有保护功能，对分娩的发动也有一定作用。

3. 脐带　是连接胎儿与胎盘的条索状组织，足月时长30～100cm，内有一条脐静脉和两条脐动脉。脐带是母儿物质交换的唯一重要通道。脐带受压时血流受阻，胎儿缺氧，可致胎儿窒迫甚至危及生命。

4. 羊水　为充满于羊膜腔内的液体，呈中性或弱碱性。羊水量：妊娠羊水量38周时约1000ml，此后逐渐减少，妊娠40周时约800ml。妊娠早期的羊水，主要为母体血清经胎膜进入羊膜腔的透析液；妊娠中期以后，胎儿尿液是羊水的主要来源。羊水的功能：保护母体与胎儿。

三、胎儿发育及生理特点

1. 胎儿发育　在受精后8周内的人胚称胚胎；从受精第9周起称胎儿，胎儿发育的特征大致如下。

    （1）妊娠8周末：初具人形，超声可见心脏搏动。易畸形。

    （2）妊娠16周末：从外生殖器可辨别胎儿性别。部分孕妇自觉胎动。

    （3）妊娠20周末：检查时可听到胎心音，孕妇可自觉胎动。自妊娠20周至满28周前娩出的胎儿，称为有生机儿。

    （4）妊娠28周末：胎儿身长约35cm，体重约1000g。易患特发性呼吸窘迫综合征。若加强护理，可以存活。

    （5）妊娠36周末：胎儿身长约45cm，体重约2500g，皮下脂肪发育良好，毳毛明显减少，指（趾）甲已达指（趾）尖。出生后能啼哭及吸吮，生活力良好，存活率很高。

    （6）妊娠40周末：身长约50cm，体重约3400g或以上。体形外观丰满，皮肤粉红色，男性胎儿睾丸已降至阴囊内，女性胎儿大小阴唇发育良好。出生后哭声响亮，吸吮能力强，能很好地存活。

锦囊妙"记"

胎儿发育过程

二月具人形，三月分性别，四月知胎动，五月听胎心，六月眉毛现，
七月皮红皱，八月睾降阴，九月生活良，十月足月生。

2. 胎儿的生理特点　胎儿的营养供给和代谢产物排出均需经脐带血管与胎盘，由母体完成。

第2节　妊娠期母体变化

一、生理变化

1. 生殖系统

  （1）子宫

    1）子宫体：明显增大变软，妊娠12周子宫增大超出盆腔，在耻骨联合上方可触摸到子宫底，足月时子宫大小为35cm×22cm×25cm，容积达5000ml，重量达1100g。妊娠晚期子宫稍右旋。

    2）子宫峡部：非孕时长约1cm，随妊娠进展渐被拉长、变软，临产时可达7～10cm而形成子宫下段，成为软产道一部分。

    3）子宫颈：充血、水肿，呈紫蓝色。颈管腺体因受激素影响分泌增多，形成黏稠的黏液栓，有防止细菌侵入的作用。

  （2）阴道：黏膜着色、皱襞增多，伸展性增加。分泌物增多呈糊状。

  （3）外阴：充血，色素沉着，伸展性增加。

  （4）卵巢：停止排卵。

  （5）输卵管：稍变长。

2. 乳房　增大，乳头、乳晕变黑，形成蒙氏结节。

3. 循环及血液系统

  （1）心脏：向左、上、前方移位，血管扭曲，于心尖区可闻及柔和的吹风样收缩期杂音。妊娠晚期心率增加10～15次/分。

  （2）心输出量与血容量：心输出量从妊娠10周开始增加，至妊娠32～34周达高峰，第二产程心输出量增加最显著。血容量于妊娠6周开始增加，至妊娠32～34周达高峰，增加40%～45%，量约1450ml，维持此水平直至分娩。血浆增加多于红细胞增加，使血液稀释，出现生理性贫血。

3. 循环及血液系统
（3）静脉压：增大的子宫压迫下腔静脉使血液回流受阻，孕妇易发生下肢、外阴静脉曲张和痔；若长时间仰卧，可引起回心血量减少，心输出量降低，血压下降，导致仰卧位低血压综合征。

（4）血液成分：妊娠后期白细胞数增加，可达$15×10^9$/L。凝血因子增加使血液处于高凝状态，对预防产后出血有利。红细胞沉降率加快。

4. 泌尿系统　肾脏负担加重。孕妇仰卧位尿量增加，故夜尿多。易患急性肾盂肾炎，以右侧多见。

5. 呼吸系统　呼吸道黏膜充血、水肿，易发生上呼吸道感染。

6. 消化系统　停经6周左右约50%的妇女出现早孕反应。肠蠕动减弱，易便秘。

7. 其他　孕妇妊娠期体重平均增加12.5kg。

二、心理变化

1. 孕妇的心理反应　常有惊讶/震惊、矛盾心理、接受、情绪不稳定、内省等心理反应。

2. 孕妇的心理调节　美国心理学家鲁宾（Rubin）认为孕妇必须完成四项心理发展任务。
（1）确保自己及胎儿能安全顺利地度过妊娠期、分娩期。
（2）促使家庭重要成员接受新生儿。
（3）学习为孩子贡献自己。
（4）情绪上与胎儿连成一体。

第3节　妊娠诊断

根据妊娠不同时期的特点，临床将妊娠全过程分为3个时期：妊娠13周末及以前称为早期妊娠，第14～27周末称为中期妊娠；第28周及其以后称为晚期妊娠。

一、早期妊娠诊断

1. 临床表现
（1）停经：是妊娠最早、最重要的症状。
（2）早孕反应：停经6周左右出现，多于12周左右自行消失。
（3）尿频：由增大的子宫压迫膀胱引起，一般于12周后消失。
（4）乳房：轻度胀痛及乳头刺痛，乳头及乳晕着色，蒙氏结节形成。
（5）妇科检查：阴道黏膜及子宫颈充血，呈紫蓝色。子宫峡部极软，感觉子宫颈与子宫体似不相连，称黑加征。妊娠8周时子宫增大如非孕子宫2倍，妊娠12周时为3倍，在耻骨联合上方可触及。

2. 辅助检查
（1）妊娠试验：测尿或血中hCG含量，是协助诊断早期妊娠最常用的方法。
（2）超声检查：确诊方法。最早妊娠5周末可见妊娠囊，超声多普勒最早于妊娠7周听到胎心音。
（3）黄体酮试验：每日肌内注射黄体酮20mg，连用3～5日，若停药后超过7日仍未出现阴道流血，则早期妊娠的可能性很大。
（4）基础体温测定：停经后高温相持续18日不下降，早孕的可能性大，持续3周以上，早孕可能性更大。
（5）子宫颈黏液检查：持续于镜下见椭圆体结构，提示妊娠可能。

二、中、晚期妊娠的诊断

1. 临床表现
（1）子宫明显增大，自感胎动，闻及胎心，触及胎体，容易确诊。
（2）子宫增大：子宫逐月增大，宫底逐月升高（表2-1）。

表 2-1　不同妊娠周数的子宫底高度及子宫长度

妊娠周数	手测子宫底高度	尺测子宫长度（cm）
12 周末	耻骨联合上 2～3 横指	—
16 周末	脐耻之间	—
20 周末	脐下 1 横指	18（15.3～21.4）
24 周末	脐上 1 横指	24（22.0～25.1）
28 周末	脐上 3 横指	26（22.4～29.0）
32 周末	脐与剑突之间	29（25.3～32.0）
36 周末	剑突下 2 横指	32（29.8～34.5）
40 周末	脐与剑突之间或略高	33（30.0～35.3）

> **锦囊妙"记"**
>
> **妊娠子宫底高度歌诀**
>
> 耻脐剑突是标记，四、八、十月在之间；
> 三月最低耻三指，九月最高剑两指；
> 六月五月最好记，分别脐上下一指。

1. 临床表现

（3）胎动：妊娠 18～20 周时，孕妇开始自觉胎动（图2-2），胎动计数≥10 次/2 小时为正常。

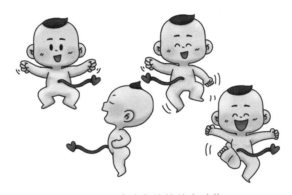

图 2-2　胎动常见的基本动作

（4）胎心音：妊娠 18～20 周用一般听诊器在孕妇腹壁上可听到胎心音，正常胎心率 110～160 次/分，呈双音，似钟表"滴答"声。

2. 辅助检查　超声检查等。

三、胎产式、胎先露和胎方位

1. 胎产式　胎体纵轴与母体纵轴的关系称为胎产式。两纵轴平行者称纵产式。两纵轴垂直者称横产式。两纵轴交叉者称斜产式。

2. 胎先露　最先进入骨盆入口的胎儿部分称为胎先露。纵产式有头先露、臀先露，横产式为肩先露。偶见头先露或臀先露与胎手或胎足同时入盆，称为复合先露。

3. 胎方位　胎儿先露部的指示点与母体骨盆的关系称为胎方位，简称胎位。枕先露以枕骨、面先露以颏骨、臀先露以骶骨、肩先露以肩胛骨为指示点，根据指示点与母体骨盆左、右、前、后、横的关系而有不同的胎位。正常胎方位有枕左前、枕右前。

第 4 节　妊娠期孕妇的护理

产前检查从确诊早孕开始，检查时间及次数推荐为妊娠 6～13^{+6} 周，14～19^{+6} 周，20～24 周，25～28

周，29～32周，33～36周，37～41周（每周1次），共做产检9～11次。凡属高危妊娠者，应酌情增加产前检查次数。

一、病史

1. 健康史。
2. 孕产史。
3. 预产期推算　以末次月经（LMP）的日期推算预产期（EDC）是最常用的方法。计算方法：从末次月经第1日起，月份减3或加9，日期加7。如为阴历，月份仍减3或加9，但日期加15；或先换算成阳历再推算预产期。如记不清末次月经的日期，可根据超声检查结果来推算孕周和预产期，也可根据早孕反应出现时间、胎动开始时间及子宫高度等估计。

锦囊妙"记"

预产期推算歌

末次月经头日起，月份减3或加9，日期加7或15，胎儿分娩在朝夕。

二、身体评估

1. 全身检查
（1）测量体重：妊娠晚期体重增加每周不超过500g。
（2）测量血压：正常孕妇血压不超过140/90mmHg。

2. 产科检查

（1）腹部检查：排尿后取仰卧位，头部稍抬高，暴露腹部，双腿略屈曲分开。检查者站在孕妇右侧。

1）视诊：注意腹形及大小，有无妊娠纹、手术瘢痕和水肿。

2）触诊：用四步触诊法检查子宫大小、胎产式、胎先露、胎方位及先露是否衔接。前三步检查者面向孕妇头部，第四步面向孕妇足部。
第一步：测子宫底高度，估计子宫底处胎儿部位。
第二步：分辨胎背、胎肢。
第三步：分辨胎先露并判断先露是否入盆。
第四步：进一步核对胎先露，并了解先露入盆程度。

3）听诊：胎心音在靠近胎背上方的孕妇腹壁处听得最清楚。枕先露时，胎心音在脐下方右或左侧听得最清楚；臀先露时，胎心音在脐上方右或左侧听得最清楚；肩先露时，胎心音在脐部下方听得最清楚。

（2）骨盆测量：分为骨盆外测量和骨盆内测量两种。

1）骨盆外测量：①髂棘间径：孕妇取伸腿仰卧位，测量两侧髂前上棘外缘的距离，正常值为23～26cm。②髂嵴间径：孕妇取伸腿仰卧位，测量两侧髂嵴外缘最宽的距离，正常值为25～28cm。以上两径线可间接推测骨盆入口横径的长度。③骶耻外径：孕妇取左侧卧位，左腿屈曲，右腿伸直。测量第5腰椎棘突下凹陷处至耻骨联合上缘中点的距离，正常值为18～20cm。此径线可间接推测骨盆入口前后径长短，是骨盆外测量中最重要的径线。若此值小于18cm，应进一步内测量骶耻内径。④坐骨结节间径：又称出口横径。孕妇取仰卧位，两腿屈曲，双手抱膝，测量两侧坐骨结节内侧缘之间的距离，正常值为8.5～9.5cm，平均值为9cm。如出口横径小于8cm，应进一步测量出口后矢状径。⑤耻骨弓角度：正常值为90°。

2）骨盆内测量：一般于妊娠24～36周测量。孕妇取膀胱截石位，外阴消毒，检查者戴消毒手套并涂润滑油。①骶耻内径：也称对角径。自耻骨联合下缘至骶岬上缘中点的距离。正常值为12.5～13.0cm。②坐骨棘间径：两侧坐骨棘间的距离。正常值为10cm。

3. 阴道检查　妊娠最后 1 个月应避免。

4. 直肠指诊　可了解胎先露、坐骨棘及坐骨切迹宽度，以及骶尾关节活动度等。

5. 绘制妊娠图　将子宫高、腹围等各项检查绘成曲线图，动态观察妊娠的变化。

三、心理社会评估

1. 早期妊娠　重点评估孕妇对妊娠的态度及接受程度。

2. 中、晚期妊娠　重点评估孕妇对妊娠有无不良的情绪反应等。

四、妊娠期常见症状及其护理

1. 临床表现
- （1）恶心、呕吐：妊娠 6 周左右出现，12 周消失。
- （2）尿频、尿急：妊娠初 3 个月及末 3 个月明显。
- （3）白带增多：注意排除假丝酵母菌、滴虫、淋球菌、衣原体等感染，孕妇易合并外阴阴道假丝酵母菌病。
- （4）下肢水肿：孕妇在妊娠后期常有踝部、小腿水肿，经休息后消退，属正常现象。若下肢明显凹陷性水肿或经休息后不消退者，应警惕妊娠期高血压疾病的发生。
- （5）便秘：由于妊娠期间肠蠕动减弱，增大子宫的压迫，加之孕妇运动量减少，容易发生便秘。
- （6）腰背痛：妊娠期间由于关节韧带松弛，增大的子宫前突使躯体重心后移，腰椎向前突使背肌处于持续紧张状态，常出现轻微腰背痛。
- （7）下肢肌肉痉挛：孕妇缺钙的表现，发生于小腿腓肠肌，常在夜间发作。
- （8）仰卧位低血压综合征：妊娠晚期孕妇长时间仰卧位，增大子宫压迫下腔静脉，使回心血量及心输出量骤然减少，出现低血压。
- （9）下肢、外阴静脉曲张：增大的子宫压迫下腔静脉使血液回流受阻，孕妇易发生下肢、外阴静脉曲张和痔。
- （10）贫血：血容量增加导致血液稀释，出现生理性贫血。

2. 护理措施

（1）常见症状的护理
- 1）恶心、呕吐：少量多餐，避免空腹；吃清淡食物，避免摄入难以消化或特殊气味的食物；给予精神鼓励和支持。妊娠剧吐需住院治疗。
- 2）尿频、尿急：不必处理。
- 3）白带增多：保持外阴部清洁干燥。若合并外阴阴道假丝酵母菌病，给予局部治疗。
- 4）下肢水肿：左侧卧位休息，下肢垫高 15°；避免长时间站或坐。适当限制盐的摄入量，不必限制水分。
- 5）下肢、外阴静脉曲张：孕妇应避免长时间站立、行走，并注意时常抬高下肢；指导孕妇穿弹力裤或弹力袜；会阴部静脉曲张者，可于臀下垫枕，抬高髋部休息。
- 6）便秘：定时排便，适当运动，多喝水，多吃水果、蔬菜等粗纤维食物，不可随便使用大便软化剂或轻泻剂。
- 7）腰背痛：穿低跟鞋，卧床休息，局部按摩或热敷等。
- 8）下肢肌肉痉挛：局部按摩或热敷，遵医嘱口服钙剂。
- 9）仰卧位低血压综合征：侧卧位。
- 10）贫血：应自妊娠 4～5 个月开始补充铁剂，指导餐后 20 分钟服用，以减轻对胃肠道的刺激，补充维生素 C 和钙剂能增加铁的吸收。增加含铁食物如肝脏、瘦肉、蛋黄、豆类等的摄入。

（2）心理护理：了解孕妇对妊娠的心理适应程度，提供心理支持。

第5节　胎儿健康的评估技术

一、胎儿子宫内情况的监护

1. **妊娠早期**　B超检查早在妊娠第5周可见到妊娠囊；超声多普勒法最早在妊娠第7周能探测到胎心音。

2. **妊娠中期**　手测子宫底高度及尺侧子宫长度和腹围，B超检查测胎头双顶径，听胎心、B超或超声多普勒监测胎心率。

3. **妊娠晚期**
 （1）胎动监测：若孕妇自觉胎动次数减少，＜10次/2小时，或低于自我监测胎动规律的50%，提示胎儿宫内缺氧。
 （2）定期产前检查：了解胎儿大小、胎产式、胎方位和胎心率。
 （3）胎儿电子监护：妊娠期出现胎心或胎动异常、高危妊娠至妊娠期或已临产者均应进行。
  1）胎心率的监测：有两种基本变化，即基线胎心率和周期性胎心率。
  2）预测胎儿宫内储备能力：①无激惹试验（NST），通过观察胎动时胎心率的变化，了解胎儿的储备能力。②缩宫素激惹试验（OCT），用静脉滴注缩宫素诱导宫缩并用胎心监护仪记录胎心率的变化，观察宫缩对胎心的影响。
 （4）胎儿影像学监测：B型超声是目前使用最广泛的胎儿影像学监护仪器。

二、胎盘功能检查

1. **尿中雌三醇（E_3）测定**　收集孕妇24小时尿液，测定E_3含量，是了解胎盘功能的常用方法。
2. **胎动**　胎盘功能低下时，胎动较前期有所减少。
3. **血清人胎盘催乳素（HPL）测定**　HPL水平能较好地反映胎盘的分泌功能。

三、胎肺成熟度检查

1. **孕周**　妊娠满34周（经妊娠早期超声核对）胎儿肺发育基本成熟。
2. **卵磷脂/鞘磷脂（L/S）**　比值若羊水L/S≥2提示胎儿肺成熟。也可用羊水振荡试验（泡沫试验）间接估计L/S值。
3. **磷脂酰甘油（PG）阳性**，提示胎肺成熟。

四、胎儿先天畸形及遗传性疾病的子宫内诊断

1. **B超检查**　观察胎儿体表畸形，如无脑儿、脊柱裂及脑积水儿等。
2. **羊膜腔内胎儿造影**　诊断胎儿体表畸形及泌尿系统、消化系统畸形。
3. **胎儿镜检查**　对胎儿进行直接体表检查（如手、足、五官、外生殖器等有无畸形）；取血检查有无地中海贫血、血友病；取皮肤活检可了解有无先天性皮肤病。
4. **绒毛细胞染色体检查**　妊娠早期取绒毛行染色体核型分析，了解染色体数目及结构改变，用以诊断胎儿染色体异常疾病，如唐氏综合征等。
5. **羊水检查**
 （1）羊水细胞染色体检查：妊娠中期（16～20周）抽取羊水行染色体核型分析，了解染色体数目及结构，用以诊断染色体异常疾病，如鉴定遗传病携带者的胎儿性别，防止遗传性疾病胎儿出生（如血友病、红绿色盲、进行性肌营养不良等），诊断唐氏综合征等。
 （2）甲胎蛋白测定：可诊断开放性神经管缺陷畸形，如无脑儿、脊柱裂、脑脊膜膨出等。
 （3）测定某些酶：用于诊断先天性代谢缺陷疾病。
6. **遗传学检查**　抽取孕妇外周血提取胎儿细胞行遗传学检查。

要点回顾

1. 胎盘由哪些组织构成？有什么功能？
2. 早期妊娠有什么症状？有哪些辅助检查方法帮助诊断？
3. 孕妇一般在什么时候开始自感胎动？正常范围是多少？孕妇自我监测胎儿安危最简单有效的方法是什么？
4. 骶耻外径的定义是什么？正常范围是多少？测量体位与意义是什么？若该值低于最低正常范围，应进一步做什么检查？
5. 妊娠期常见症状有哪些？

模拟试题栏——识破命题思路，提升应试能力

一、专业实务

A₁型题

1. 正常脐带内含有
    A. 一条脐动脉，一条脐静脉
    B. 两条脐动脉，两条脐静脉
    C. 两条脐动脉，一条脐静脉
    D. 一条脐动脉，两条脐静脉
    E. 两条脐动脉，三条脐静脉

2. 胎盘合成hCG达高峰的时间是着床后的
    A. 10周　　　　　　B. 9～11周
    C. 10～12周　　　　D. 12～14周
    E. 14～16周

3. 关于胎盘功能错误的是
    A. 供给营养物质
    B. 能替代胎儿呼吸功能
    C. IgG可通过胎盘使胎儿获得抗体
    D. 能阻止细菌、病毒及药物通过
    E. 能合成激素和酶

4. 具有促乳腺生长发育，促进蛋白质合成作用的物质是
    A. 人绒毛膜促性腺激素
    B. 人胎盘催乳素
    C. 雌激素
    D. 孕激素
    E. 酶

5. 组成胎膜的是
    A. 真蜕膜和羊膜　　B. 底蜕膜和羊膜
    C. 平滑绒毛膜和羊膜　D. 包蜕膜和羊膜
    E. 绒毛膜和底蜕膜

6. 羊水的功能不包括
    A. 保持羊膜腔恒温　B. 排出胎儿代谢产物

    C. 提供活动空间　　D. 防止胎体粘连
    E. 分娩时促子宫口扩张

7. 有关妊娠期母体生殖系统的变化，正确的是
    A. 阴道黏膜变薄，皱襞减少
    B. 卵巢增大，停止排卵
    C. 输卵管缩短
    D. 子宫增大变软，稍左旋
    E. 子宫颈充血、水肿，呈暗红色

8. 子宫下段由子宫峡部拉伸、变长形成，在临产时可达
    A. 4～7cm　　　　　B. 5～8cm
    C. 6～9cm　　　　　D. 7～10cm
    E. 8～11cm

9. 妊娠期心血管系统所发生的变化，不会出现的是
    A. 心搏出量增加
    B. 心率加快
    C. 大血管扭曲
    D. 心尖部可闻及舒张期杂音
    E. 膈肌上抬，心脏移位

10. 妊娠期血容量增加达高峰是在妊娠
    A. 24～26周　　　　B. 27～28周
    C. 29～30周　　　　D. 32～34周
    E. 30～32周

11. 胎先露是
    A. 最先进入骨盆入口的胎儿部分
    B. 胎儿先露部的指示点与母体骨盆的关系
    C. 胎体纵轴与母体纵轴的关系
    D. 胎儿身体各部分的相互关系
    E. 胎儿位置与母体骨盆的关系

12. 胎方位是
    A. 最先进入骨盆入口的胎儿部分

B. 胎儿先露部的指示点与母体骨盆的关系

C. 胎体纵轴与母体纵轴的关系

D. 胎儿身体各部分的相互关系

E. 胎儿位置与母体骨盆的关系

13. 最多见的胎先露是

A. 枕先露　　　　　B. 肩先露

C. 臀先露　　　　　D. 面先露

E. 足先露

14. 下列不属于胎儿附属物的是

A. 胎盘　　　　　　B. 胎膜

C. 羊水　　　　　　D. 脐带

E. 蜕膜

15. 属于正常胎方位的是

A. 持续性枕左横　　B. 持续性枕后位

C. 骶左前　　　　　D. 枕右前

E. 横位

A₂型题

16. 病人，女，29岁。孕1产0，妊娠42周，B超检查了解羊水情况。下列属于羊水过少的是

A. 300ml　　　　　B. 500ml

C. 600ml　　　　　D. 700ml

E. 800ml

17. 初孕妇，28岁，妊娠34周，孕期顺利，目前她的血容量比未孕时约增加

A. 20%　　　　　　B. 30%

C. 40%～45%　　　D. 50%

E. 60%

18. 初孕妇，25岁，孕1产0，妊娠20周来医院产检，护士进行健康教育时，对其解释妊娠期母体泌尿系统发生的改变，下述正确的是

A. 肾脏负担减轻

B. 仰卧位尿量减少

C. 输尿管轻度收缩

D. 妊娠期尿量减少

E. 易患急性肾盂肾炎

19. 初孕妇，28岁，孕1产0，妊娠24周来医院产检，护士对其解释妊娠期母体变化，错误的是

A. 妊娠32～34周血容量增加达高峰

B. 妊娠晚期易发生外阴及下肢静脉曲张

C. 长时间仰卧后可出现血压下降

D. 妊娠末期孕妇血液处于低凝状态

E. 妊娠后卵巢不排卵

20. 初孕妇，23岁，孕2产0，胎体初具人形，B超示胎心搏动，此时的妊娠周数约为

A. 孕8周末　　　　B. 孕12周末

C. 孕16周末　　　 D. 孕20周末

E. 孕24周末

21. 某妇女，24岁，孕1产0，妊娠32周到医院产检，常规在孕妇腹壁上听诊，与母体心率相一致的音响是

A. 胎心音　　　　　B. 子宫杂音

C. 脐带杂音　　　　D. 胎动音

E. 肠蠕动音

22. 某妇女，30岁，婚后2年，现停经40天，两天前出现恶心、呕吐症状，疑妊娠。早期妊娠诊断的辅助检查不包括

A. 妊娠试验　　　　B. 超声检查

C. 黄体酮试验　　　D. 尿雌三醇测定

E. 基础体温测定

23. 初孕妇，26岁，平时月经规则，现胎儿已长出头发，通过外生殖器可分辨男女，孕妇偶感胎动，估计胎儿孕龄是

A. 孕12周末　　　　B. 孕16周末

C. 孕20周末　　　　D. 孕32周末

E. 孕36周末

24. 某妇女，23岁，孕1产0。自然分娩一男婴，身长35cm，体重1000g，皮下脂肪少，头发、指甲已长出，新生儿娩出后能啼哭、吞咽。估计新生儿的孕周为

A. 16周　　　　　　B. 20周

C. 24周　　　　　　D. 28周

E. 32周

25. 初孕妇，25岁，孕1产0，妊娠两个月起出现尿频，一个月后尿频症状自行消失。可能的原因是

A. 孕妇饮水减少　　B. 增大的子宫超出盆腔

C. 使用药物治疗　　D. 胎位异常

E. 水钠潴留

26. 某妇女，28岁，孕1产0，现妊娠33周，自述怀孕以来常为一些小事生气、哭泣。护士告知这是孕妇常见的心理反应，属于

A. 惊讶　　　　　　B. 震惊

C. 接受　　　　　　D. 矛盾心理

E. 情绪不稳定

27. 某妇女，26岁，婚后1年，素来身体健康，首次产检行骨盆测量，外测值均在正常范围内，其耻骨弓角度为

A. 60°　　　　　　　B. 70°

C. 80°　　　　　　　D. 90°

E. 100°

28. 某妇女，29岁，孕2产1，现妊娠36周，长时间仰卧后出现血压下降，主要原因是
A. 脉率加快　　　　B. 脉压增大
C. 脉压减少　　　　D. 回心血量增加
E. 回心血量减少

29. 病人，女，26岁。孕1产0，妊娠35周，因胎动频繁急到医院产检，需了解胎盘情况，目前常用的胎盘功能检查方法是测定尿中的
A. 皮质醇　　　　　B. 孕二醇
C. 雌二醇　　　　　D. 雌三醇
E. 醛固酮

30. 病人，女，26岁。孕1产0，妊娠36周，因妊娠期高血压疾病就诊，需了解胎儿是否成熟，判断胎儿肺成熟度的检查是
A. 血清人胎盘催乳素测定
B. 羊水卵磷脂与鞘磷脂比值测定
C. 无应激试验
D. 缩宫素激惹试验
E. 羊水胆红素测定

A_3/A_4 型题

（31、32题共用题干）

病人，女，28岁，孕1产0，妊娠33周，重度子痫前期。

31. 行B超检查了解胎儿发育情况，常测径线是
A. 双顶径　　　　　B. 枕额径
C. 枕颏径　　　　　D. 双颞径
E. 枕下前囟径

32. 现需了解胎盘情况，用于判断胎盘功能的检查方法中，错误的是
A. 血清人胎盘催乳素测定
B. 胎动
C. 缩宫素激惹试验
D. 尿雌三醇测定
E. 羊水胆红素测定

（33、34题共用题干）

某妇女，33岁，婚后5年，现停经38天，较为紧张兴奋，迫切希望确定是否妊娠。

33. 早期妊娠的确诊方法是
A. 妊娠试验　　　　B. 超声检查
C. 黄体酮试验　　　D. 妇科检查
E. 基础体温测定

34. B超显像检查，最早可见到妊娠囊的时间是停经
A. 4周　　　　　　B. 5周

C. 6周　　　　　　D. 7周
E. 8周

二、实践能力

A_1 型题

35. 妊娠最早、最重要的症状是
A. 尿频　　　　　　B. 早孕反应
C. 停经　　　　　　D. 乳房变化
E. 子宫增大

36. 正常妊娠时，子宫增大超出盆腔的孕周为
A. 6周　　　　　　B. 8周
C. 10周　　　　　　D. 12周
E. 14周

37. 妊娠早期黑加征是指
A. 子宫增大变软
B. 子宫呈球形
C. 子宫颈充血变软，呈紫蓝色
D. 阴道充血变软，呈紫蓝色
E. 子宫峡部极软，子宫颈和子宫体似不相连

38. 胎动减少是指胎动2小时少于
A. 5次　　　　　　B. 10次
C. 15次　　　　　　D. 20次
E. 25次

39. 胎心率的正常范围是每分钟
A. 80～120次　　　B. 90～130次
C. 100～140次　　　D. 110～160次
E. 130～170次

40. 孕妇开始自觉胎动的时间多为妊娠
A. 12～14周　　　　B. 14～16周
C. 16～18周　　　　D. 18～20周
E. 20～22周

41. 妊娠晚期孕妇自我监测胎儿安危最简单有效的方法是
A. 胎动计数　　　　B. 计算孕龄
C. 测量体重　　　　D. 监测睡眠情况
E. 监测情绪波动

42. 首次产前检查的时间是
A. 从确诊早孕开始　B. 孕2个月开始
C. 孕3个月开始　　　D. 孕4个月开始
E. 孕5个月开始

43. 推算预产期最常用的依据是
A. 末次月经干净之日
B. 末次月经开始之日
C. 初觉胎动时间
D. 早孕反应开始时间

E. 胎儿大小和子宫底高度

44. 关于四步触诊法，不对的是
   A. 前三步检查者面向孕妇头部
   B. 第四步检查者面向孕妇足部
   C. 第二步触诊主要查胎背、胎肢在何侧
   D. 第三步主要检查先露大小
   E. 第四步主要了解先露部入盆程度

45. 骶耻外径的正常范围是
   A. 23～26cm　　　　B. 25～28cm
   C. 18～20cm　　　　D. 12.5～13.0cm
   E. 8.5～9.5cm

46. 关于骨盆径线，错误的是
   A. 髂棘间径是两髂前上棘内缘间的距离
   B. 骶耻外径<18cm时，提示骨盆入口狭窄
   C. 坐骨结节间径+出口后矢状径>15cm，表明骨盆出口狭窄不明显
   D. 对角径长度减去1.5～2.0cm即为骨盆入口前后径长度
   E. 坐骨棘间径<10cm时中骨盆可能狭窄

47. 不属于产检复查内容的是
   A. 检查胎方位　　　B. 推算预产期
   C. 测血压、体重　　D. 询问病史
   E. 孕期宣教

A₂型题

48. 初孕妇，25岁，妊娠6周。医生建议其口服叶酸。孕妇向门诊护士询问服用该药的目的，正确的回答是
   A. 促进胎盘的形成
   B. 预防缺铁性贫血
   C. 防止发生胎盘早剥
   D. 预防脑神经管畸形
   E. 防止胎儿生长受限

49. 初孕妇，30岁。孕1产0。现妊娠28周，近10日自觉头晕、乏力、心悸及食欲减退。查体：面色苍白，心率100次/分，血红蛋白80g/L，需口服铁剂。护士告诉孕妇正确的服药时间是
   A. 餐前半小时　　　B. 空腹
   C. 餐后2小时　　　D. 餐后20分钟
   E. 睡前

50. 某妇女，24岁。平时月经规律，月经周期30天，现停经48天，黄体酮试验无阴道流血，最可能的诊断是
   A. 子宫内膜炎　　　B. 早期妊娠
   C. 继发性闭经　　　D. 卵巢早衰

E. 子宫颈粘连

51. 初孕妇，25岁，妊娠8周，其临床表现不包括
   A. 有早孕反应
   B. 出现尿频现象
   C. 在耻骨联合上扪及子宫底
   D. 乳房增大，乳晕着色
   E. 停经

52. 初孕妇，26岁，孕1产0。现妊娠20周，因贫血需口服铁剂，护士指导孕妇服用铁剂的同时可加服
   A. 维生素A　　　　B. 维生素C
   C. B族维生素　　　D. 维生素D
   E. 维生素E

53. 初孕妇，29岁，现妊娠30周，家中自测胎动，护士告知其正常范围是
   A. ≥2次/2小时　　B. ≥10次/2小时
   C. ≥3次/2小时　　D. ≥4次/2小时
   E. ≥5次/2小时

54. 某妇女，孕1产0，末次月经日期记不清，来医院检查时子宫底在脐下一横指，胎心音正常，估计孕龄为妊娠
   A. 16周末　　　　　B. 20周末
   C. 24周末　　　　　D. 28周末
   E. 32周末

55. 初孕妇，25岁，产检时常规在孕妇腹壁上听诊，用木制听筒或普通听诊器在孕妇腹壁开始听到胎心音的时间是
   A. 孕12～14周　　　B. 孕16～18周
   C. 孕18～20周　　　D. 孕20～22周
   E. 孕28～30周

56. 初孕妇，27岁，末次月经记不清，经四步触诊法检查后，其子宫底高度在脐上3指，估计孕龄为妊娠
   A. 20周　　　　　　B. 24周
   C. 28周　　　　　　D. 32周
   E. 36周

57. 某妇女，25岁，平素月经规律，末次月经2020年9月20日，她的预产期是
   A. 2021年5月27日　B. 2021年6月15日
   C. 2021年7月5日　 D. 2021年6月27日
   E. 2021年7月17日

58. 某妇女，28岁，孕1产0，平时月经不规律，末次月经日期不明确，来医院请医生推算预产期，不能作为推算依据的是
   A. 体重　　　　　　B. 早期妇科检查

C. 胎动时间　　　　　D. 妊娠反应

E. B超检查

59. 初孕妇，28岁，妊娠39周，主诉肋下有块状物。腹部检查：子宫呈纵椭圆形，胎先露较软且不规则，胎心音在脐上偏左听得最清楚，其先露是

A. 枕先露　　　　　　B. 臀先露

C. 复合先露　　　　　D. 肩先露

E. 面先露

60. 初孕妇，29岁，初次产前检查，测量骶耻外径时，护士指导孕妇采取的测量体位是

A. 左侧卧位，左腿屈曲，左腿伸直

B. 左侧卧位，左腿屈曲，右腿伸直

C. 右侧卧位，左腿屈曲，右腿伸直

D. 右侧卧位，右腿屈曲，左腿伸直

E. 仰卧位，两腿弯曲外展，双手抱膝

61. 某妇女，30岁，孕2产1，妊娠33周，骶右前位，胎心音听诊最清楚的部位在

A. 脐下左侧　　　　　B. 脐下右侧

C. 脐上右侧　　　　　D. 脐上左侧

E. 脐周

62. 初孕妇，孕32周，四步触诊结果：子宫底部触到软而宽的不规则部位，耻骨联合上方触到圆而硬的部位，胎背位于母体腹部左前方。胎方位为

A. 枕左前　　　　　　B. 枕右前

C. 骶左前　　　　　　D. 骶右前

E. 骶左横

63. 某孕妇，29岁，孕2产1，妊娠37周，在脐下右侧处听诊胎心音最清楚，估计胎位为

A. 枕右前位　　　　　B. 枕左前位

C. 骶左前位　　　　　D. 骶右前位

E. 肩左前位

64. 初孕妇，30岁，妊娠3个月。产检时进行骨盆外测量，其中最重要的外测径线是

A. 髂棘间径　　　　　B. 髂嵴间径

C. 骶耻外径　　　　　D. 粗隆间径

E. 坐骨结节间径

65. 初孕妇，女，30岁。某次产检时骨盆外测量骶耻外径＜18cm，应进一步测量的径线是

A. 出口前矢状径　　　B. 出口后矢状径

C. 坐骨棘间径　　　　D. 对角径

E. 出口横径

66. 初孕妇，女，25岁，孕1产0，妊娠24周。为其测量坐骨结节间径是7.5cm，为评估能否经阴道分娩，需进一步测量

A. 出口前矢状径　　　B. 坐骨棘间径

C. 耻骨弓角度　　　　D. 骶耻内径

E. 出口后矢状径

67. 初孕妇，31岁，妊娠32周，孕期进展顺利，今日产检发现下肢水肿（++），正确的护理措施是

A. 严格限制盐的摄入

B. 严格限制水的摄入

C. 适当限制水的摄入

D. 适当限制盐的摄入

E. 可不做任何限制

68. 某妇女，24岁。停经43天时诊断为"早期妊娠"，此前因感冒服用过抗病毒药，非常担心胚胎畸形，护士告知与致畸无关的是

A. 吸烟及饮酒　　　　B. 喷洒农药

C. 补充乳酸钙　　　　D. 口服甲硝唑

E. 病毒感染

69. 某孕妇，31岁，孕2产1，妊娠35周，近来晚上长时间仰卧后出现头晕、血压下降现象，取左侧卧位后很快缓解，最可能的诊断是

A. 妊娠期高血压疾病

B. 前置胎盘

C. 胎膜早破

D. 仰卧位低血压综合征

E. 产后出血

70. 初孕妇，25岁，现妊娠12周，孕期进展顺利，今日至医院进行产检。护士进行有关孕期宣教，不正确的是

A. 饮食应多样化

B. 妊娠早期慎用药物

C. 妊娠晚期应取仰卧位

D. 妊娠最后3个月避免盆浴

E. 孕妇宜穿宽松柔软衣服

71. 某妇女，28岁，孕3产0，停经49天，担心会"流产"。向护士咨询，孕期哪段时间应避免性生活，正确回答是

A. 妊娠前2个月内及最后1个月

B. 妊娠前2个月内及最后2个月

C. 妊娠前3个月内及最后半个月

D. 妊娠前3个月内及最后1个月

E. 妊娠前3个月内及最后3个月

72. 初孕妇，23岁，妊娠28周到医院复查，护士对其进行孕期常见症状的解释，错误的是

A. 早孕反应在孕12周左右消失

B. 早期尿频、尿急为泌尿系统感染

C. 肠蠕动减弱易致便秘

D. 下肢肌肉痉挛为缺钙表现

E. 妊娠晚期下肢水肿，休息后消退属正常

73. 某妇女，28岁，孕1产0，妊娠35周，近来晚上长时间仰卧后出现头晕、血压下降，发生仰卧位低血压综合征，正确的护理是

A. 给予口服升压药　　B. 改为左侧卧位

C. 立即坐起　　　　　D. 改为半坐卧位

E. 立即站立

74. 已婚妇女，25岁，现停经70天，诊断为早孕。目前该妇女出现尿频、尿急现象，正确的护理是

A. 嘱孕妇少饮水

B. 嘱孕妇保证充足的睡眠

C. 给予抗感染药物

D. 给予抗利尿药物

E. 属孕期生理现象，无须处理

75. 某妇女，28岁，妊娠30周，产前检查均正常，近几日出现便秘，自行处理方法错误的是

A. 注意适当的活动

B. 多吃水果、蔬菜

C. 自行服用泻药

D. 养成定期排便的习惯

E. 吃含纤维素多的食物

76. 某妇女，28岁，妊娠34周，近日发现双下肢水肿到医院检查，护士告知不属于孕期常见症状的是

A. 便秘　　　　　　　B. 腰背痛

C. 阴道流血　　　　　D. 仰卧位低血压综合征

E. 下肢静脉曲张

77. 初孕妇，29岁，妊娠32周到医院复查，护士进行健康教育时，告诉孕妇休息时多取

A. 仰卧位　　　　　　B. 头脚各抬高15°

C. 左侧卧位　　　　　D. 右侧卧位

E. 半卧位

A₃/A₄型题

（78～80题共用题干）

某妇女，28岁，已婚，未生育。现停经60天，有早孕反应。妇科检查：子宫口闭，子宫增大、变软，双附件（−）。

78. 最常用而简单的辅助检查方法是

A. 尿妊娠试验　　　　B. B超检查

C. 阴道镜检查　　　　D. 阴道后穹隆穿刺

E. 腹腔镜检查

79. 最可能的诊断是

A. 闭经　　　　　　　B. 月经失调

C. 早期妊娠　　　　　D. 子宫肌瘤

E. 假孕

80. 护士告诉孕妇其泌尿系统可能出现的生理症状是

A. 尿痛　　　　　　　B. 尿潴留

C. 排尿困难　　　　　D. 尿失禁

E. 尿频

（81、82题共用题干）

某妇女，28岁，已婚未产，平素月经规律，28日一次，每次持续3～4日，其自末次月经起已有7周未来潮，现感觉疲乏。

81. 若考虑该妇女妊娠，妊娠早期还有可能出现的生理症状是

A. 妊娠纹　　　　　　B. 胎动感

C. 乳胀　　　　　　　D. 腹泻

E. 下肢肌肉痉挛

82. 为了进一步确诊，下列可以提供确诊依据的是

A. 停经

B. 胎动

C. 放射检查脊柱轮廓

D. B超显示胎心搏动

E. 检查血中激素水平

（83～85题共用题干）

某妇女，25岁，已婚未产。平时月经规律，30日一次，每次持续5日。现已6周未来月经，自述现食欲缺乏，易疲乏，乳房触痛明显。医生诊断"早孕"。

83. 不属于早孕反应的症状是

A. 喜食酸咸　　　　　B. 流涎

C. 腹痛　　　　　　　D. 嗜睡

E. 晨起呕吐

84. 该妇女尿妊娠试验（＋），此检查的原理是查尿内的

A. 缩宫素　　　　　　B. 黄体酮

C. 雌激素　　　　　　D. 人绒毛膜促性腺激素

E. 黄体生成素

85. 该妇女末次月经是1月21日，推算预产期是

A. 10月18日　　　　　B. 11月5日

C. 10月28日　　　　　D. 11月4日

E. 12月28日

（86、87题共用题干）

初孕妇，26岁，单胎妊娠，孕期进展顺利，今日至医院进行产检，触及子宫底在脐与剑突之间，子宫底触圆而硬的胎儿部分，耻骨联合的上方触宽而软、形态不规则的胎儿部分，母体腹部左侧触及

饱满、宽而平坦的部位。

86. 估计孕龄为

A. 20 周 　　　　　 B. 24 周

C. 28 周 　　　　　 D. 32 周

E. 36 周

87. 护士告知孕妇其胎方位是

A. 骶左前 　　　　 B. 骶右前

C. 枕左前 　　　　 D. 枕右前

E. 骶左横

（88、89 题共用题干）

某妇女，29 岁。停经约两个月到医院就诊。尿 hCG 阳性，超声检查：子宫内妊娠 8 周。

88. 护士进行孕期健康教育，正确的是

A. 妊娠早期谨慎用药

B. 28 周后每日数胎动 1 次

C. 妊娠 12～28 周避免性生活

D. 正常胎心率在 160～180 次/分

E. 妊娠期间应少活动、多卧床休息

89. 孕妇咨询什么时候开始感觉到宝宝的活动，时间一般为

A. 孕 12～14 周 　　 B. 孕 16～18 周

C. 孕 18～20 周 　　 D. 孕 20～22 周

E. 孕 28～30 周

（90、91 题共用视频和题干）

根据视频展示的内容，回答下列 2 个问题。

90. 关于视频中操作者为孕妇所进行操作的目的，不正确的是

A. 判断子宫底高度 　 B. 判断胎方位

C. 判断胎先露 　　　 D. 判断胎儿重量

E. 判断胎先露的入盆情况

91. 视频中操作者在子宫底部触摸到宽而软的胎臀，胎背在孕妇的右侧，耻骨联合上方触及圆而硬的胎头，判断胎方位是

A. 骶左前 　　　　 B. 骶右前

C. 枕左前 　　　　 D. 枕右前

E. 枕右后

（廖玉琴）

第3章 妊娠并发症孕妇的护理

第1节 自然流产

一、概述 凡妊娠不满28周，胎儿体重不足1000g而终止者，称为流产。流产发生在妊娠12周以前者为早期流产；发生在12周至不满28周者为晚期流产。流产分为自然流产和人工流产，自然流产的发生率占全部妊娠的31%左右，其中80%为早期流产。

二、病因

1. **染色体异常** 是早期流产最常见的原因。
2. **母体因素** 如全身性疾病、内分泌异常、生殖器官疾病、强烈应激与不良习惯、免疫功能异常。子宫颈重度裂伤、子宫颈部分或全部切除术后、子宫颈内口松弛等所致的子宫颈功能不全，可引发胎膜早破而发生晚期自然流产。
3. **父亲因素** 精子染色体异常。
4. **环境因素** 放射线辐射或者化学物质。

三、病理生理

1. 早期流产时，往往表现为先有出血后有腹痛。胚胎多数先死亡，继之底蜕膜坏死出血，胚胎绒毛与蜕膜层分离，刺激子宫收缩而被排出。①8周以内妊娠时，胎盘绒毛发育尚不成熟，与子宫蜕膜联系还不牢固，此时流产出血不多。②妊娠8～12周时，胎盘绒毛发育茂盛，与蜕膜联系较牢固，此时流产，常有部分组织残留子宫腔内影响子宫收缩，致使出血较多。

2. 妊娠12周后，胎盘已完全形成，流产时往往先有腹痛（图3-1），然后排出胎儿、胎盘。

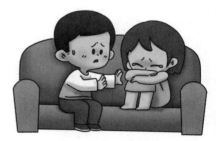

图3-1 流产时腹痛

四、临床表现

1. **主要症状** 生育年龄妇女出现停经、阴道流血和腹痛。此外，流产有三种特殊情况：①稽留流产；②复发性流产；③流产合并感染。

2. **类型和发展过程（图3-2）**

（1）先兆流产：表现为停经后，出现少量阴道流血和下腹轻微疼痛。妇科检查：子宫颈口未开，子宫大小与孕周相符，胎膜未破，妊娠物尚未排出。尿妊娠试验阳性，B超可见胎心搏动。

（2）难免流产：表现为阴道流血增多，阵发性腹痛加剧或出现阴道流水（破膜）。妇科检查：子宫颈口已开，常有胚胎组织或妊娠囊堵塞于子宫颈口中，子宫大小与孕周相符或略小。尿妊娠试验阳性或阴性，B超未见胎心搏动。

（3）不全流产：部分妊娠物排出子宫腔，还有部分残留于子宫腔内或嵌顿于子宫颈口处，影响子宫收缩，导致阴道流血持续不止，甚至休克。妇科检查：子宫颈口扩张，子宫大小小于孕周。

2. 类型和发展过程（图3-2）

（4）完全流产：妊娠物已全部排出，阴道流血逐渐停止，腹痛亦随之消失。妇科检查：子宫颈口关闭，子宫接近正常大小。

（5）稽留流产：指胚胎或胎儿在宫腔内死亡尚未自然排出者。

（6）复发性流产：指同一性伴侣自然流产连续发生3次或3次以上者。

（7）流产合并感染：是指流产过程引起子宫腔内感染，甚至并发盆腔炎、腹膜炎、败血症及感染性休克等。

图3-2　自然流产的临床过程简示

3. 几种流产类型的鉴别见表3-1。

表3-1　几种流产类型的鉴别

	先兆流产	难免流产	不全流产	完全流产
阴道流血	少量	增多	持续不止	逐渐停止
下腹痛	轻微	加剧	较剧	随之消失
子宫颈口	未开	已开	已开或有组织物堵塞	关闭
妊娠物排出情况	无排出	子宫口见妊娠物堵塞	部分排出	完全排出
子宫大小	与孕周相符	相符或略小	小于孕周	接近正常大小
B超	见妊娠囊或胎心搏动	妊娠囊变形，无胎心	子宫内见组织物残留	子宫内未见组织物

锦囊妙"记"

流 产 鉴 别

先兆流产胎未排，子宫口未开；难免流产胎未排，子宫口已开；

不全流产部分排，子宫口已开；完全流产胎全排，子宫口已闭。

五、辅助检查

1. 盆腔检查　了解子宫颈口、子宫及双侧附件情况。

2. B超检查　检查妊娠囊、胎心搏动等情况。

3. 实验室检查　绒毛膜促性腺激素、孕激素等测定。

六、治疗要点

1. 先兆流产　卧床休息、减少刺激、对因治疗，进行安胎。

2. 难免流产　确诊后应尽早使胚胎及胎盘组织完全排出。

3. 不全流产　积极防治休克，立即行吸宫术或钳刮术以清除宫腔内残留组织。

4. 完全流产　无须特殊处理。

5. 稽留流产　应尽早使妊娠物排出子宫，处理前应做凝血功能检查。

6. 复发性流产　预防为主，对因治疗。

7. 流产合并感染　在控制感染的同时尽快清除子宫内残留物。

七、主要护理诊断/问题

1. 组织灌注量不足　与不全流产引起大量阴道流血有关。

2. 有感染的危险　与机体抵抗力下降、子宫腔内组织残留有关。

3. 焦虑　与担心胎儿及自身安全有关。

八、护理措施

1. 先兆流产的护理　卧床休息、营养及心理辅导，遵医嘱应用黄体酮、绒毛膜促性腺激素、维生素E、甲状腺素片、沙丁胺醇或硫酸镁等药物。禁止性生活，避免各种刺激因素。

2. 妊娠不能继续者　积极配合医生，及时终止妊娠，加强宫缩，预防大出血。

3. 预防感染　监测体温、血常规，注意观察阴道分泌物的色、质、量，发现有感染征象及时报告，按医嘱给予抗生素治疗；注意无菌操作；指导病人保持会阴部清洁。

4. 心理护理　安慰病人，帮助其顺利度过悲伤期。

九、健康教育

1. 妊娠期应积极预防各种传染病及其他感染，注意劳动保护，防止外伤，形成良好的生活习惯，妊娠3个月内避免性生活。
2. 有复发性流产史者在下次妊娠时保胎治疗应超过以往流产的妊娠月份。
3. 应积极接受对因治疗。子宫颈内口松弛者应在妊娠12～14周时行子宫颈环扎术。

第2节 异位妊娠

一、概述 受精卵在子宫体腔外着床发育时，称为异位妊娠，习惯称宫外孕。异位妊娠是妇产科常见急腹症之一，当异位妊娠流产或破裂时，可引起腹腔内严重出血，如未及时诊断和处理，可危及生命。异位妊娠包括输卵管妊娠、卵巢妊娠、腹腔妊娠、子宫颈妊娠及阔韧带妊娠等，以输卵管妊娠为最常见（占95%），输卵管妊娠以壶腹部妊娠最多见（约占78%）。本节主要阐述的是输卵管妊娠的相关内容。

二、病因

1. 输卵管炎症是输卵管妊娠的主要原因。
2. 输卵管发育异常或功能异常。
3. 输卵管妊娠史或手术史、辅助生殖技术、避孕失败、其他等。

三、病理

1. 输卵管特点
   - （1）输卵管妊娠流产：多见于壶腹部妊娠，发病多在妊娠8～12周。
   - （2）输卵管妊娠破裂：多见于峡部妊娠，发病多在6周左右。
   - （3）陈旧性异位妊娠。
   - （4）继发性腹腔妊娠：若破裂口在阔韧带内，可发展为阔韧带妊娠。

2. 子宫的变化 输卵管妊娠物的合体滋养细胞也会产生绒毛膜促性腺激素，使子宫增大变软、子宫内膜出现蜕膜反应。若胚胎受损或死亡，滋养细胞活力下降，蜕膜从子宫壁剥离而出现阴道流血。

四、临床表现（图3-3）

1. 症状 停经、腹痛和阴道出血为异位妊娠三联征。
   - （1）停经史：多数孕妇停经6～8周后出现不规则阴道出血。
   - （2）腹痛：为输卵管妊娠孕妇的主要症状。输卵管妊娠未破裂，表现为下腹部一侧隐痛或酸胀感；破裂后，突然发生下腹部一侧撕裂样疼痛，伴肛门坠胀感或恶心、呕吐等。
   - （3）阴道出血：占60%～80%。量少，点滴状，深褐色，少于月经量。
   - （4）晕厥与休克：由于腹腔内出血及剧烈腹痛，轻者晕厥，严重者出现失血性休克。出血量越多症状越严重，但与阴道出血量不成比例。
   - （5）腹部包块：妊娠物及血肿凝固机化变硬并与周围组织或器官粘连形成包块。

2. 体征
   - （1）一般情况：可出现面色苍白、脉快而细弱、血压下降等。
   - （2）腹部检查：下腹部压痛、反跳痛均明显，叩诊可有移动性浊音。
   - （3）盆腔检查：阴道后穹隆饱满，有触痛，子宫颈有举痛或摇摆痛，子宫稍大而软，内出血多时子宫有漂浮感。一侧附件可触及包块。

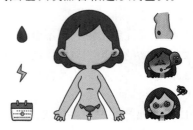

图3-3 异位妊娠的症状

3. 辅助检查
   - （1）血β-hCG检测：动态观察β-hCG的变化对诊断异位妊娠尤为重要。若β-hCG≥3500U/L，应怀疑异位妊娠的存在。
   - （2）B超检查：子宫腔内空虚，子宫旁出现妊娠囊，可确诊异位妊娠。

（3）阴道后穹隆穿刺：是一种简单可靠的诊断方法，适用于疑有腹腔内出血的病人，若抽出暗红色或深褐色不凝血液有助于诊断。

3. 辅助检查

（4）血清孕酮测定：血清孕酮测定对预测异位妊娠意义不大。

（5）腹腔镜检查：不再是异位妊娠诊断的金标准。且有 3%～4% 的病人因妊娠囊过小而被漏诊，也可能因输卵管扩张和颜色改变而误诊为异位妊娠。目前更多将其作为手术治疗。

（6）诊断性刮宫：很少应用，刮出物仅有蜕膜无绒毛。

五、治疗要点　手术为主，其次是药物治疗。

六、主要护理诊断/问题

1. 有休克的危险　与出血有关。
2. 恐惧　与生命受到威胁、担心手术会影响未来生育有关。

七、护理措施

1. 手术治疗病人的护理　严密监测生命体征、出入量；吸氧、开放静脉通道；配血、输血、输液、止血，维持血容量，做好术前准备；加强心理护理。

2. 非手术治疗病人的护理　观察生命体征，尤其注意阴道出血量及腹痛情况；卧床休息、尽量减少改变体位和增加腹压的动作。对使用化疗药物者要密切监测副作用的发生。

八、健康教育　注意保持外阴清洁，术后禁止性生活及盆浴 1 个月；发生盆腔炎后须立即彻底治疗；下次妊娠要及时就医。

第 3 节　妊娠期高血压疾病

一、概述　妊娠期高血压疾病是妊娠与血压升高并存的一组疾病，发病率 5%～12%。该组疾病包括妊娠期高血压、子痫前期、子痫、慢性高血压并发子痫前期、妊娠合并慢性高血压，严重影响母婴健康，是孕产妇和围产儿病死率升高的主要原因。

二、病因

1. 病因学说　病因不清，尚无定论。目前有子宫胎盘缺血学说、免疫学说、神经内分泌学说、营养缺乏、遗传因素等。

2. 高危因素　寒冷季节或气温变化过大时；精神过度紧张或受刺激使中枢神经功能紊乱；孕妇年龄 ≤18 岁或 ≥40 岁；子宫张力过高（如多胎妊娠、羊水过多、糖尿病巨大儿及葡萄胎等）；妊娠期高血压病史及家族有高血压史；体形矮胖；营养不良（如贫血、低蛋白血症者）等。

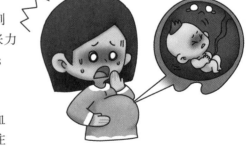

三、病理生理　子痫前期、子痫的基本病理生理变化是全身小血管痉挛、血管内皮损伤及局部缺血。全身各系统的脏器灌注减少，对母儿造成危害，甚至导致母儿死亡（图 3-4）。

图 3-4　子痫前期、子痫对母儿造成危害

四、分类与临床表现　妊娠期高血压疾病主要症状有高血压、蛋白尿和水肿。需要重点评估孕妇血压、尿蛋白、水肿、自觉症状及抽搐、昏迷等。临床分类主要依据血压、尿蛋白划分，水肿因特异性不高，不作为分类标准（表 3-2）。

表 3-2　妊娠期高血压疾病的分类与临床表现

分类	临床表现
1. 妊娠期高血压	在妊娠期首次发现收缩压 ≥140mmHg 和（或）舒张压 ≥90mmHg，于产后 12 周内恢复正常；尿蛋白（－）；产后方可确诊
2. 子痫前期	妊娠 20 周后出现收缩压 ≥140mmHg 和（或）舒张压 ≥90mmHg，伴有尿蛋白 ≥0.3g/24h 或者随机尿蛋白（＋）；或虽无蛋白尿，但合并下列任何一项者：血小板减少（血小板 $<100\times10^9$/L）；肝功能损害（丙氨酸转氨酶或天冬氨酸转氨酶水平为正常值 2 倍以上）；肾功能损害（血肌酐水平大于 1.1mg/dl 或为正常值 2 倍以上）；肺水肿；新发的中枢神经系统异常或视觉障碍。普遍认为妊娠 <34 周发病者为早发型子痫前期；大量蛋白尿（尿蛋白 ≥5g/24h）既不作为评判子痫前期严重程度的标准，亦不作为终止妊娠的指征，但需严密监测

续表

分类	临床表现
3. 子痫	在子痫前期的基础上发生不能用其他原因解释的抽搐、昏迷。通常产前子痫较多，产时和产后子痫较少见
4. 慢性高血压并发子痫前期	慢性高血压孕妇妊娠前无蛋白尿，妊娠20周后出现尿蛋白；或妊娠前有尿蛋白，妊娠后尿蛋白明显增加，或血压进一步升高，或出现血小板减少＜100×10⁹/L，或出现其他肝肾功能损害、肺水肿、神经系统异常或视觉障碍等严重表现
5. 妊娠合并慢性高血压	妊娠20周前收缩压≥140mmHg和（或）舒张压≥90mmHg（除外滋养细胞疾病），妊娠期无明显加重；或妊娠20周后首次诊断高血压并持续到产后12周以后

  子痫前期、子痫是妊娠期特有的疾病，在妊娠20周之后发生。本病是一种动态性疾病，病情可呈持续性进展。任何程度的子痫前期都可能导致严重不良预后，因此不再诊断"轻度"子痫前期，而诊断为子痫前期，以免造成对病情的忽视，将伴有表3-3中任何一种严重表现的子痫前期诊断为重度子痫前期，以引起临床重视。

表3-3　子痫前期的严重表现

收缩压≥160mmHg或舒张压≥110mmHg（卧床休息，两次测量间隔至少4小时）

血小板减少（血小板＜100×10⁹/L）

肝功能损害（丙氨酸转氨酶或天冬氨酸转氨酶水平为正常值2倍以上），严重持续性右上腹或上腹疼痛，不能用其他疾病解释，或两者均存在

肾功能损害（血肌酐水平＞1.1mg/dl或无其他肾脏疾病时，血肌酐浓度为正常值2倍以上）

肺水肿

新发生的中枢神经系统异常或视觉障碍

锦囊妙"记"

妊娠高血压水肿

"一小二大三外四全"（即"+"为水肿局限于小腿以下；"++"为水肿延及大腿；"+++"为延及外阴、腹部；"++++"为全身水肿）。

五、辅助检查

1. 血液检查　测定血红蛋白、血细胞比容、血气分析、血液浓缩程度等。
2. 肝肾功能测定　判断肝肾功能受损情况。
3. 尿液检查　留取24小时尿液，进行蛋白定量检查。
4. 眼底检查　检查视网膜小动脉的痉挛程度等。眼底动静脉管径比例可由正常的2∶3变为1∶2或1∶4，视网膜水肿、渗出、出血。
5. 其他　心电图、超声心动图、胎盘功能、胎儿成熟度、脑血流图检查。

六、治疗要点

（一）子痫前期　重度子痫前期应住院治疗。子痫前期的治疗目的是控制病情、延长孕周、尽可能保障母儿安全。治疗原则主要为降压、解痉、镇静等；密切监测母儿情况；适时终止妊娠是最有效的处理措施。

1. 降压药　如拉贝洛尔，适用于血压过高。
2. 解痉药　硫酸镁首选。有预防和控制子痫发作的作用，适用于子痫前期和子痫。
3. 镇静药　如地西泮、冬眠药物、苯巴比妥钠，适用于对硫酸镁有禁忌或疗效不明显时，分娩时慎用。
4. 利尿药　呋塞米、甘露醇，仅适用于全身性水肿、肺水肿、脑水肿、急性心力衰竭等。
5. 促胎肺成熟　妊娠＜35周的子痫前期孕妇，预计1周内可能分娩者均应给予糖皮质激素促胎肺成熟治疗。

（二）子痫　子痫一旦发生，控制抽搐，降低颅内压，控制血压，纠正缺氧和酸中毒，抽搐控制后即可考虑终止妊娠。

七、主要护理诊断/问题

1. 有受伤的危险　与发生抽搐昏迷有关。
2. 体液过多　与水钠潴留、低蛋白血症有关。
3. 焦虑　与担心疾病危及母儿健康甚至生命有关。
4. 潜在并发症：胎盘早剥、急性肾衰竭、心力衰竭、脑出血等。

八、护理措施

1. 一般护理　加强产前检查，加强母儿监测，间断吸氧。取左侧卧位，避免精神紧张，每日不少于 10 小时的睡眠。保证充足的蛋白质和热量，不建议限制食盐摄入。

2. 病情观察　监测母胎状况与产兆，每日测体重及血压，定期查尿蛋白，记出入量；监测胎心、胎动变化等。

3. 子痫前期、子痫孕妇护理

（1）硫酸镁用药护理

1）用药方法：静脉给药结合肌内注射（图 3-5）。

2）毒性反应：血清镁离子有效治疗浓度为 1.8～3.0mmol/L，超过 3.5mmol/L 即可出现中毒症状。中毒现象首先表现为膝反射减弱或消失，继之全身肌张力减退，呼吸抑制，严重者心搏骤停。

3）注意事项：滴速通常以 1.0～1.5g/h 为宜，不超过 2g/h。每天用药总量一般不超过 25g，用药时限一般不超过 5 天。每次用药前及用药期间须监测膝反射、呼吸、尿量。用药必备条件：膝反射存在、呼吸 ≥16 次/分、尿量 ≥17ml/h 或 ≥400ml/24h。镁离子中毒时停用硫酸镁，并给予 10% 葡萄糖酸钙 10ml 静脉缓慢注射（5～10 分钟）。

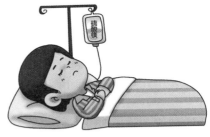

图 3-5　硫酸镁静脉给药

（2）子痫病人的护理

1）控制抽搐：按医嘱使用硫酸镁（首选），可考虑用地西泮、苯妥英钠、冬眠合剂控制抽搐。用压舌板或开口器，防止咬伤舌唇。

2）专人监护：保持呼吸道通畅与给氧。

3）避免刺激：置于单人暗室，加用床档，避免声、光刺激，护送途中戴墨镜，各项操作尽量集中、动作轻柔。

4）监测并记录：生命体征、出入量、血尿检查和特殊检查等。

5）适时终止妊娠：观察产兆；子痫前期经积极治疗 24～48 小时仍无好转者，或子痫控制后即可考虑终止妊娠。

4. 分娩期及产褥期的护理　产程中严密监测，尽量缩短产程；预防产后出血，胎儿前肩娩出后立即静脉注射缩宫素（禁用麦角新碱）。产褥期避免刀口疼痛、乳胀、哺乳过度劳累等以防诱发抽搐。

九、健康教育　出院后定期复查血压、尿蛋白，有异常及时就诊。再次妊娠时需加强妊娠期保健和产前检查，注意合理饮食，保证充足睡眠和愉快心情。

第 4 节　早　　产

一、概述　妊娠满 28 周至不足 37 周分娩者称为早产。早产儿出生体重多小于 2500g（一般为 1000～2499g）。防止早产是降低围产儿死亡率的重要措施之一。

二、病因　最常见原因为胎膜早破与胎膜炎。

1. 孕妇因素　合并感染性疾病（如下生殖道及泌尿系感染）、子宫畸形或肌瘤、受到刺激、不良生活习惯等。

2. 胎儿、胎盘因素　胎膜早破、前置胎盘、胎盘早剥、胎儿窘迫、胎儿畸形、羊水过多、多胎妊娠等。

三、临床表现

1. 先兆早产　有规则或不规则宫缩，伴有子宫颈管的进行性缩短。

2. 早产临产　规则宫缩（20 分钟 ≥4 次，或 60 分钟 ≥8 次），伴子宫颈管消退 80% 以上及进行性子宫口扩张 1cm 以上。

四、治疗要点 若胎膜未破，无胎儿窘迫、无严重妊娠合并症及并发症时，应通过休息和药物治疗抑制宫缩，尽可能延长孕周。若胎膜已破，早产已不可避免，应尽力预防新生儿合并症以提高早产儿的存活率。

五、主要护理诊断/问题

1. 有新生儿窒息的危险 与早产儿发育不成熟有关。
2. 焦虑 与担心新生儿预后有关。

六、护理措施

1. 一般护理
 （1）休息及生活指导：左侧卧位，必要时可绝对卧床休息；做好心理调适，避免精神紧张；防止便秘及用力使用腹压；保持外阴清洁。
 （2）间断吸氧。
 （3）监测产兆、胎心及生命体征等。

2. 先兆早产的用药护理
 （1）抑制宫缩：①β-肾上腺素能受体激动剂，如利托君；②硫酸镁；③阿托西班；④钙通道阻滞剂，如硝苯地平；⑤前列腺素合成酶抑制剂，如吲哚美辛。
 （2）防治感染：应用抗生素。
 （3）预防新生儿呼吸窘迫综合征：应用糖皮质激素（如地塞米松）促胎肺成熟。

3. 早产临产的护理
 （1）阴道分娩及剖宫产手术护理配合。
 （2）早产儿护理。

七、健康教育

1. 指导正确哺乳，防止呛奶。
2. 对有早产危险因素者应加强孕期监护和保健指导。保持心情平静，多取左侧卧位休息，避免诱发宫缩活动如抬重物及性生活；慎做阴道检查，积极治疗合并症，子宫颈功能不全者可在孕12～14周做子宫颈环扎术。

第5节 过期妊娠

一、概述 平时月经周期规则，妊娠达到或超过42周尚未分娩者，称为过期妊娠。过期妊娠使围产儿发病率、死亡率及难产率均明显增高。

二、病因 孕晚期孕激素过多而雌激素不足；头盆不称；胎儿畸形；遗传因素。

三、治疗要点

1. 治疗原则 根据胎儿大小、胎儿安危状况、子宫颈成熟度等综合分析，选择恰当的分娩方式。
2. 立即终止妊娠指征 子宫颈条件成熟、胎儿体重≥4000g或胎儿生长受限、胎动＜10次/2小时或电子胎心监护异常、尿E/C值持续低、羊水过少或羊水粪染、重度子痫前期或子痫。

四、主要护理诊断/问题

1. 有围产儿受伤的危险 与胎盘功能减退或巨大儿有关。
2. 知识缺乏：缺乏过期妊娠相关知识。

五、护理措施

1. 一般护理 嘱孕妇左侧卧位，吸氧30分钟，每天2次。核实预产期。
2. 病情监测 监护胎心、产兆和胎盘功能情况，若出现胎盘功能减退或胎儿窘迫征象，应立即报告医生并做好剖宫产术准备。
3. 分娩配合 做好阴道分娩或剖宫产终止妊娠的护理配合，以及抢救新生儿的准备工作。
4. 心理支持。

六、健康教育 如再次妊娠时，应定期产检，每日计数胎动，每3日监护胎心一次；超过预产期1周未临产时，必须到医院检查。

1. 流产的主要治疗要点是什么？
2. 输卵管妊娠的主要症状是什么？
3. 治疗子痫前期、子痫的首选解痉药是什么？使用该药的必备条件是什么？应备何种解救药？
4. 早产的定义是什么？早产最常见的原因是什么？
5. 过期妊娠的定义是什么？

模拟试题栏——识破命题思路，提升应试能力

一、专业实务

A₁型题

1. 流产感染易发生在
　A. 难免流产　　　　B. 不全流产
　C. 完全流产　　　　D. 稽留流产
　E. 习惯性流产

2. 导致流产最常见的原因是
　A. 胚胎染色体异常　B. 母体因素
　C. 父方因素　　　　D. 生殖器官畸形
　E. 母儿血型不合

3. 哪种流产容易合并凝血功能障碍
　A. 难免流产　　　　B. 不全流产
　C. 完全流产　　　　D. 稽留流产
　E. 习惯性流产

4. 异位妊娠最常见的发生部位是
　A. 子宫颈　　　　　B. 卵巢
　C. 腹腔　　　　　　D. 阔韧带
　E. 输卵管

5. 引起输卵管妊娠最常见的原因是
　A. 输卵管炎症　　　B. 肿瘤
　C. 孕卵外游　　　　D. 盆腔炎
　E. 输卵管结扎术后再通

6. 下列哪项不是输卵管妊娠的病理变化
　A. 输卵管钙化　　　B. 输卵管妊娠流产
　C. 输卵管妊娠破裂　D. 陈旧性异位妊娠
　E. 继发性腹腔妊娠

7. 子痫前期、子痫的基本病理生理变化是
　A. 胎盘绒毛退行性变化
　B. 肾小管重吸收功能降低
　C. 全身小血管痉挛和血管内皮损伤
　D. 弥散性血管内凝血
　E. 水钠潴留

8. 子痫前期、子痫是妊娠期特有的疾病，发生在妊娠哪个时期
　A. 妊娠20周之后　　B. 妊娠12周之后
　C. 整个妊娠期　　　D. 妊娠28周之后
　E. 妊娠20周之前

9. 妊娠满28周至不足37周之间终止者称
　A. 流产　　　　　　B. 早产
　C. 足月产　　　　　D. 过期产
　E. 异位妊娠

10. 过期妊娠是指妊娠达到或超过
　A. 39周　　　　　　B. 41周
　C. 40周　　　　　　D. 42周
　E. 43周

11. 过期妊娠与下列哪项有关
　A. 胎膜早破　　　　B. 前置胎盘
　C. 头盆不称　　　　D. 胎盘早剥
　E. 妊娠期高血压疾病

A₂型题

12. 某妇女，34岁，孕2产0，妊娠7周，诊断为完全流产。既往身体健康，流产前有性生活，导致此次流产的原因最可能是
　A. 黄体功能　　　　B. 贫血
　C. 性生活　　　　　D. 子宫发育不良
　E. 维生素缺乏

13. 某妇女，33岁，孕2产1，妊娠9周，因性生活后，出现阵发性腹痛，诊断为先兆流产，该病因属于
　A. 胎儿染色体异常　B. 不良刺激引起
　C. 内分泌失调　　　D. 生殖器官异常
　E. 卵巢功能下降

14. 某妇女，32岁，孕3产0，现妊娠8周，主诉出现少量阴道流血及下腹隐痛1天，初步判断为复发性流产。关于复发性流产的描述，下列哪项错误

A. 自然流产连续发生2次或以上者

B. 临床过程和一般流产相同

C. 每次流产往往发生在相同妊娠月份

D. 病因之一与染色体异常有关

E. 晚期复发性流产常由子宫口松弛引起

15. 某妇女，24岁，孕1产0，妊娠9周，出现少量阴道流血及不规则下腹痛1天，诊断为先兆流产。经检查发现，导致该病人早期流产的主要原因为

A. 接触有害毒物　　B. 黄体功能低下

C. 子宫口松弛　　　D. 创伤

E. 染色体异常

16. 某妇女，28岁，孕2产1，停经11周，曾于停经10周时出现少量阴道流血。检查发现子宫如孕8周大，B超检查未探及胎心搏动，尿妊娠试验（－），诊断为稽留流产。下列哪项不属于稽留流产易致严重出血的原因

A. 胎盘机化，粘连子宫壁，易致残留

B. 妊娠子宫血供丰富，易出血

C. 稽留日久，易发生凝血功能障碍

D. 胚胎物粘连子宫壁，刮宫易发生子宫穿孔

E. 雌激素不足，子宫对缩宫素不敏感，易发生宫缩不良

17. 某妇女，32岁，孕5产1，有多次人工流产史，孕30周出现无痛性阴道流血，考虑前置胎盘的可能，与以下哪一项的相关性最大

A. 人工流产多次刮宫损伤子宫内膜

B. 妊娠子宫压迫下腔静脉所致

C. 子宫蜕膜血管营养过剩所致

D. 胎盘为摄取足够营养选择部位

E. 因胎盘附着在子宫体部后壁

18. 某妇女，24岁，孕1产0，因"停经50天，下腹痛3天"就诊，未诉阴道流血，下列哪项为首选检查

A. 基础体温　　　　B. 腹部X线摄片

C. 妊娠试验　　　　D. 黄体酮试验

E. B超检查

19. 某妇女，30岁，孕1产0，停经8周，2日前开始下腹正中隐痛，伴少量持续阴道出血。盆腔检查：子宫颈光滑，子宫口未开，子无宫颈举痛，子宫前倾前屈位，如孕8周大小，附件（－），目前最有价值的检查是

A. 尿雌三醇测定　　B. 血HPL测定

C. 血hCG定量测定　D. 黄体酮试验

E. 甲胎蛋白测定

20. 某妇女，23岁，孕1产0，停经42天，3天前出现阴道少量流血。今早6时始感到右下腹部酸胀。下午4时下腹加剧，伴有恶心、呕吐，晕厥一次。体格检查：面色苍白，血压76/53mmHg，脉搏108次/分。盆腔检查：阴道通畅，可见少量暗红色血液，子宫颈摇摆痛明显，阴道后穹隆饱满、触痛明显。入院后诊断为输卵管妊娠，此时简单可靠的辅助检查是

A. 腹部B超　　　　　B. 血hCG

C. 腹腔镜检查　　　　D. 输卵管造影

E. 阴道后穹隆穿刺

21. 某妇女，26岁，孕1产0，婚后2年未孕，现停经7周，近1周常感右下腹胀痛不适，为排除输卵管妊娠，首先采取何项辅助检查

A. B超检查　　　　　B. 阴道后穹隆穿刺

C. 腹腔穿刺　　　　　D. 腹部X线

E. 血细胞测定

22. 某妇女，30岁，孕3产1，停经6周，常感右下腹胀痛不适，经检查确诊为输卵管妊娠，并发生了如下图所示的情况，护士考虑其发生了什么情况

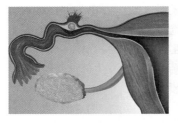

A. 输卵管妊娠破裂　　B. 输卵管妊娠流产

C. 陈旧性异位妊娠　　D. 继发腹腔妊娠

E. 输卵管妊娠不完全流产

23. 某妇女，32岁，孕1产0，妊娠34周，重度子痫前期，护士在配合确定终止妊娠时机之前，不需做下列何项检查

A. 孕妇血清E_3测定

B. NST测定

C. 胎儿生物物理评分

D. 羊水中的卵磷脂与鞘磷脂之比

E. 羊水C反应蛋白

24. 某妇女，35岁，孕1产0，妊娠38周，妊娠期高血压，胎心尚好，头先露，胎头颅骨最低点在坐骨棘平面下4cm，子宫口开全，突然血压升高，伴轻微头痛，使用产钳术结束分娩。产后不能注射麦角新碱，原因是

A. 无法观察出血量　B. 可能导致尿潴留

C. 会影响胎盘剥离　D. 可诱发产后子痫

E. 会影响正常泌乳

25. 某妇女, 25 岁, 孕 1 产 0, 妊娠 39 周, 近 1 周来, 出现头痛、眼花, 今晨出现剧烈头痛并呕吐 2 次入院治疗。血压 180/95mmHg 护理评估时最有参考价值的病史是

A. 既往无头痛　B. 妊娠前血压正常

C. 有糖尿病家族史　D. 有病毒性肝炎史

E. 有泌尿系统感染史

26. 某妇女, 30 岁, 孕 1 产 0, 妊娠 33 周突然发生持续性腹痛, 伴小量阴道出血, 诊断为胎盘早剥。妊娠合并下列哪项疾病时易发生胎盘早剥

A. 妊娠期高血压疾病

B. 肝炎

C. 糖尿病

D. 心脏病

E. 贫血

27. 某妇女, 37 岁, 孕 1 产 0, 妊娠 37 周, 否认有高血压病史。近 1 周以来, 自觉头痛、胸闷、眼花。检查: 血压 165/103mmHg, 尿蛋白 (+++), 胎心率 150 次/分。该病人入院后的辅助检查不包括

A. 血常规　B. 肝功能

C. 眼底检查　D. X 线胸片

E. 尿液检查

28. 某妇女, 22 岁, 孕 1 产 0, 妊娠 35 周, 突感有较多液体自阴道流出, 然后出现不规则腹痛, 孕妇担心会早产。下列哪种情况是早产的最常见原因

A. 胎膜早破、胎膜炎

B. 妊娠合并中度贫血

C. 前置胎盘

D. 子宫畸形

E. 酗酒

29. 某妇女, 30 岁, 孕 1 产 0, 平时月经周期规律, 现妊娠 43 周尚未发生临产, 属于

A. 早产　B. 过期妊娠

C. 滞产　D. 足月产

E. 急产

A3/A4 型题

(30、31 题共用题干)

某妇女, 28 岁, 孕 1 产 0, 停经 50 天, 阴道少量流血 3 天, 今晨起突感剧烈腹痛, 伴恶心、呕吐, 头晕。入院时检查: 血压 78/48mmHg, 面色苍白,

腹部有移动性浊音; 子宫颈呈紫蓝色, 抬举痛, 右侧附件区压痛明显; 尿妊娠试验阳性。

30. 该病人出现上述临床表现最有可能的原因是

A. 输卵管妊娠破裂　B. 难免流产

C. 不全流产　D. 腹膜炎

E. 盆腔炎

31. 为明确诊断, 该病人首选的辅助检查是

A. 血 hCG　B. B 超

C. 阴道后穹隆穿刺　D. 腹腔镜

E. 刮宫

(32、33 题共用题干)

某妇女, 27 岁, 孕 1 产 0, 妊娠 35 周出现头痛、眼花等自觉症状。查血压 170/110mmHg, 尿蛋白 (++), 眼底动静脉比为 1:2, 视网膜水肿。

32. 哪项检查对了解上述病情的严重程度有实际意义

A. B 超检查　B. X 线检查

C. 眼底检查　D. hCG 测定

E. 羊水细胞学检查

33. 与重度妊娠期高血压疾病的发生无关的是

A. 双胎妊娠　B. 糖尿病

C. 羊水过多　D. 前置胎盘

E. 营养不良

二、实践能力

A1 型题

34. 先兆流产与难免流产的主要鉴别点是

A. 阴道流血时间的长短

B. 下腹疼痛的程度

C. 妊娠反应的轻重

D. 子宫口是否已开

E. 妊娠试验结果

35. 异位妊娠病人就诊的主要症状是

A. 停经　B. 晕厥

C. 腹痛　D. 阴道流血

E. 排便感

36. 妊娠期高血压疾病的主要临床表现是

A. 高血压　B. 视物模糊

C. 水肿　D. 抽搐

E. 昏迷

37. 下列不是重度子痫前期诊断依据的是

A. 血压高于 160/110mmHg

B. 头痛、头昏、视力障碍

C. 下肢水肿 (+++)

D. 肺水肿

E. 眼底动脉痉挛伴视网膜水肿、渗出物及出血

38. 用硫酸镁治疗妊娠期高血压疾病，最早出现的中毒症状是
   A. 心率减慢　　　　　B. 呼吸次数减少
   C. 血压降低　　　　　D. 尿量减少
   E. 膝反射消失

39. 妊娠期高血压疾病病人出现抽搐时，首要的护理措施是
   A. 使用约束带适当保护，防止坠地受伤
   B. 置病人于安静、暗光的单人病室
   C. 用舌钳固定舌头，防止舌咬伤
   D. 测血压、脉搏、呼吸，保留导尿管并记出入量
   E. 使病人取左侧卧位，保持呼吸道通畅

40. 为避免早产儿发生呼吸窘迫综合征，促进肺成熟的方法是给予
   A. 阿司匹林　　　　　B. 糖皮质激素
   C. 维生素 K　　　　　D. 沙丁胺醇
   E. 吸氧

41. 下列哪项不是过期妊娠病人应立即终止妊娠的指征
   A. 子宫颈条件成熟
   B. 胎儿体重＜4000g
   C. 妊娠43周
   D. 胎动计数＜10次/2小时
   E. 尿 E/C 值持续低

A₂型题

42. 某妇女，30岁，孕4产0，有复发性流产史。护士向其宣教流产治疗措施，哪项是错误的
   A. 子宫颈功能不全者应行子宫颈环扎术
   B. 妊娠早期先兆流产者，可肌内注射黄体酮
   C. 难免流产应等待自然排出
   D. 不全流产应行吸宫术或钳刮术
   E. 流产合并感染应先抗感染治疗后刮宫

43. 某妇女，29岁，孕1产0，停经49天，担心流产。护士健康教育的内容是
   A. 加强锻炼身体，增强体质
   B. 多与人交流沟通，学习别人经验
   C. 妊娠前3个月内禁止性生活
   D. 及时应用抗生素预防感染
   E. 告知不会发生复发性流产，减少孕妇心理负担

44. 某妇女，28岁，孕1产0，停经50天，阴道少量流血伴下腹隐痛1周。近2天腹痛加剧，出血量增多。妇科检查：子宫口已开，子宫如孕7周大小，尿妊娠试验（－），可能性最大的是
   A. 先兆流产　　　　　B. 难免流产
   C. 不全流产　　　　　D. 稽留流产

E. 异位妊娠

45. 某妇女，29岁，孕1产0，妊娠13周，自诉阵发性腹痛，阴道持续流血伴肉样组织排出；妇科检查：子宫口扩张，子宫小于妊娠周数；B超检查见子宫内残留胚胎组织物。应首先考虑
   A. 过期流产　　　　　B. 难免流产
   C. 不全流产　　　　　D. 完全流产
   E. 先兆流产

46. 某妇女，31岁，孕2产0，停经47天，阴道流血3天，量少伴轻微下腹痛。首先考虑是
   A. 异位妊娠　　　　　B. 不全流产
   C. 先兆流产　　　　　D. 难免流产
   E. 葡萄胎

47. 某妇女，32岁，孕1产0，停经40天，阴道有少许出血伴下腹部轻微疼痛1天。妇科检查：子宫软，如妊娠40天大小，子宫颈口关闭，妊娠反应（＋），下面护理指导中哪项不妥
   A. 卧床休息　　　　　B. 少食含纤维素食品
   C. 心理调适　　　　　D. 保持外阴清洁
   E. 按医嘱用药

48. 某妇女，28岁，孕3产0，曾有2次自然流产史，均发生在妊娠12周。现妊娠12周，今早无明显诱因下出现轻微下腹痛及少量阴道流血，应首先考虑的流产类型是
   A. 流产合并感染　　　B. 难免流产
   C. 不全流产　　　　　D. 先兆流产
   E. 复发性流产

49. 某妇女，36岁，孕4产0，有3次自然流产病史，均发生于妊娠3个月时，现在停经9周，妊娠试验阳性，目前没有阴道流血、腹痛等不适。以下护理措施正确的是
   A. 有腹痛时再处理
   B. 有阴道流血时再处理
   C. 及时行子宫颈环扎术
   D. 预防性使用沙丁胺醇
   E. 卧床休息

50. 某妇女，26岁，孕1产0，停经47天。午饭后，无明显诱因下出现阴道大量流血伴有下腹痛，排出一肉状物后，阴道流血减少。盆腔检查：阴道少量鲜红色血液，子宫颈口扩张，未见妊娠物嵌顿，子宫略小于妊娠周数。B超检查：子宫内有部分妊娠物残留，未见胎心搏动。应采取以下哪项处理措施
   A. 卧床休息　　　　　B. 立刻清宫

C. 不需特殊处理　　D. 肌内注射黄体酮保胎

E. 应行子宫颈环扎术

51. 某妇女，27 岁，孕 2 产 0，停经 50 天，阴道少量流血 4 天，今晨突感剧烈腹痛，伴恶心、呕吐，头晕。入院时血压 76/43mmHg，面色苍白，腹部移动性浊音（＋），该病人目前最主要的护理措施是

A. 询问病史　　　　B. 治疗配合

C. 生活护理　　　　D. 心理护理

E. 健康教育

52. 某妇女，25 岁，孕 1 产 0，停经 37 天，发现左下腹包块 1 天入院。轻微下腹痛，无阴道流血。查体：生命体征正常。心肺听诊未见明显异常。左下腹压痛明显，无反跳痛。子宫颈举痛明显，子宫颈口关闭，子宫稍大、软，左附件区可触及一包块大小约 2cm×1cm，压痛明显。最可能的诊断是

A. 卵巢囊肿　　　　B. 左附件炎

C. 左侧输卵管妊娠　D. 子宫肌瘤

E. 急性阑尾炎

53. 某妇女，27 岁，孕 1 产 0，停经 56 天，突然发生剧烈腹痛，伴恶心、呕吐，阴道有少量流血，伴有排便感。体检：血压 72/48mmHg，下腹压痛（＋），子宫颈举痛（＋），下腹部有移动性浊音，最可能诊断为

A. 先兆流产　　　　B. 异位妊娠

C. 急性阑尾炎　　　D. 难免流产

E. 不全流产

54. 某妇女，22 岁，孕 3 产 0，因停经 35 天，下腹痛 1 天入院，诊断为"输卵管妊娠"，与其无关的临床表现是

A. 停经　　　　　　B. 阴道流血

C. 腹痛　　　　　　D. 下肢水肿

E. 晕厥

55. 某妇女，29 岁，孕 2 产 0，输卵管妊娠破裂出血，急诊入院行输卵管切除手术，术后苏醒病人开始哭泣，护士应采取的沟通方式是

A. 坐在病人旁边，给予纸巾

B. 不打扰病人，默默离开

C. 制止其哭泣

D. 生气离开并告诉医生

E. 告诉病人一侧输卵管也可以 100% 再次妊娠

56. 某妇女，28 岁，孕 1 产 0，因异位妊娠急诊入院手术，术后宜采取的护患关系模式是

A. 主动型　　　　　B. 主动 - 被动型

C. 指导 - 合作型　　D. 支配 - 服从型

E. 共同参与型

57. 某妇女，30 岁，孕 1 产 0。停经 45 天，下腹痛 3 天，加重半天入院。查体：面色苍白，四肢湿冷，体温 37.6℃，脉搏 126 次 / 分，血压 71/51mmHg。护士应指导病人取的体位是

A. 侧卧位　　　　　B. 俯卧位

C. 中凹卧位　　　　D. 半坐卧位

E. 去枕仰卧位

58. 某妇女，35 岁，孕 1 产 0，停经 55 天，2 天前无明显诱因下出现少量、鲜红色阴道流血。5 小时前出现持续性下腹部疼痛，程度中。1 小时前，下腹部疼痛加剧，伴有呕吐 2 次入院。盆腔检查：外阴、阴道可见少量鲜红色血液，子宫颈口关闭，子宫颈举痛（＋），子宫稍大，右附件区增粗，压痛（＋）。诊断该疾病简单可靠的方法是

A. 腹部触诊检查

B. 血清人绒毛膜促性腺激素定量测定

C. 腹腔镜检查

D. 阴道后穹隆穿刺

E. 宫腔镜检查

59. 某妇女，43 岁，孕 1 产 0，停经 49 天，少量阴道流血 1 天，尿人绒毛膜促性腺激素（＋），1 天前门诊行吸宫术，吸出少量组织，病理检查为蜕膜组织，未见绒毛结构，该病人最可能的诊断是

A. 盆腔炎性疾病　　B. 异位妊娠

C. 子宫内妊娠　　　D. 生殖道感染

E. 生殖道创伤

60. 某妇女，32 岁，孕 2 产 0，妊娠 34 周，全身水肿，抽搐 3 次，急诊入院。护理中不妥的是

A. 左侧卧位

B. 安置在光线好的病室便于抢救

C. 尿常规检查

D. 做好床边生活护理

E. 加强胎儿监护

61. 某妇女，29 岁，孕 1 产 0，双胎妊娠，妊娠 35 周，因抽搐 2 次入院。病人神志丧失，血压 170/120mmHg，抽搐时，眼球固定，瞳孔散大，牙关紧闭，口角及面部肌肉颤动，全身及四肢肌强直，双手紧握。应考虑

A. 妊娠期高血压　　B. 轻度子痫前期

C. 子痫　　　　　　D. 癫痫

E. 重度子痫前期

62. 某妇女，28岁，孕1产0，妊娠36周，有慢性高血压病史。凌晨5点突感腹部剧烈疼痛，伴有多量阴道流血就诊。查体：血压81/60mmHg，脉搏118次/分，子宫大小与孕周相符，硬如板状，压痛明显，胎位扪不清，胎心率95次/分。入院行妇科检查显示子宫口开1指，目前首要的护理措施是

    A. 开放静脉通道，做好术前准备

    B. 遵医嘱静脉滴注缩宫素引产

    C. 观察病情

    D. 配合医生使用止血药处理

    E. 加强监护

63. 某妇女，30岁，孕1产0，妊娠37周，基础血压正常。10天前无明显诱因下出现头痛，胸闷，眼花，伴有恶心、呕吐。检查：血压166/103mmHg，尿蛋白（+++），胎心率152次/分，最恰当的处理是

    A. 治疗至妊娠39周终止妊娠

    B. 立刻终止妊娠

    C. 积极治疗，等待自然分娩

    D. 治疗24～48小时后终止妊娠

    E. 促胎肺成熟后终止妊娠

64. 某妇女，32岁，孕3产0，妊娠36周，诊断为重度子痫前期。3小时前突然发生持续性腹痛，强度中，伴阴道多量流血，色鲜红。首先考虑为

    A. 先兆早产　　　　B. 先兆临产

    C. 子宫破裂　　　　D. 前置胎盘

    E. 胎盘早剥

65. 某妇女，40岁，孕4产2，妊娠35周，因抽搐2次入院。抽搐时眼球固定，瞳孔散大，牙关紧闭，口角及面部肌肉颤动，全身及四肢肌强直，双手紧握，抽搐发作前及抽搐期间，病人神志丧失、呼吸暂停。血压168/119mmHg。应考虑

    A. 轻度子痫前期　　B. 子痫

    C. 重度子痫前期　　D. 癫痫

    E. 心力衰竭

66. 某妇女，33岁，孕3产1，妊娠37周临产。自述有头疼，程度轻，无胸闷、心悸等不适，入院诊断为轻度子痫前期。查体：血压145/93mmHg，呼吸17次/分，脉搏90次/分；宫缩40秒/5～6分，强度中；子宫颈口扩张约2cm；尿蛋白定性（+）。治疗应选择的药物是

    A. 硫酸镁　　　　　B. 冬眠合剂

    C. 葡萄糖酸钙　　　D. 硝普钠

    E. 甘露醇

67. 某妇女，28岁，孕1产0，妊娠38周，诊断为重度子痫前期收入院，入院后使用硫酸镁治疗。治疗过程中出现膝反射减弱，呼吸减慢至11次/分，近2小时没有排尿。此刻应立刻采取的措施是

    A. 5%葡萄糖溶液静脉滴注

    B. 静脉注射冬眠合剂

    C. 静脉注射5%葡萄糖酸钙溶液

    D. 静脉注射10%葡萄糖酸钙溶液

    E. 静脉滴注低分子右旋糖酐

68. 某妇女，30岁，孕1产0，妊娠前血压正常，现妊娠33周，血压检查结果如下，该孕妇应考虑为

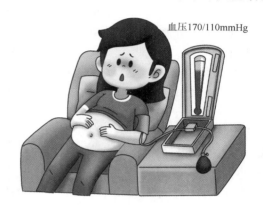

血压170/110mmHg

    A. 慢性肾炎　　　　B. 妊娠期高血压

    C. 轻度子痫前期　　D. 子痫

    E. 重度子痫前期

69. 某妇女，31岁，孕2产0，妊娠39周，因子痫前期入院。目前病人轻微头痛，血压150/100mmHg，双下肢水肿（+）；尿蛋白（++），呼吸、脉搏正常。在应用硫酸镁治疗过程中，护士应报告医生停药的情况是

    A. 呼吸18次/分　　B. 头痛缓解

    C. 膝反射消失　　　D. 尿量800ml/24h

    E. 血压降至140/90mmHg

70. 某妇女，24岁，孕1产0，妊娠35周，宫缩规律（20分钟宫缩4次），查子宫颈管消退80%，子宫口扩张3cm，应诊断为

    A. 先兆早产　　　　B. 早产临产

    C. 假临产　　　　　D. 足月临产

    E. 生理性宫缩

71. 某妇女，29岁，孕4产2，妊娠33周。现出现不规则宫缩、少量阴道流血，子宫颈口未开，胎膜未破，以往曾有2次早产史。其主要的处理原则是

    A. 抑制宫缩，促进胎儿肺成熟

    B. 左侧卧位

C. 迅速结束分娩

D. 等待自然分娩

E. 给氧

72. 某妇女，30岁，孕2产0，妊娠32周，1日前出现下腹微痛，伴少量阴道流血而入院，诊断为先兆早产。关于该病人的护理措施，错误的是

A. 嘱产妇多下床活动

B. 教会产妇自己数胎动

C. 遵医嘱使用宫缩抑制剂

D. 给氧

E. 做好早产儿保暖和复苏的准备

73. 某妇女，35岁，孕2产1，妊娠35周，因突然阴道大量流液急诊入院，无宫缩，胎心音正常，该产妇可能会发生

A. 早期流产　　　　B. 晚期流产

C. 早产　　　　　　D. 足月产

E. 过期产

74. 某妇女，30岁，孕2产1，妊娠43周，医生做出引产决定，但家属顾虑对胎儿有影响。你作为护士首先应为病人做哪项工作

A. 鼓励等待　　　　B. 介绍引产方法

C. B超检查　　　　D. 监测胎心

E. 解释过期妊娠对胎儿的危害

A₃/A₄型题

（75～79题共用题干）

某妇女，29岁，孕1产0，已婚4年，停经50天，阴道有少许出血，下腹部轻微疼痛。检查子宫如妊娠50天大小，软，子宫颈口关闭，妊娠反应（＋）。

75. 诊断可能性最大的是

A. 完全流产　　　　B. 难免流产

C. 复发性流产　　　D. 过期流产

E. 先兆流产

76. 对该女士正确的处理是

A. 立即排出子宫腔内容物

B. 防止感染

C. 保胎治疗

D. 缩宫素静脉滴注

E. 不须特殊处理

77. 如在治疗过程中出现下腹坠胀感，出血量增多，子宫口可容一指，此时诊断为

A. 过期流产　　　　B. 感染流产

C. 难免流产　　　　D. 不全流产

E. 完全流产

78. 此时主要处理是

A. 保胎

B. 清除子宫腔内容物

C. 严密观察，期待疗法

D. 给止血药

E. 破膜引产

79. 该女士因胚胎保不住而非常伤心，情绪不稳定，难以入睡，首要护理措施为

A. 提供心理支持

B. 鼓励多运动，恢复体力

C. 鼓励多进食，补充营养

D. 遵医嘱用镇静剂

E. 给予静脉输液

（80～82题共用题干）

某妇女，30岁，孕1产0，妊娠10周，阴道少量流血伴下腹隐痛3天，现下腹阵发性疼痛加重，阴道排出一大块肉样组织物，阴道持续流出鲜红色血液，面色苍白。盆腔检查：子宫口已开，有组织物堵塞子宫口，子宫较孕周小。

80. 该女士的诊断首先考虑可能为

A. 稽留流产　　　　B. 先兆流产

C. 难免流产　　　　D. 不全流产

E. 感染性流产

81. 对该病人的处理原则，正确的是

A. 入院严密观察　　B. 减少阴道检查

C. 尽早行清宫术　　D. 以保胎为原则

E. 可给予镇静剂

82. 下列护理措施中哪项是错误的

A. 严密监测生命体征

B. 通知医生后再进行抢救

C. 立即做好终止妊娠的准备

D. 开通静脉通道，遵医嘱输血输液治疗

E. 将术中刮出物送病理检查

（83、84题共用题干）

某妇女，24岁，孕1产0，10天前因停经41天，妊娠试验（＋），于外院行人工流产术，具体不详。今晨突然晕倒在地，体温37.5℃，血压75/50mmHg，脉搏100次/分，下腹压痛及反跳痛明显，外阴少量流血，子宫颈举痛明显，子宫颈口闭，子宫稍大，稍软，右侧似有一包块，边缘不清，有压痛，外周血白细胞计数$10×10^9$/L。

83. 该病人的临床诊断首先考虑

A. 异位妊娠　　　　B. 先兆流产

C. 不全流产　　　　D. 阑尾炎

E. 盆腔炎

84. 紧急的护理措施是

　　A. 密切监测生命体征

　　B. 注射止血药，情况不好转再手术

　　C. 输血，纠正休克后再手术

　　D. 边纠正休克边做术前准备

　　E. 减轻疼痛的心理护理

（85～87题共用题干）

　　某妇女，25岁，孕1产0，停经47天，突发下腹部撕裂样疼痛急诊入院。体格检查：血压75/51mmHg，脉搏101次/分；脸色苍白，下腹部疼痛及反跳痛（＋）；外阴可见少量鲜红色血迹，子宫颈举痛（＋），子宫颈口关闭，未见妊娠物嵌顿，子宫稍软而大，右附件区可触及一大小约2cm×1cm×3cm包块，压痛（＋）。

85. 该病人的诊断首先考虑

　　A. 子宫破裂　　　　B. 先兆流产

　　C. 稽留流产　　　　D. 子宫肌瘤

　　E. 输卵管妊娠破裂

86. 目前其首要的护理问题是

　　A. 恐惧　　　　　　B. 知识缺乏

　　C. 疼痛　　　　　　D. 体液不足

　　E. 焦虑

87. 紧急的护理措施正确的是

　　A. 卧床休息，保胎治疗

　　B. 尽快清宫

　　C. 择期手术

　　D. 纠正休克同时做好术前准备

　　E. 不需特殊处理

（88～90题共用题干）

　　某妇女，38岁，孕2产1，妊娠36周，基础血压不高。自觉近几天头晕、心悸。检查：血压160/110mmHg，尿蛋白（＋），胎心率148次/分，水肿（－）。

88. 该孕妇初步考虑为

　　A. 妊娠期高血压　　B. 重度子痫前期

　　C. 子痫　　　　　　D. 妊娠合并高血压

　　E. 胎盘早期剥离

89. 该孕妇首选的药物治疗是

　　A. 镇静药　　　　　B. 降压药

　　C. 解痉药　　　　　D. 利尿药

　　E. 扩容药

90. 该孕妇经积极治疗2～3天后，血压150～155/90～110mmHg，自觉症状消失，胎心音正常，无腹痛。要维持血压正常此时常用方法是

　　A. 可行剖宫产终止妊娠

　　B. 继续加强降压药物治疗

　　C. 等待自然分娩

　　D. 静脉滴注缩宫素引产

　　E. 降压6～8小时后终止妊娠

（何国喜）

第4章 胎儿及其附属物异常

第1节 多胎妊娠及巨大胎儿

多胎妊娠

一、概述 一次妊娠同时有两个或两个以上的胎儿，称为多胎妊娠。多胎妊娠并发症多，围产儿和新生儿死亡率高，故属高危妊娠。

二、分类 多胎妊娠中以双胎最为常见。

1. 双卵双胎 两个精子与两个卵子受精而发育成的双胎，占双胞胎的70%。
2. 单卵双胎 单卵受精后分裂形成的双胞胎，占双胞胎的30%，单卵双胎有相同的基因型、性别、血型与外貌。

三、临床表现

1. 症状 早孕反应重，子宫大于妊娠周数，妊娠中后期明显增大的子宫使横膈抬高，引起呼吸困难，胃部受压、胀满等压迫症状，孕妇会感到极度疲劳和腰背部疼痛，自诉多处胎动。
2. 体征 子宫底高度大于正常孕周，在腹部不同部位可听到两个胎心音，且两者胎心率相差大于10次/分。

四、辅助检查 B超检查：测量双顶径、股骨长、腹围及头围等各项指标。

五、治疗要点

1. 妊娠期 及早诊断，加强孕期管理，增加产检次数，加强营养，防治贫血、妊娠期高血压疾病的发生，防止早产、羊水过多、产前出血的发生。
2. 分娩期 密切观察产程进展和胎心变化。若为双头位可行阴道自然分娩。当第一个胎儿娩出后应立即夹紧胎盘侧脐带，以防第二胎失血。
3. 产褥期 第二个胎儿娩出后立即肌内注射或静脉滴注缩宫素，防止产后出血的发生；同时腹部放置沙袋，防止腹压骤降引起休克。

六、主要护理诊断/问题

1. 有受伤的危险 与多胎妊娠引起早产、脐带脱垂或胎盘早剥等有关。
2. 舒适改变 与子宫增大过快引起的压迫症状有关。

七、护理措施

1. 一般护理 加强营养，双胎妊娠期体重一般增加16～18kg为宜。
2. 心理护理 帮助孕妇完成角色的转变，接受成为两个孩子母亲的事实；告诉孕妇双胎妊娠虽属高危妊娠，不必过分担心母儿的安危。
3. 分娩期护理 出现分娩先兆时应立即严密观察产程进展和胎心率变化，指导产妇配合。
4. 产后护理 注意观察产妇阴道出血量和宫缩情况，防止产后出血。

八、健康教育 指导产妇正确进行母乳喂养，帮助产妇选择有效的避孕方法。

巨大胎儿

一、概述 体重达到或超过4000g的胎儿，称为巨大胎儿。如产道、产力及胎位均正常，但胎儿大，可因头盆不称而发生分娩困难。

二、高危因素

1. 妊娠合并糖尿病。
2. 孕妇肥胖。
3. 有巨大儿分娩病史者。
4. 经产妇，高龄产妇。
5. 过期妊娠。
6. 父母身材高大，种族、民族因素。

三、临床表现　孕期体重增长迅速，常在妊娠后期出现呼吸困难，自觉腹部沉重及两肋胀痛。腹部检查：子宫底高，触诊胎儿大，先露部高浮。

四、辅助检查　B超检查：测量双顶径、股骨长、腹围及头围等各项指标。

五、治疗要点

1. **妊娠期**　确诊为糖尿病孕妇应积极治疗，根据胎儿成熟度、胎盘功能及糖尿病控制情况，决定终止妊娠时机。
2. **分娩期**　估计胎儿体重大于4000g，且合并糖尿病，以剖宫产终止妊娠为宜；估计胎儿体重大于4000g，且无合并糖尿病，可阴道试产，但需放宽剖宫产指征。

六、主要护理诊断/问题

1. **有受伤的危险**　与胎儿过大引起早产或难产有关。
2. 潜在并发症：早产、脐带脱垂或胎盘早剥。

七、护理措施

1. 密切监测产程的进展。
2. **检查新生儿的健康状况**　检查巨大儿有无分娩时的产伤；糖尿病母亲所生的新生儿有无低血糖表现。
3. **产后母亲的监测**　持续监测母亲的生命体征、子宫底高度、恶露量，以及早发现产后出血。

八、健康教育　向产妇及家属解释新生儿健康相关的知识及照护方法。

第2节　胎儿窘迫

一、概述　胎儿在子宫内因急性或慢性缺氧危及健康和生命的综合症状，称为胎儿窘迫。

二、病因　胎儿窘迫的病因涉及多方面，可归纳为以下三大类：母体因素，胎儿因素，脐带、胎盘因素。急性胎儿窘迫多因脐带因素（如脐带脱垂、绕颈、打结等）、胎盘早剥、宫缩过强、产程延长、休克等产生。慢性胎儿窘迫多由孕妇全身疾病或妊娠疾病（如合并先天性心脏病、妊娠期高血压疾病等）引起胎盘功能不全或胎儿因素所致。

三、病理生理/发病机制　胎儿窘迫是胎儿缺血、缺氧引起的一系列变化。

四、临床表现　胎儿窘迫分为急性和慢性两类。

1. **急性胎儿窘迫**　主要发生于分娩期。	（1）**胎心率变化**：胎心率的改变是急性胎儿窘迫最明显的临床征象。胎心率＞160次/分，尤其是＞180次/分，为胎儿缺氧的初期表现。随后胎心率减慢，胎心率＜110次/分，尤其是＜100次/分，为胎儿危险征象。 （2）**羊水胎粪污染**：10%～20%的分娩中会出现胎粪污染，羊水中胎粪污染不是胎儿窘迫的征象。羊水污染程度分3度：Ⅰ度浅绿色；Ⅱ度黄绿色、浑浊；Ⅲ度稠厚、呈棕黄色。出现羊水胎粪污染时，如果胎心监护正常，不需要特殊处理；如果胎心监护异常，存在子宫内缺氧情况，会引起胎粪吸入综合征，造成不良胎儿结局。

1. 急性胎儿窘迫　主要发生于分娩期。

（3）胎动变化：急性胎儿窘迫初期，最初表现为胎动频繁，继而转弱及次数减少，进而消失。

（4）酸中毒：破膜后，检查胎儿头皮血进行血气分析，表现为血 $pH < 7.20$，$PO_2 < 10mmHg$，$PCO_2 > 60mmHg$。

> **锦囊妙"记"**　　**急性胎儿窘迫**
>
> 胎动胎心先快后慢，羊水粪染Ⅰ、Ⅱ、Ⅲ，酸中毒 $pH < 7.20$。

2. 慢性胎儿窘迫　多发生在妊娠晚期。

（1）胎动减少或者消失：胎动减少是胎儿窘迫的一个重要指标，临床常见胎动消失24小时后胎心消失。若胎动计数 ≥ 10 次/2 小时为正常，< 10 次/2 小时或减少 50% 者提示胎儿缺氧可能。

（2）产前电子胎心监护异常：胎心异常提示胎儿窘迫。

（3）胎儿生物物理评分。

（4）脐动脉多普勒超声血流异常。

五、辅助检查　产前电子胎心监护、B超。

六、治疗要点　急性胎儿窘迫，对因治疗，改善缺氧状态，如仍不缓解者，应尽快终止妊娠。慢性胎儿窘迫根据病因、孕周、胎儿成熟度及缺氧程度等决定处理方式。

七、主要护理诊断/问题

1. 胎儿气体交换受损　与胎盘子宫血流改变、血流中断有关。
2. 焦虑　与担心胎儿安全等有关。

八、护理措施

1. 一般护理　左侧卧位，吸氧，严密监测胎心变化。
2. 终止妊娠　做好术前准备和阴道助产准备。
3. 新生儿处理　做好抢救和复苏准备。
4. 心理护理。

九、健康教育　定期产检，注意胎动变化，加强营养，增加休息时间，左侧卧位。

第3节　前置胎盘

一、概述　正常胎盘附着于子宫体部的后壁、前壁或侧壁。妊娠28周后，胎盘附着于子宫下段，甚至胎盘下缘达到或覆盖子宫颈内口，其位置低于胎先露部，称为前置胎盘。前置胎盘是妊娠期严重并发症之一，是妊娠晚期阴道流血最常见的原因。

二、病因　可能与子宫内膜病变或损伤、胎盘异常、孕卵滋养层发育迟缓等有关。

三、病理　由于妊娠晚期或临产后子宫下段逐渐伸展，子宫颈管消失，子宫口扩张，而附着在此位置的胎盘不能相应伸展，导致前置部分的胎盘剥离，血窦破裂出血。

四、临床表现及分类

1. 症状　典型症状是妊娠晚期或临产时，发生无诱因、无痛性反复阴道流血。阴道流血时间早晚、反复发生次数和出血量与前置胎盘类型有关。①完全性前置胎盘初次出血早，约在妊娠28周，称为警戒性出血；②边缘性前置胎盘初次出血晚，多在妊娠37～40周或临产后，量较少；③部分性前置胎盘出血介于两者之间。
2. 体征　出血多者可致贫血、休克，其程度与出血量、出血速度成正比。腹部检查见子宫软，无压痛，大小与妊娠周数相符。胎心音与胎位清楚。
3. 对母儿影响　可发生胎位异常、胎儿窘迫、植入性胎盘、产后出血、产褥感染。

锦囊妙"记"

前置胎盘各类型出血特点

"完全早频多，边缘晚少少，部分介于间。"

注：完全性前置胎盘初次出血早、次数频、量多；边缘性前置胎盘初次出血晚、次数少、量少；部分性前置胎盘出血介于两者之间。

五、辅助检查

1. B超检查　可确定前置胎盘的类型，是目前最安全、有效的首选方法。

2. 阴道检查　一般不主张应用。可在输血及决定手术结束分娩前提下进行，检查时可触及海绵样软组织。

3. 产后检查胎盘胎膜　若胎膜破口距胎盘边缘＜7cm，提示为前置胎盘。

六、治疗要点　抑制宫缩、止血、纠正贫血和预防感染。

1. 期待疗法　适用于无须紧急分娩且妊娠＜36周、阴道流血不多、全身情况良好、胎儿存活者。

2. 终止妊娠　适用于妊娠已近足月，或出现出血多、胎儿窘迫等紧急情况。剖宫产术是处理前置胎盘的主要手段；阴道分娩仅适用于边缘性前置胎盘。

七、主要护理诊断/问题

1. 组织灌注量不足　与反复或大量阴道流血有关。

2. 有感染的危险　与失血致机体抵抗力下降、胎盘剥离面靠近子宫颈口细菌易上行感染有关。

3. 潜在并发症：胎儿窘迫。

八、护理措施

1. 终止妊娠　应迅速建立静脉通道，配血，去枕侧卧位，吸氧，保暖；遵医嘱给予输液、输血，补充血容量；做好术前准备，监测胎心、生命体征等。

2. 期待疗法

（1）保证休息，减少刺激：绝对卧床休息，以左侧卧位为佳，保持心情平静；禁做直肠指诊及不必要的阴道检查，腹部检查时动作轻柔，避免各种刺激。

（2）定时、间断吸氧；遵医嘱给予适量镇静剂、宫缩抑制剂。

（3）纠正贫血：遵医嘱用药或输血，多食高蛋白及含铁丰富食物。

（4）监测病情：生命体征、阴道流血及胎儿情况。

（5）预防感染。

九、健康教育　避免多次刮宫、引产或多产。期待疗法的孕妇出院后应多休息，避免剧烈活动，学会自我监测，若出血应随时就诊。

第4节　胎盘早剥

一、概述　妊娠20周后，正常位置的胎盘在胎儿娩出前，部分或全部从子宫壁剥离，称为胎盘早剥。胎盘早剥是妊娠晚期的一种严重并发症，威胁母儿生命。

二、病因

1. 血管病变　妊娠期高血压疾病、慢性肾脏疾病等。

2. 机械性因素　腹部外伤、外转胎位。

3. 子宫腔内压力骤减　双胎分娩时第一个胎儿娩出太快或羊水过多破膜时羊水流出过快所致。

4. 子宫静脉压突然升高　孕妇长时间取仰卧位，妊娠子宫压迫下腔静脉所致。

5. 其他因素　吸烟、吸毒等。

三、病理　主要病理变化是底蜕膜出血，形成血肿，使胎盘自附着处剥离。分3种类型：显性剥离（外出血）、隐性剥离（内出血）、混合性剥离（混合性出血）。

四、临床表现及Page分级标准　妊娠中晚期突然发生的持续性腹痛，伴有或不伴有阴道出血。既往，根据胎盘剥离面积把胎盘早剥分为三度：Ⅰ度：胎盘剥离面积小，以外出血为主，无腹痛或腹痛轻微，贫血体征不明显。Ⅱ度：剥离面1/3左右，主要症状为突然发生的持续性腹痛。以内出血或混合性出血为主，子宫底随胎盘后血肿增大而升高，贫血程度与阴道流血量不相符。胎盘附着处有压痛，宫缩有间歇，胎位可扪及，胎儿存活。Ⅲ度：剥离面超过1/2，休克症状，子宫硬如板状，宫缩间歇时不能放松，胎位扪不清，胎心消失。

目前，临床上推荐根据胎盘早剥的Page分级标准评估病情的严重程度。

0级：分娩后回顾性产后诊断。

Ⅰ级：外出血，子宫软，无胎儿窘迫。

Ⅱ级：胎儿宫内窘迫或胎死宫内。

Ⅲ级：产妇出现休克症状，伴或不伴弥散性血管内凝血。

五、辅助检查

1. B超检查　可见胎盘后方液性低回声区。

2. 实验室检查　血常规提示病人贫血，凝血功能异常。

六、治疗要点　早期识别，纠正休克的同时立即终止妊娠，控制弥散性血管内凝血，防治并发症。

七、主要护理诊断/问题

1. 组织灌注量不足　与胎盘隐性剥离大量出血导致休克有关。

2. 潜在并发症：子宫胎盘卒中、弥散性血管内凝血、肾衰竭。

八、护理措施

1. 纠正休克　建立静脉通道，积极补充血容量，给予输液、输血、吸氧，尽快改善血液循环，防治休克。

2. 及时做好终止妊娠准备。

3. 严密监测胎儿子宫内情况及病情，配合做好防治并发症的护理。

4. 心理护理。

九、健康教育　指导出院后注意休息，加强营养，纠正贫血，外阴保洁，防止感染。如果再次妊娠需加强孕期保健和产前检查。

第5节　羊水量异常

羊水过多

一、概述　妊娠期间羊水量超过2000ml者，称为羊水过多。临床分急性羊水过多和慢性羊水过多。孕妇易并发妊娠期高血压疾病、胎位不正、早产等。

二、病因　约1/3病人原因不明，称特发性羊水过多。明显过多病人多合并以下情况。

1. 胎儿疾病　以神经系统和上消化道异常最常见。

2. 多胎妊娠。

3. 妊娠合并症　糖尿病、妊娠期高血压疾病、严重贫血、母儿血型不合等。

4. 胎盘脐带病变。

三、临床表现

1. 急性羊水过多　较少见。多发生在妊娠20～24周，数日内羊水急剧增加，孕妇出现呼吸困难，不能平卧，下肢及外阴部水肿及静脉曲张，便秘。

2. 慢性羊水过多　较多见。多发生在妊娠晚期，羊水在数周内逐渐增多，多数孕妇能适应，子宫高、腹围大于同期孕妇，腹壁皮肤发亮、变薄，皮肤张力大，有液体震颤感，胎位不清，胎心音遥远或听不清。

四、辅助检查

1. B超检查　是重要的辅助检查方法，羊水最大暗区≥8cm或羊水指数≥25cm为羊水过多。

2. 其他　甲胎蛋白与血糖测定、血型与染色体检查等。

五、治疗要点

1. 羊水过多合并严重胎儿结构异常者，及时人工破膜引产或经腹羊膜腔穿刺放羊水后注入依沙吖啶引产。

2. 确定胎儿正常者，应根据胎龄及孕妇的自觉症状决定处理方法。

六、主要护理诊断/问题

1. 有胎儿受伤的危险　与破膜时易并发胎盘早剥、脐带脱垂、早产等有关。

2. 焦虑　与担心胎儿畸形有关。

3. 舒适改变　与子宫异常增大引起的压迫症状有关。

七、护理措施

1. 一般护理　指导注意休息，低盐饮食，防止便秘，减少增加腹压的活动。

2. 病情观察　观察生命体征，定期测量子宫高、腹围和体重，严密观察羊水量的变化；及时发现并发症，观察胎心、胎动及宫缩等情况。

3. 配合治疗　①经腹羊膜腔穿刺放羊水（图4-1）：症状严重孕妇无法忍受（胎龄不足34周），穿刺放羊水。放羊水量每小时不超过500ml，一次放羊水量不超过1500ml；放羊水后腹部放置沙袋或加腹带包扎，以防子宫腔内压力骤降发生胎盘早剥、血压骤降与休克。②终止妊娠的配合：如采用阴道高位破膜术等。

4. 药物治疗　前列腺素合成酶抑制剂（吲哚美辛）。

5. 心理护理。

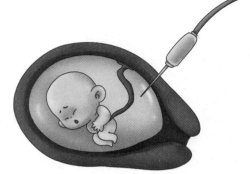

图4-1　经腹羊膜腔穿刺放羊水

八、健康教育　再次受孕应进行遗传咨询和孕前检查，加强孕期高危监护。

羊 水 过 少

一、概述　妊娠晚期羊水量少于300ml者称为羊水过少。若羊水量少于50ml，围产儿死亡率高达88%。

二、病因

1. 母体因素　妊娠期高血压疾病、孕妇脱水、服用某些药物等。

2. 胎儿结构异常　胎儿畸形（以泌尿系统畸形多见）、胎儿生长受限等。

3. 胎盘羊膜因素　胎盘退行性变、羊膜病变、胎膜早破等。

三、临床表现　孕妇于胎动时感觉腹痛，检查时发现子宫底高、腹围小于同期孕周，子宫敏感度较高。羊水过少胎儿可发生肺发育不全、胎儿生长受限、胎儿窘迫与新生儿窒息等。

四、辅助检查

1. B超测定　妊娠晚期羊水最大暗区垂直深度≤2cm或羊水指数≤5cm，为羊水过少。

2. 电子胎心监护仪检查。

五、治疗要点　确诊胎儿畸形应尽早终止妊娠。胎儿正常者应监测羊水量变化，积极寻找原因，必要时终止妊娠。

六、主要护理诊断/问题　有胎儿受伤的危险　与羊水过少导致胎儿粘连或胎长生长受限等有关。

七、护理措施

1. 一般护理　教会孕妇胎动的监测方法和技巧，同时积极预防胎膜早破的发生。

2. 病情观察　观察孕妇的生命体征，定期监测子宫高、腹围和体重；监测胎儿情况。

3. 配合治疗　（1）终止妊娠：引产或剖宫产的护理配合，胎儿正常者做好新生儿抢救准备。
（2）继续妊娠：胎儿正常、妊娠未足月者，遵医嘱配合用药增加羊水量。

八、健康教育　出院后注意休息，加强营养。指导产妇再次受孕应进行遗传咨询和孕前检查，加强孕期高危因素监护。

第 6 节　胎膜早破与脐带脱垂

一、概述　胎膜于临产前发生自然破裂者，为胎膜早破，是常见分娩期并发症。妊娠达到及超过37周发生者称为足月胎膜早破；未达到37周发生者称未足月胎膜早破。胎膜破裂后，脐带脱出于阴道或外阴部，称脐带脱垂。若胎膜未破，脐带位于先露部前方或一侧，称为脐带先露（又称隐性脐带脱垂）。

二、胎膜早破病因

1. 生殖道感染，主要原因。
2. 羊膜腔压力增高，如多胎妊娠、羊水过多等。
3. 胎膜受力不均，如胎位异常或头盆不称、子宫颈内口松弛等。
4. 营养因素。
5. 创伤。

三、临床表现

1. 胎膜早破　孕妇突感有较多液体自阴道流出，当咳嗽、打喷嚏、负重等腹压增加时，羊水即流出。
2. 脐带脱垂　未破膜时，直肠指诊可触及搏动的条索状物；若已破膜，阴道检查能触及或看到脐带。
3. 辅助检查
   - （1）阴道流液酸碱试纸测定：羊水呈弱碱性。阴道液pH≥6.5时支持胎膜早破。
   - （2）阴道流液涂片：镜检可见羊齿植物叶状结晶，涂片染色后，可见毳毛、脂肪滴和胎儿皮肤脱落细胞。
   - （3）羊膜镜：可直视胎先露部，看不到前羊膜囊。

四、治疗要点

1. 胎膜早破　主要根据孕周和胎儿情况而定。对于未足月胎膜早破的期待疗法包括预防感染、促胎儿肺成熟等。妊娠＞34周者，原则上不予保胎。足月胎膜早破者，2～12小时给予引产。明确诊断的绒毛膜羊膜炎、胎儿窘迫、胎盘早剥者，无论孕周多少，均不宜保胎。
2. 脐带脱垂　如胎儿存活，应立即行手术结束分娩；如胎儿已死亡，可等待自然分娩。

五、主要护理诊断/问题

1. 有胎儿受伤的危险　与脐带脱垂和早产儿肺部发育不成熟有关。
2. 有感染的危险　与破膜后下生殖道感染机会增加有关。
3. 焦虑　与担心胎儿安危有关。

六、护理措施

1. 胎头未衔接的应绝对卧床，左侧卧位。保持外阴清洁，避免不必要的肛门及阴道检查。
2. 严密观察胎心音、产妇体温、宫缩、羊水性状和气味、血白细胞计数。
3. 外阴护理　用碘伏溶液擦洗外阴，每日2次。
4. 遵医嘱用药　破膜超过12小时者，应用抗生素以预防感染；妊娠小于34周者应用地塞米松，促进胎肺成熟。
5. 做好阴道分娩或剖宫产术的准备，并做好抢救新生儿窒息的准备。
6. 心理护理。

七、健康教育

1. 积极防治下生殖道感染。
2. 妊娠后期禁止性生活，避免腹压突然增加。
3. 胎位不正者及时纠正。
4. 子宫颈功能不全者，妊娠12～14周行子宫颈环扎术并卧床休息。
5. 补充足量的维生素、钙、锌及铜等营养素。
6. 一旦破膜应立即平卧，尽快到医院就诊。

要点回顾

1. 多胎妊娠的主要临床表现是什么？巨大胎儿的定义是什么？
2. 急性胎儿窘迫和慢性胎儿窘迫的主要临床表现是什么？
3. 前置胎盘的典型症状是什么？
4. 胎盘早剥一旦确诊，应急的治疗和护理措施是什么？
5. 羊水过多、羊水过少的定义是什么？
6. 胎膜早破主要病因是什么？

●○ 模拟试题栏——识破命题思路，提升应试能力 ○●

一、专业实务

A₁型题

1. 引起前置胎盘最可能的因素是
   A. 子宫内膜病变　　　B. 黄体功能不全
   C. 母儿血型不合　　　D. 慢性肾炎
   E. 创伤

2. 前置胎盘病人禁做下列哪项检查
   A. 直肠指诊　　　　　B. 产科检查
   C. 血常规检查　　　　D. B超检查
   E. 腹部检查

3. 胎盘早剥的主要病理变化是
   A. 全身小血管痉挛　　B. 胎膜早破
   C. 羊水过多　　　　　D. 底蜕膜出血
   E. 子宫异常收缩

4. 羊水过多指羊水量超过
   A. 600ml　　　　　　B. 800ml
   C. 1000ml　　　　　 D. 1500ml
   E. 2000ml

5. 体重超过下列哪项的胎儿称为巨大儿
   A. 3000g　　　　　　B. 3500g
   C. 4000g　　　　　　D. 4500g
   E. 5000g

6. 导致羊水过多最常见的原因是
   A. 胎儿畸形，以神经系统和上消化道异常为主
   B. 妊娠期糖尿病
   C. 胎盘脐带病变
   D. 多胎妊娠
   E. 母儿Rh血型不合

7. 羊水过多常见于
   A. 多胎妊娠　　　　　B. 过期妊娠
   C. 胎膜早破　　　　　D. 孕妇脱水
   E. 胎儿先天性肾缺如

8. 胎膜早破是指胎膜破裂发生在
   A. 临产前　　　　　　B. 潜伏期
   C. 活跃期　　　　　　D. 第一产程末
   E. 第二产程末

9. 下列不属于胎膜早破的病因的是
   A. 机械性刺激　　　　B. 微量元素缺乏
   C. 羊水过多　　　　　D. 下生殖道感染
   E. 子宫颈内口紧闭

10. 胎膜早破后阴道pH测定值应
    A. >3　　　　　　　B. ≥6.5
    C. >5　　　　　　　D. >6
    E. >4

11. 胎儿窘迫的主要病理生理/发病机制是
    A. 血容量下降　　　　B. 高钾血症
    C. 碱中毒　　　　　　D. 缺血、缺氧
    E. 低钠血症

12. 下列哪个图显示的是完全性前置胎盘

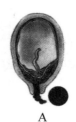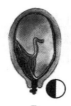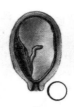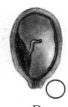

　A　　　　　B　　　　　C　　　　　D

A₂型题

13. 病人，女，22岁。孕1产0，妊娠35周，突感有较多液体自阴道流出，然后出现不规则腹痛，孕妇担心早产的发生。下列哪种情况是早产的最常见原因
    A. 胎膜早破、胎膜炎
    B. 妊娠合并中度贫血
    C. 前置胎盘
    D. 子宫畸形

E. 酗酒

14. 病人，女，23岁。孕1产0，妊娠32周自然娩下一女婴，产后检查胎盘母体面见凝血块压迹，凝血块为胎盘面积的1/3左右。引起早产的可能原因是
A. Ⅰ度胎盘早剥　　B. Ⅱ度胎盘早剥
C. Ⅲ度胎盘早剥　　D. 边缘性前置胎盘
E. 部分性前置胎盘

15. 病人，女，31岁。孕1产0，双胎妊娠，妊娠35周，睡眠时喜欢平卧，晨起突然发生持续性腹部疼痛伴阴道少量流血。可能的原因是
A. 胎儿即将娩出
B. 腹部外伤导致胎盘早剥
C. 多次刮宫致子宫壁过薄
D. 长时间仰卧位致胎盘早剥
E. 长时间仰卧位致子宫破裂

16. 病人，女，28岁。孕2产0，妊娠30周，因乘坐公交车时腹部受到挤压，出现下腹部突发性持续疼痛，无阴道流血。首先应考虑
A. 妊娠合并急性阑尾炎
B. 妊娠合并急性胆囊炎
C. 腹部外伤导致胎盘早剥
D. 站立过久导致胎盘早剥
E. 腹部外伤导致子宫破裂

17. 病人，女，28岁。孕2产0，妊娠32周，突然发生无痛性阴道大量流血，疑为前置胎盘，以下哪项检查最恰当
A. 直肠指诊　　　　B. 阴道检查
C. 窥器检查　　　　D. B超检查
E. X线检查

18. 病人，女，32岁。孕3产0，妊娠35周，没有做产前检查，近日发生无痛性阴道少量流血2次而来医院检查，疑为前置胎盘。关于前置胎盘的概述，下列哪项说法不对
A. 是妊娠晚期阴道流血最常见的原因
B. 发生在妊娠20周后
C. 胎盘附着于子宫下段或覆盖子宫颈内口
D. 胎盘位置低于胎先露部
E. 经产妇及多产妇多见

19. 病人，女，32岁。孕5产1，有多次人工流产史，孕30周出现无痛性阴道流血，考虑前置胎盘的可能，与以下哪一项的相关性最大
A. 人工流产多次刮宫损伤子宫内膜
B. 妊娠子宫压迫下腔静脉
C. 子宫蜕膜血管营养过剩

D. 胎盘为摄取足够营养选择部位
E. 因胎盘附着在子宫体部后壁

20. 病人，女，30岁。孕1产0，妊娠33周，突然发生持续性腹痛，伴少量阴道出血，诊断为胎盘早剥。妊娠合并下列哪项疾病时易发生胎盘早剥
A. 妊娠期高血压疾病　　　B. 肝炎
C. 糖尿病　　　　　　　　D. 心脏病
E. 贫血

21. 病人，女，28岁。孕1产0，妊娠36周。突然发生剧烈腹痛，面色苍白，血压降至80/60mmHg，脉弱，腹部检查：子宫硬如板状，有压痛，胎位触不清，胎心音听不清，确诊为胎盘早剥。关于胎盘早剥的发生原因，与下列哪项无关
A. 妊娠期高血压疾病
B. 慢性肾脏疾病
C. 腹部外伤
D. 孕妇长时间仰卧位
E. 多左侧卧位

22. 病人，女，32岁。孕1产0，妊娠35周，受到撞击后，腹部剧烈疼痛1小时。查体：血压140/100mmHg，阴道无流血，子宫口未开，未破膜，子宫足月妊娠大小，板状硬，有压痛，胎心率90次/分，胎位不清。为明确诊断，应进一步做哪项检查
A. 妊娠试验　　　　B. 血生化检查
C. 胎心监护　　　　D. 胎动监护
E. B超检查

23. 病人，女，28岁。孕3产1，停经4个月，检查子宫体大于停经月份，为鉴别正常妊娠、多胎妊娠或异常妊娠，最佳方法为
A. 超声多普勒检查　　　B. 腹部检查
C. B超检查　　　　　　D. 腹部X线检查
E. 胎儿心电图检查

24. 病人，女，24岁。孕1产0，停经6周，常感右下腹胀痛不适，经检查确诊为输卵管妊娠。当种植在输卵管的受精卵绒毛向管壁方向侵蚀并穿透浆膜，孕卵排入腹腔时其结局为
A. 输卵管妊娠破裂　　　B. 输卵管妊娠流产
C. 陈旧性异位妊娠　　　D. 继发腹腔妊娠
E. 胚胎死亡

25. 病人，女，34岁。孕2产1，妊娠32周，产前检查B超提示孕妇羊水过多，胎儿未见畸形，关于羊水过多，是指妊娠期间羊水量超过
A. 1000ml　　　　　B. 1200ml

C. 1500ml   D. 2000ml

E. 2500ml

26. 病人，女，29岁。孕2产0，妊娠21周，主诉数日内腹部增大明显，下肢出现水肿，平卧时呼吸困难，诊断为羊水过多。在评估羊水过多孕妇的病史中，应重点询问的是

A. 心脏病史   B. 糖尿病史

C. 肾炎病史   D. 遗传病史

E. 用药史

27. 病人，女，27岁。孕2产1，妊娠38周，产前检查发现巨大儿，需考虑的病理情况中，下列哪项除外

A. 妊娠期糖尿病   B. 营养过剩

C. 经产妇   D. 父母身材瘦小

E. 过期妊娠

28. 某妇女，29岁，孕1产0，妊娠20周，行产前检查时腹部触及多个小肢体，考虑为多胎妊娠，以下检查方法中最有助于诊断的是

A. 腹部B超   B. 胎心监护

C. 腹部X检查   D. 腹部MRI检查

E. 腹部CT

29. 病人，女，28岁。孕1产0，因"胎膜早破"入院。检查：头先露，未入盆，其余正常，错误的护理措施是

A. 绝对卧床休息，禁灌肠

B. 卧床休息，取半卧位

C. 严密观察胎心音

D. 严密观察流出羊水的性状

E. 指导病人自测胎动

30. 病人，女，25岁。孕1产0，产科急诊收治。主诉今晚入睡前突感一阵水样物质从阴道内流出，平卧着被送至医院。查阅产前检查记录单及体检：孕33周，臀先露。胎先露高浮，胎心好。无宫缩。急诊医生将检查结果、治疗方案、可能的并发症告知家属，其中最严重的并发症为

A. 早产   B. 脐带脱垂

C. 胎儿窘迫   D. 子宫内感染

E. 产程延长

31. 病人，女，27岁。孕1产0，妊娠39周，自觉胎动减少1周，考虑为胎儿窘迫，以下检查方法无关的是

A. 胎儿电子监护

B. 胎儿生物物理评分

C. 胎儿头皮血血气分析

D. 胎盘功能检查

E. 胎儿脑电图

32. 病人，女，31岁。孕3产1，妊娠40周，临产8小时，电子胎心监护显示胎心率172次/分，不需要观察的是

A. 羊水性状   B. 胎动频繁

C. 胎动减弱   D. 尿液性状

E. 胎心率减慢

A_3/A_4 型题

（33、34题共用题干）

病人，女，27岁。孕1产0，妊娠35周出现头痛、眼花等自觉症状。查血压170/110mmHg，尿蛋白（++），眼底动静脉比为1：2，视网膜水肿。

33. 下列哪项检查对了解上述病情的严重程度有实际意义

A. B超检查   B. X线检查

C. 眼底检查   D. hCG测定

E. 羊水细胞学检查

34. 与妊娠期高血压疾病的发生无关的是

A. 双胎妊娠   B. 糖尿病

C. 羊水过多   D. 前置胎盘

E. 营养不良

（35～37题共用题干）

病人，女，26岁。孕1产0，妊娠36周，昨晚突然阴道流血，约100ml，无腹痛。检查：血压100/76mmHg，子宫高与孕周相符，腹软无压痛，胎位清楚，胎心率118次/分。

35. 该病人阴道流血的原因可能是

A. 先兆早产   B. 先兆临产

C. 前置胎盘   D. 胎盘早期剥离

E. 流产

36. 与此病的发生无关的是

A. 妊娠期高血压疾病

B. 双胎妊娠

C. 受精卵滋养层发育迟缓

D. 胎盘面积过大

E. 多次刮宫

37. 目前确诊前置胎盘最安全、有效的方法是

A. 产科检查   B. 阴道检查

C. 直肠指诊   D. B超检查

E. 血液检查

（38～40题共用题干）

病人，女，30岁。孕1产0，妊娠40周，阴道出血4小时，伴有持续性剧烈腹痛。检查子宫硬如

木板，压痛，胎心率112次/分，胎位未触清。

38. 关于胎盘早剥定义的说法，下列哪项不对
    A. 多发生在妊娠20周后或分娩期
    B. 胎盘是在胎儿娩出后从子宫壁剥离
    C. 胎盘是在胎儿娩出前从子宫壁剥离
    D. 胎盘的位置正常
    E. 胎盘附着在子宫体部

39. 该病人诊断为胎盘早剥，其发病原因与下列哪项无关
    A. 妊娠期高血压疾病
    B. 孕妇长期仰卧使子宫静脉压升高
    C. 腹部外伤
    D. 羊水过多流出过快
    E. 前置胎盘

40. 为明确诊断，最有价值的辅助检查是
    A. 电子胎心监护
    B. 血红细胞计数及血红蛋白值
    C. 阴道检查
    D. 血白细胞计数及分类
    E. B超检查

二、实践能力

A₁型题

41. 下列哪项不是过期妊娠病人应立即终止妊娠的指征
    A. 子宫颈条件成熟   B. 胎儿体重＜4000g
    C. 妊娠43周   D. 胎动计数＜10次/2小时
    E. 尿E/C值持续低

42. 下列哪项是前置胎盘的典型临床表现
    A. 持续性腹痛，伴有阴道流血
    B. 腹部可见病理性缩复环
    C. 妊娠晚期或临产时，无诱因无痛性反复阴道流血
    D. 血压升高
    E. 胎儿宫内窘迫

43. 关于前置胎盘的症状和体征，下列哪一项不正确
    A. 晚期反复无痛性阴道出血
    B. 贫血程度与阴道流血量不相符
    C. 中央性前置胎盘出血较早
    D. 可出现胎儿窘迫
    E. 易发生胎位异常

44. 急性胎儿窘迫早期出现的症状是
    A. 胎心率减慢   B. 胎动消失
    C. 胎心率加快   D. 胎儿生长受限
    E. 胎动减少

45. 急性胎儿窘迫早期，胎儿胎动特点是

A. 消失   B. 减少
C. 增多   D. 减弱
E. 不变

46. 慢性胎儿窘迫，胎儿胎动特点是
    A. 变慢   B. 减少
    C. 加快   D. 增多
    E. 不变

47. 关于羊水过多孕妇的临床表现，下列错误的是
    A. 急性羊水过多发生在妊娠20～24周
    B. 慢性羊水过多较多发生在妊娠晚期
    C. 急性羊水过多短时间内子宫极度增大，压迫症状明显
    D. 慢性羊水过多子宫缓慢增大，多数病人能适应，压迫症状不明显
    E. 慢性羊水过多较少见

48. 羊水过多经腹壁羊膜腔穿刺放出部分羊水的速度和量为
    A. 以400ml/h的速度，每次放水不能超过1000ml
    B. 以600ml/h的速度，每次放水不能超过2000ml
    C. 以350ml/h的速度，每次放水不能超过1500ml
    D. 以500ml/h的速度，每次放水不能超过1500ml
    E. 以550ml/h的速度，每次放水不能超过1500ml

49. 胎膜早破的健康教育中，不正确的是
    A. 积极预防和治疗下生殖道感染
    B. 妊娠后期禁止性交、避免负重及腹部受压
    C. 子宫颈松弛者妊娠14～18周行子宫颈环扎术
    D. 补充微量元素
    E. 一旦破膜，待有宫缩再住院待产

50. 胎膜早破时应禁止
    A. 听胎心   B. 卧床休息
    C. 应用抗生素   D. 左侧卧位
    E. 灌肠

A₂型题

51. 病人，女，28岁。孕1产0，妊娠36周。无痛性阴道流血200ml左右，腹部检查：腹软无压痛，胎位清楚，胎心率158次/分，阴道可见少量活动性出血，最可能是
    A. 胎盘早剥   B. 早产
    C. 先兆子宫破裂   D. 正常产兆
    E. 前置胎盘

52. 病人，女，30岁。孕3产0，妊娠32周，头位，阴道流血3天，量少，无腹痛，胎心正常，无明显宫缩，诊断为前置胎盘，恰当的处理是
    A. 绝对卧床，必要时给予镇静剂，观察病情变

化

B. 立即行人工破膜

C. 立即行缩宫素引产

D. 立即行剖宫产术

E. 立即人工破膜及静脉滴注缩宫素

53. 病人，女，33岁。孕2产1，妊娠34周，今晨6时突然出现阴道流血来院。检查子宫无压痛区，胎头在子宫底部，胎心率140次/分，血压110/80mmHg，经B超诊断为前置胎盘，期待疗法有效，孕妇出院后的指导是

A. 可以和正常孕妇一样，不需要多休息

B. 可以进行力所能及的活动

C. 可以进行正常的性生活

D. 回家后自我监测胎动，定期产前检查

E. 若再次出血，量不多，可以不用回医院就诊

54. 病人，女，30岁。孕3产1，妊娠29周。因突然出现阴道大出血而入院，血压80/50mmHg，胎心率104次/分，B超诊断为完全性前置胎盘，下列终止妊娠的方法哪项合适

A. 等待自然分娩

B. 人工破膜，头皮钳牵引压迫止血

C. 胎头吸引助产

D. 缩宫素引产

E. 剖宫产

55. 病人，女，25岁。孕1产0，妊娠36周，B超诊断为边缘性前置胎盘，阴道流血多，血压80/60mmHg，子宫口开大3cm，头先露，颅骨最低点位于坐骨棘上2cm，胎心尚好，最恰当的处理是

A. 人工破膜 　　　B. 剖宫产

C. 胎头吸引术 　　D. 产钳术

E. 头皮钳牵引

56. 病人，女，30岁。孕1产0，妊娠34周，无诱因少量阴道流血半天，不伴腹痛，子宫颈着色，处理为

A. 直肠指诊子宫口情况

B. 人工破膜

C. 刮宫术

D. 绝对卧床休息，严密观察

E. 静脉滴注缩宫素

57. 病人，女，27岁。孕1产0，妊娠32周，头位，阴道流血3天，量少，无腹痛，胎心正常，无明显宫缩，诊断为前置胎盘，恰当的处理是

A. 绝对卧床，给予镇静剂，观察病情变化

B. 立即行人工破膜

C. 立即行缩宫素引产

D. 立即行剖宫产术

E. 立即人工破膜及静脉滴注缩宫素

58. 病人，女，34岁。孕1产0，妊娠35周，并发妊娠期高血压疾病，2小时前突然发生持续性腹痛伴阴道少量流血。首先考虑为

A. 先兆早产 　　　B. 先兆临产

C. 先兆子宫破裂 　　D. 前置胎盘

E. 胎盘早期剥离

59. 病人，女，31岁。孕2产0，妊娠36周，突然发生剧烈腹痛，面色苍白，血压降至80/60mmHg，脉弱，子宫硬如板状，有压痛，胎位触不清，胎心音听不清，确诊为胎盘早剥，子宫口开大1cm。最恰当的处理是

A. 行剖宫产

B. 静脉滴注缩宫素

C. 人工破膜后静脉滴注缩宫素

D. 人工破膜后头皮钳牵引

E. 等待阴道分娩

60. 病人，女，29岁。孕1产0，妊娠38周，突然感到剧烈腹痛伴有少量阴道流血。血压75/48mmHg，子宫似足月妊娠大小，硬如木板，有压痛，胎心消失，胎位不清，最大可能是

A. 临产 　　　　B. 不完全子宫破裂

C. 胎盘早剥 　　D. 前置胎盘

E. 早产

61. 病人，女，26岁。孕1产0，妊娠36周，因不慎摔伤后引起腹痛，阴道流血，急诊来院，医生检查，子宫口近开全。产房助产士小李下班时间快到了，此时助产士小李现在不应

A. 扶产妇入产房

B. 严密观察产程进展

C. 听胎心监测胎儿情况

D. 协助医生接生

E. 等待交接班后由接班的助产士接待该产妇

62. 病人，女，31岁。孕1产0，妊娠33周，子宫高35cm，腹围90cm，胎位为枕左前位，腹部发亮，仅闻及一处胎心音，胎心率146次/分，心音遥远。考虑为

A. 糖尿病 　　　B. 双胎妊娠

C. 巨大儿 　　　D. 胎儿畸形

E. 羊水过多

63. 病人，女，29岁。孕1产0，妊娠24周，经B超检查诊断为羊水过多，现在要对孕妇进行孕期指导，正确的方法是

A. 孕妇不用控制盐的摄入量，加强营养，抬高下肢，减少增加腹压的活动

B. 孕妇的便秘不需要处理

C. 积极查明病因，针对病因防治

D. 注意休息，采取左侧卧位，不用预防胎膜早破和早产

E. 胎儿畸形者引产后不需避孕可立刻再次受孕

64. 病人，女，31岁。孕2产1，妊娠32周，产前检查B超提示孕妇羊水过多，胎儿未见畸形，孕妇咨询门诊护士关于羊水过多的问题不妥的是

A. 羊水过多指羊水量超过2000ml

B. 急性羊水过多，多发生在妊娠20～24周

C. 一次放羊水量不超过1500ml

D. 慢性羊水过多，多发生在妊娠晚期

E. 症状较轻可继续妊娠，注意休息，不必低盐饮食

65. 病人，女，32岁。孕1产0，妊娠37周，因羊水过多行经腹羊膜腔穿刺术，护士在其腹部放置一沙袋，目的是

A. 减轻疼痛　　　　B. 减少出血

C. 预防休克　　　　D. 预防血栓形成

E. 预防感染

66. 病人，女，29岁，孕2产1，妊娠39周，跟上次产检比较子宫高、腹围无增长，自述胎动时腹部疼痛明显，B超检查显示羊水过少，下列重点的护理评估是

A. 孕妇体内孕酮水平是否过高

B. 有无妊娠合并糖尿病

C. 是否有多胎妊娠家族史

D. 有无先天畸形家族史

E. 有无妊娠合并肾脏疾病

67. 病人，女，30岁。孕1产0，妊娠35周，近3周来产检显示子宫高、腹围增长缓慢，电子胎心监护显示宫缩时出现明显的胎心、变异减速图形。下列护理措施中最主要的是

A. 向孕妇及家属介绍羊水过多的可能原因

B. 指导孕妇接受治疗方案并积极配合自数胎动

C. 嘱休息时采取右侧卧位改善胎盘血液循环

D. B超监测胎盘功能及羊水量预防胎膜早破

E. 监测孕妇生命体征及每日2次测量子宫高、腹围

68. 病人，女，27岁。孕1产0，妊娠38^{+6}周，晚饭后自觉胎动频繁，胎心率109次/分，电子胎心监护显示胎动时出现晚期减速，考虑胎儿窘迫，需要紧急采取哪项护理措施

A. 卧床休息，自数胎动

B. 监测胎心，等待自然分娩

C. 加强运动，诱发宫缩

D. 增加进食，提供能量

E. 完善术前准备，急诊剖宫产

69. 病人，女，29岁。孕1产0，现妊娠39周，上午10时突觉胎动增多，每小时有8～10次，至下午5时胎动逐渐减弱，急诊入院。检查胎心音91次/分，下列护理措施错误的是

A. 嘱孕妇加强营养，继续观察

B. 严密胎心监护

C. 左侧卧位，间断吸氧

D. 完善术前准备

E. 做好新生儿抢救和复苏准备

70. 病人，女，26岁。孕1产0，现妊娠41周，未临产，自述晚饭后胎动较白天多，不恰当的处理是

A. 立刻听胎心

B. 通知医生

C. 左侧卧位

D. 插导尿管，完善术前准备

E. 间断吸氧

71. 病人，女，28岁，孕2产1，妊娠36周，因胎动频繁而入院，诊断为急性胎儿窘迫，改善缺氧错误的措施是

A. 静脉注射缩宫素

B. 间断吸氧，左侧卧位

C. 纠正低血压

D. 严密监测胎心变化

E. 遵医嘱给予碱性药物纠正酸中毒

72. 某妇女，27岁，孕1产0，妊娠30周，为了胎儿的健康安全，产前检查时护士教会孕妇胎动计数，并嘱咐2小时胎动计数少于多少次应及时就诊

A. 10次　　　　　　B. 8次

C. 6次　　　　　　D. 12次

E. 15次

73. 病人，女，25岁。孕1产0，急诊收治。诊断为胎膜早破。关于胎膜早破的处理不正确的是

A. 妊娠≤35周，尽量延长孕龄，预防感染

B. 破膜12小时以上应预防性使用抗生素

C. 妊娠≥35周分娩发动，可令其自然分娩

D. 胎膜早破均应选择剖宫产终止妊娠

E. 避免不必要的直肠指诊与阴道检查

74. 病人，女，26岁。孕1产0，停经37周，阴道不自主流液1小时，诊断为胎膜早破。其护理不正

确的是

A. 立即听胎心，并记录破膜时间

B. 破膜超过12小时者遵嘱使用抗生素

C. 卧床休息，左侧卧位

D. 头先露不需观察脐带脱垂情况

E. 注意羊水的性状和颜色

75. 病人，女，29岁。孕1产0，停经38周。阴道不自主流液8小时，疑为胎膜早破。护士立刻告知病人绝对卧床休息，为了防止

A. 早产　　　　　　B. 感染

C. 脐带脱垂　　　　D. 胎位异常

E. 子宫破裂

A_3/A_4 型题

（76～78题共用题干）

病人，女，36岁。孕3产1，妊娠32周，昨晚突然阴道出血，约50ml，无腹痛。检查：血压100/76mmHg，子宫高与孕周相符，腹软无压痛，胎位清楚，胎心音130次/分。

76. 该孕妇最大可能是

A. 前置胎盘　　　　B. 胎盘早剥

C. 先兆早产　　　　D. 先兆子宫破裂

E. 胎膜早破

77. 该病的主要临床表现是

A. 妊娠晚期无痛性反复阴道出血

B. 正常位置的胎盘过早剥离

C. 前置的胎盘剥脱出血

D. 无诱因无痛性阴道出血

E. 阴道出血后逐渐腹痛性宫缩

78. 关于此病人的护理，错误的是

A. 嘱病人卧床休息，出血多时绝对卧床

B. 保证病人充足的睡眠

C. 保持大便通畅，以防便秘诱发大出血

D. 做直肠指诊、灌肠，做好分娩准备

E. 监测血压、脉搏、呼吸，观察面色、神志、阴道出血量

（79、80题共用题干）

病人，女，35岁。孕4产0，妊娠38周，反复少量阴道流血4天入院，有流产和多次刮宫史，自觉腹痛不明显。

79. 可能的诊断是

A. 前置胎盘　　　　B. 胎盘早剥

C. 先兆早产　　　　D. 先兆子宫破裂

E. 胎膜早破

80. 护理措施错误的是

A. 间断吸氧　　　　B. 严密观察病情变化

C. 右侧卧位　　　　D. 做好输血输液的准备

E. 减少刺激

（81～83题共用题干）

病人，女，27岁。孕1产0，妊娠35周。有高血压病史，今晨突感腹部剧烈疼痛，伴少量阴道流血来诊。查体：血压80/50mmHg，脉搏120次/分，子宫如孕36周大小，腹壁板硬，压痛明显，胎心102次/分。

81. 该病人最可能的诊断是

A. 胎盘早剥　　　　B. 前置胎盘

C. 早产　　　　　　D. 先兆子宫破裂

E. 临产

82. 诊断明确后检查子宫口未开，目前护士应马上

A. 做好生活护理

B. 遵医嘱静脉滴注缩宫素引产

C. 建立静脉通道，做好术前准备

D. 配合医生止血处理

E. 加强监护

83. 关于该病人的临床表现，下列哪项说法不正确

A. 贫血程度与外出血量成正比

B. 胎盘剥离面＞1/3

C. 严重者可发生弥散性血管内凝血

D. 严重者常发生胎死子宫内

E. 以隐性出血为主

（84、85题共用题干）

病人，女，29岁。孕1产0，妊娠32周，3周内阴道少量流血2次，今凌晨突然阴道流血多于月经量，无腹痛，血压130/90mmHg，脉率96次/分，子宫高30cm，腹围85cm，臀先露，未入盆，胎心音清楚，144次/分。

84. 该病人应首先考虑的诊断是

A. 早产　　　　　　B. 前置胎盘

C. 胎盘早期剥离　　D. 子宫颈息肉

E. 妊娠合并子宫颈癌

85. 该病人下述哪项处理是错误的

A. 住院观察　　　　B. 绝对卧床休息

C. 配血备用　　　　D. 必要时口服镇静药

E. 直肠指诊检查

（86～88题共用题干）

病人，女，28岁。孕1产0。现妊娠37周，臀位。今晨排便时突感有羊水持续性地从阴道流出。遂住院待产。

86. 该病人正确的诊断是

A. 胎儿窘迫　　　　B. 胎膜早破

C. 前置胎盘　　　　D. 胎盘早剥

E. 临产

87. 对病人采取的护理措施不恰当的是

A. 嘱病人绝对卧床休息，左侧卧位

B. 及时听胎心

C. 观察羊水性状

D. 记录破膜时间

E. 协助去 B 超室检查

88. 该病人易发生的是

A. 新生儿窒息　　　B. 脐带脱垂

C. 早产　　　　　　D. 过期产

E. 宫缩过强

（叶艳娜）

第5章　妊娠合并症孕妇的护理

第1节　妊娠合并心脏病

一、概述　妊娠合并心脏病是严重的妊娠合并症，妊娠32～34周及以后、分娩期及产后3日内均是心脏病孕产妇发生心力衰竭的最危险时期，极易诱发心律失常。

二、病因　先天性心脏病最多见，风湿性心脏病、妊娠期高血压疾病性心脏病、围产期心肌病、贫血性心肌病、心肌炎等。

三、病理生理　心脏病孕产妇主要死亡原因是心力衰竭。不宜妊娠的心脏病病人一旦妊娠，或妊娠后心功能恶化者，流产、早产、死胎、胎儿生长受限、胎儿窘迫及新生儿窒息的发生率均明显增高，围产儿死亡率增高。心脏病孕妇功能良好者，胎儿相对安全。

四、临床表现

1. 纽约心脏病协会将心脏病病人心功能分为4级。

Ⅰ级：一般体力活动不受限制。

Ⅱ级：一般体力活动轻度受限制，活动后心悸、轻度气短，休息时无症状。

Ⅲ级：一般体力活动显著受限制，休息时无不适，轻微日常工作即感不适、心悸、呼吸困难，或既往有心力衰竭史者。

Ⅳ级：一般体力活动严重受限制，不能进行任何活动，休息时仍有心悸、呼吸困难等心力衰竭表现。

2. 早期心力衰竭　①轻微活动后即出现胸闷、心悸、气短。②休息时心率超过110次/分，呼吸超过20次/分。③夜间常因胸闷而坐起呼吸（图5-1）或到窗口呼吸新鲜空气。④肺底部出现少量持续性湿啰音，咳嗽后不消失。

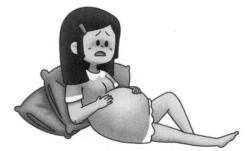

图5-1　孕妇因胸闷而坐起呼吸

五、辅助检查

1. 心电图、超声心动图等检查，可提示是否患心脏病。

2. 进行B超检查、胎心电子监护等了解胎儿子宫内情况。

六、治疗要点　主要根据心功能级别、心脏病种类、病变程度、是否需手术纠正等综合判断耐受妊娠能力。妊娠者需从早期开始定期行产前检查。不宜妊娠而妊娠者，应在妊娠12周前行人工流产；若已发生心力衰竭应待病情控制后再终止妊娠。

七、主要护理诊断/问题

1. 潜在并发症：心力衰竭、胎儿窘迫。

2. 活动无耐力　与心脏负荷增加、心功能不全有关。

3. 焦虑　与担心胎儿和自身安全有关。

八、护理措施

1. **孕前指导**　心功能Ⅰ～Ⅱ级、既往无心力衰竭史者可以妊娠；心功能Ⅲ～Ⅳ级、既往有心力衰竭史者不宜妊娠。对不宜妊娠者，指导病人采取有效措施严格避孕。

2. **妊娠期**

（1）不宜妊娠而妊娠者，应在妊娠12周前行终止妊娠。

（2）加强孕期保健。

（3）减轻心脏负担的护理。每日至少保证10小时睡眠，左侧卧位。避免劳累、情绪激动。高蛋白、高维生素、低脂肪饮食，20周后补充铁剂，限盐，＜4～5g/日（图5-2）。应在妊娠36～38周入院待产，有早期心力衰竭征象者，应及时住院治疗。消除诱发心力衰竭的因素。

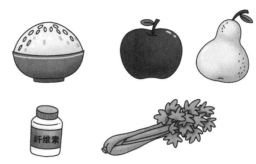

图5-2　孕妇饮食指导

3. **分娩期**

（1）剖宫产者的护理：对有产科指征及心功能Ⅲ～Ⅳ级，均应择期剖宫产。不宜妊娠者同时行输卵管结扎术。术中术后严格限制输液量。

（2）经阴道分娩者的护理：心功能Ⅰ～Ⅱ级，胎儿不大，胎位正常，子宫颈条件良好者，在严密监护下可经阴道分娩。密切观察产程进展，防止心力衰竭的发生，左侧卧位，上半身抬高。缩短第二产程，避免用力屏气加腹压，行会阴切开术和助产术；胎儿娩出后，立即在产妇腹部放置沙袋24小时；为防止产后出血过多，可静脉或肌内注射缩宫素（禁用麦角新碱）；给予生理及情感支持。

4. **产褥期**　心脏病妊娠风险低且心功能Ⅰ级者建议哺乳。不宜哺乳者，指导产妇退乳及人工喂养新生儿的方法。不宜再妊娠者，建议在产后1周行绝育术。做好外阴护理，遵医嘱应用广谱抗生素预防感染。

九、健康教育

1. 对心脏病病人进行孕前指导，根据心功能情况决定是否适宜妊娠。对于不适宜妊娠者，应指导其采用有效的避孕措施。

2. 孕期注意休息，避免劳累，避免上呼吸道感染，保持心功能状态稳定。

第2节　妊娠合并糖尿病

一、概述　妊娠合并糖尿病包括两种情况，即孕前糖尿病基础上合并妊娠和妊娠期才出现的糖尿病，后者称妊娠期糖尿病（gestational diabetes mellitus，GDM），占糖尿病孕妇的90%以上。

二、病因

1. **病史**　糖尿病病史及家族史。

2. **胰岛素分泌受限**　妊娠中晚期，孕妇体内拮抗胰岛素样物质增加，胰岛素需求量相应增加，如不能代偿这一生理变化，则导致血糖增高，继而出现原有糖尿病加重或GDM。

三、病理生理　高血糖可使胚胎发育异常甚至死亡，使发生妊娠期糖尿病的概率增高，易发生感染，甚至诱发酮症酸中毒。羊水过多、巨大儿、胎儿生长受限、流产、早产、胎儿畸形、新生儿呼吸窘迫综合征及新生儿低血糖发生率增高。

四、临床表现　表现为多饮、多食、多尿"三多症状"或反复发作的外阴阴道假丝酵母菌感染症状。若孕妇体重＞90kg且本次妊娠并发羊水过多和巨大胎儿，应警惕合并糖尿病的可能。但大多数GDM病人无明显的临床表现。

五、辅助检查

1. 糖尿病合并妊娠的实验室检查　妊娠前已确诊为糖尿病或妊娠前未进行血糖检测，具有糖尿病高危因素，达到以下任何一项标准应诊断为糖尿病合并妊娠。
   - （1）空腹血糖：≥ 7.0mmol/L。
   - （2）糖化血红蛋白：$\geq 6.5\%$。
   - （3）任意血糖：≥ 11.1mmol/L，伴有典型的高血糖或者高血糖危象。

2. GDM的诊断　24～28周及28周以后，首次进行75g口服葡萄糖耐量试验（oral glucose tolerance test, OGTT）。方法：禁食至少8小时后，口服葡萄糖75g，测空腹及服糖后1小时、2小时的血糖，标准值为5.1mmol/L、10.0mmol/L、8.5mmol/L。若其中1项达到或超过标准值，即可诊断为GDM。

3. 胎儿监护　通过产科检查、B超、羊水检查及胎儿电子监护等了解胎儿发育情况及胎儿成熟度。

4. 并发症检查　眼底检查、24小时尿蛋白定量测定、尿酮体及肝肾功能检查等。

六、治疗要点　
糖尿病妇女病情严重者应严格避孕，若已妊娠应及早终止。允许妊娠者须在内科、产科医生的密切监护下将孕妇的血糖控制在正常或接近正常范围内，并选择终止妊娠的最佳时机和方式。

七、主要护理诊断/问题
1. 营养失调：低于或高于机体需要量　与糖代谢异常有关。
2. 有受伤的危险　与糖尿病引起的胎儿生长受限、巨大儿、胎儿畸形、新生儿低血糖等有关。
3. 知识缺乏：缺乏妊娠合并糖尿病的相关知识。

八、护理措施

1. 严格控制血糖，纠正营养失调
   - （1）营养治疗：很重要。理想的目标：既能保证和提供妊娠期间热量和营养，又能避免出现餐后高血糖或饥饿性酮症，保证胎儿正常生长发育。
   - （2）适度运动：每餐30分钟后行中等强度运动，如散步、游泳。
   - （3）合理用药：对饮食、运动治疗不能控制的糖尿病孕妇，胰岛素是首选的治疗药物。孕妇不宜口服降糖药物治疗。

2. 加强监护，防止围产儿受伤
   - （1）妊娠期：加强产检，指导孕妇胎动计数，加强胎盘功能检查和胎儿电子监护。
   - （2）分娩期：在控制血糖，确保母儿安全的情况下，尽量推迟终止妊娠的时间，可等待至预产期（39周后）。产程中应监测血糖、尿酮体，防止发生低血糖，应避免产程过长，以免发生酮症酸中毒。
   - （3）新生儿护理：新生儿无论出生状况如何均按高危儿护理，取脐带血检验，早开奶，定期滴服葡萄糖液。
   - （4）产褥期：胰岛素用量应减少至分娩前的1/3～1/2。

九、健康教育　
保持会阴清洁干燥，注意观察恶露情况，预防感染。鼓励母乳喂养，定期复查。产后应长期避孕，最好不用药物及宫内节育器避孕。

第3节　妊娠合并病毒性肝炎

一、概述　
病毒性肝炎是由肝炎病毒感染引起的传染性疾病，目前已明确的肝炎病毒有5种：甲型肝炎病毒（HAV）、乙型肝炎病毒（HBV）、丙型肝炎病毒（HCV）、丁型肝炎病毒（HDV）及戊型肝炎病毒（HEV），以乙型肝炎病毒最常见。妊娠合并重型肝炎是我国孕产妇死亡的主要原因之一。

二、病因　
密切接触病毒性肝炎病人。HAV主要经消化道传播；HBV主要经母婴垂直传播、产时及产后传播；HCV主要通过输血、血液制品、垂直传播等途径传播；HDV需伴随HBV存在；HEV主要经消化道传播。

三、病理生理　
妊娠期雌激素和孕激素水平升高，增加肝脏负担。妊娠期高血压疾病及产后出血的发生率增加。与非妊娠期相比，易发展为重症肝炎，常并发弥散性血管内凝血，出现全身出血倾向。易发生流产、胎儿窘迫、早产、死胎；新生儿死亡率增高。

四、临床表现　
孕妇有不能用其他原因解释的消化系统症状和流感样症状，如乏力、食欲缺乏、尿色深黄、恶心、呕吐、上腹不适、肝区疼痛、腹胀、乏力、畏寒、发热等症状。观察全身皮肤及巩膜有无黄染，检查肝脏大小，有无触痛、叩击痛等。

五、辅助检查

1. 肝功能检查　主要包括血清丙氨酸转氨酶、天冬氨酸转氨酶等。总胆红素升高而转氨酶下降在预后评估上更有价值。凝血酶原时间百分活度是判断病情严重程度和预后的主要指标，正常值为 80%～100%，＜40% 是诊断重型肝炎的重要指标之一。

2. 血清病原学检测 ｛（1）甲型病毒性肝炎：检测血清 HAV 抗体及 HAV RNA。
（2）乙型病毒性肝炎：检测血清乙肝病毒标志物，主要是 "乙肝两对半" 和 HBV DNA。

3. 影像学检查　B 超和磁共振检查。

六、治疗要点
妊娠前检测 HBV 标志物，若无抗体常规接种疫苗。感染 HBV 的育龄女性的最佳受孕时机是肝功能正常、血清 HBV DNA 低水平、肝脏 B 超无特殊改变。孕前若有抗病毒指征，药物首选干扰素。妊娠期非重型肝炎：护肝、对症、支持治疗；妊娠期重型肝炎：护肝、对症、防治并发症、防治感染、特殊产科处理。

七、主要护理诊断/问题
1. 营养失调：低于机体需要量　与营养摄入不足等有关。
2. 有感染的危险　与病毒性肝炎具有传染性及存在母婴传播有关。
3. 潜在并发症：肝性脑病、产后出血。

八、护理措施

1. 一般护理　改善营养状况，高维生素、高蛋白、足量糖类、低脂肪饮食，预防和纠正贫血。

2. 病情观察　严密监测生命体征、中心静脉压、尿量及胎儿子宫内情况等。防治凝血功能障碍、肝性脑病、肝肾综合征、感染等并发症，遵医嘱给予护肝及对症支持治疗。

3. 预防感染 ｛（1）防止交叉感染：肝炎孕产妇检查及分娩宜在专设的诊室和隔离产房，所用物品、器械应单独使用，用后及时用过氧乙酸消毒。严格无菌操作，做好口腔护理、会阴擦洗等。遵医嘱使用抗生素。
（2）阻断垂直传播（母婴传播）：分娩时严格遵守消毒隔离制度，防止产程延长、软产道裂伤、羊水吸入和新生儿产伤。胎儿娩出后，留脐血做血清病原学检查。新生儿使用乙型肝炎疫苗和乙型肝炎免疫球蛋白联合免疫，可以有效阻断母婴传播。HBsAg 阳性母亲分娩的新生儿经主、被动联合免疫后，可以接受母乳喂养。

九、健康教育
有病毒性肝炎接触史者，甲型病毒性肝炎注射丙种球蛋白，乙型病毒性肝炎注射乙型病毒性肝炎免疫球蛋白，可起预防作用。急性期应卧床休息，以免增加肝脏负担。指导孕妇及家属做好预防隔离，孕妇用过的物品用过氧乙酸、漂白粉等消毒液擦拭或浸泡。不宜哺乳者应及早退奶，退奶不能用对肝脏有损害的药物如雌激素，可口服生麦芽或乳房外敷芒硝。继续为产妇提供保肝治疗指导，加强休息和营养，促进康复。指导避孕措施，禁用避孕药。

第 4 节　妊娠合并贫血

一、概述
贫血是妊娠期常见的合并症之一，以缺铁性贫血最为常见，另外有巨幼细胞性贫血和再生障碍性贫血等。

二、病因
1. 妊娠期铁需要量增加是主要原因。
2. 慢性失血性疾病。
3. 长期偏食、胃肠功能紊乱导致的营养不良。

三、病理生理
贫血使孕妇抵抗力低下，对分娩、手术和麻醉的耐受力下降；重度贫血可因心肌缺氧导致贫血性心脏病；胎盘缺氧易发生妊娠期高血压疾病或妊娠期高血压疾病性心脏病；产妇易发生产褥感染。重度贫血时，经胎盘供氧和营养物质不足，容易造成胎儿生长受限、胎儿窘迫、早产或死胎。

四、临床表现　轻度贫血多无明显症状，严重贫血者可有乏力、头晕、心悸、气短、食欲缺乏、水肿等表现。检查可见皮肤黏膜苍白、皮肤毛发干燥、脱发、指甲脆薄等，并可伴发口腔炎、舌炎。

五、辅助检查　孕妇血红蛋白＜110g/L，红细胞＜3.5×10^{12}/L，血细胞比容＜0.30，红细胞平均体积＜80fl，红细胞平均血红蛋白浓度＜32%，可诊断为妊娠期贫血；血清铁＜6.5μmol/L，可诊断为缺铁性贫血。

六、治疗要点　查明贫血原因，积极对因治疗，必要时输血，预防心力衰竭。

七、主要护理诊断/问题

1. 活动无耐力　与贫血导致的疲倦有关。
2. 有感染的危险　与贫血导致机体抵抗力低下有关。

八、护理措施

1. 减轻疲乏　若为缺铁性贫血，指导正确补充铁剂纠正贫血，铁剂应饭后服用，同时服维生素C或稀盐酸，可以促进铁的吸收。合理安排活动与休息，左侧卧位，避免晕倒。重度贫血者，注意观察生命体征及胎儿子宫内生长发育和胎心变化。
2. 预防感染　预防上呼吸道感染及泌尿系统感染，严格无菌操作。

九、健康教育　孕前应积极治疗慢性失血性疾病如月经过多等。加强孕期营养，摄入高铁、高蛋白、富含维生素C的食物，如动物肝脏、瘦肉、豆类、蛋类、菠菜等，纠正偏食、挑食等不良习惯。妊娠4个月起应常规补充铁剂预防妊娠期缺铁性贫血，定期产检，及早发现贫血并纠正。

要点回顾

1. 妊娠合并心脏病病人容易发生心力衰竭的三个时期是什么？
2. 妊娠期糖尿病治疗药物是什么？
3. 妊娠合并缺铁性贫血补充铁剂的注意事项是什么？
4. 如何阻断肝炎病毒的母婴传播？

●○ 模拟试题栏——识破命题思路，提升应试能力 ○●

一、专业实务

A$_1$型题

1. 心脏病病人于妊娠早期，决定是否继续妊娠，主要依据
   A. 心脏病种类　　　B. 心功能分级
   C. 病变发生部位　　D. 胎儿大小
   E. 病人年龄

2. 关于妊娠合并心脏病的叙述哪项不对
   A. 妊娠合并心脏病是孕妇死亡的主要原因之一
   B. 妊娠32～34周血容量增加达高峰
   C. 分娩时第二产程比第一产程心脏负担重
   D. 分娩第三产程心脏负担很重
   E. 产后2～3日心脏负担减轻

3. 下列与妊娠合并糖尿病无关的是
   A. 羊水过多　　　　B. 新生儿呼吸窘迫综合征

C. 妊娠呕吐　　　　D. 外阴阴道假丝酵母菌病
   E. 胎儿畸形

4. 下列心脏病病人可以妊娠的是
   A. 心功能Ⅲ级
   B. 肺动脉高压
   C. 心功能Ⅰ级
   D. 右向左分流型先天性心脏病
   E. 围产期心肌病伴有心脏扩大

5. 妊娠合并糖尿病对胎儿的影响错误的是
   A. 巨大儿　　　　　B. 胎儿畸形
   C. 早产　　　　　　D. 胎儿生长受限
   E. 胎儿脐带过长

6. 妊娠合并严重缺铁性贫血，不会导致胎儿
   A. 巨大儿　　　　　B. 早产
   C. 胎儿宫内窘迫　　D. 胎儿生长受限

E. 死胎

7. 心脏病孕妇的主要死亡原因是
   A. 心脏病的种类　　　B. 孕妇的年龄
   C. 心力衰竭　　　　　D. 未经产前检查
   E. 医疗技术条件

A_2 型题

8. 病人，女，34岁。孕1产0，妊娠20周时诊断为妊娠合并先天性心脏病，下列哪项不是容易发生心力衰竭的时期
   A. 妊娠26周　　　　　B. 妊娠32～34周及以后
   C. 第二产程　　　　　D. 产后第1日
   E. 产后第2日

9. 病人，女，30岁。孕1产0，妊娠15周，自觉乏力、食欲缺乏，诊断为妊娠合并贫血，下列哪项不正确
   A. 妊娠期贫血可由铁缺乏引起
   B. 轻度贫血对孕妇及胎儿的影响不大
   C. 产妇对重度贫血的耐受性好，不易发生失血性休克
   D. 贫血可降低产妇抵抗力，易并发产褥感染
   E. 重度贫血可导致胎儿生长受限、早产或死胎

10. 病人，女，33岁。孕1产0，妊娠37周，妊娠并心脏病，孕期定期产检未见明显异常，临产时出现"胎儿窘迫"，其原因可能是
    A. 胎盘功能减退　　　B. 胎儿心脏畸形
    C. 羊水过少　　　　　D. 母体血氧含量不足
    E. 脐带血液循环受阻

11. 病人，女，29岁。孕1产0，妊娠25周，近1周来出现口渴、多尿。医生要求其做OGTT检查，口服葡萄糖的量是
    A. 30g　　　　　　　B. 40g
    C. 75g　　　　　　　D. 60g
    E. 70g

12. 病人，女，28岁。孕1产0，妊娠20周，常常自觉头晕、乏力，诊断为缺铁性贫血，其测得的血清铁的值可能是
    A. ＜10.5μmol/L　　B. ＜6.5μmol/L
    C. ＜7.5μmol/L　　　D. ＜8.5μmol/L
    E. ＜9.5μmol/L

13. 病人，女，31岁。孕2产1，妊娠29周，产检发现血糖升高，诊断为妊娠合并糖尿病，该病人向护士询问妊娠合并糖尿病对孕妇的不良影响，护士回答不正确的是
    A. 受孕率下降

B. 易并发妊娠期高血压疾病
C. 使流产率增加
D. 易并发泌尿系统感染
E. 易并发羊水过多

二、实践能力

A_1 型题

14. 妊娠合并心脏病病人的分娩期处理，不正确的是
    A. 使用抗生素预防感染
    B. 严密观察产妇的生命体征
    C. 减少手术助产
    D. 减少产妇屏气用力
    E. 密切观察产程进展，防止心力衰竭的发生

15. 妊娠合并糖尿病病人不易发生下列哪种合并症
    A. 前置胎盘　　　　　B. 胎盘早剥
    C. 急性肾盂肾炎　　　D. 羊水过多
    E. 肩难产

16. 妊娠合并糖尿病病人的围产儿不易发生以下哪项合并症
    A. 巨大儿　　　　　　B. 新生儿呼吸窘迫综合征
    C. 新生儿低血糖　　　D. 胎死子宫中
    E. 母儿血型不合

17. 妊娠合并心脏病产后的护理措施中，哪项是错误的
    A. 产后24小时绝对卧床休息
    B. 产后3日内应严密观察心功能情况
    C. 产后住院期间与正常分娩者同室
    D. 心功能Ⅰ级者可哺乳，但应避免过度劳累及乳胀
    E. 进行计划生育指导

18. 减轻妊娠合并心脏病病人心脏负担，下列预防心力衰竭的措施应除外
    A. 积极防治贫血和妊娠高血压疾病
    B. 预防上呼吸道感染
    C. 终止妊娠
    D. 限制食盐摄入
    E. 充分休息，避免劳累

19. 妊娠合并病毒性肝炎，以下哪项阻断母婴传播的措施是错误的
    A. 乙肝病毒表面抗原阳性孕妇所生婴儿应在疫苗接种完成后6个月检测HBV标志物
    B. 严格消毒制度
    C. 分娩期防止产程延长、软产道裂伤、羊水吸入和新生儿产伤
    D. 以联合免疫法进行新生儿免疫接种
    E. 乙肝病毒表面抗原阳性产妇均应剖宫产

A₂型题

20. 护士值夜班时巡视病房，发现产前区10床妊娠合并心脏病的病人不能平卧，要坐起来呼吸，首先考虑的是
    A. 焦虑　　　　　　B. 失眠
    C. 头晕　　　　　　D. 心力衰竭
    E. 紧张

21. 病人，女，36岁。孕1产0，妊娠28周，入院诊断为妊娠合并心脏病，预防该孕妇发生心力衰竭措施错误的是
    A. 指导孕妇加强营养快速增加体重
    B. 注意休息避免劳累
    C. 定期内科医生随访
    D. 积极治疗贫血
    E. 防治上呼吸道感染

22. 病人，女，35岁。孕2产0，诊断为妊娠合并心脏病，心功能Ⅰ级，阴道分娩过程中，错误的护理措施是
    A. 严密观察产程　　B. 严禁饮食
    C. 预防心力衰竭　　D. 减轻体力消耗
    E. 减轻心脏负担

23. 病人，女，25岁。孕1产0，妊娠8周，患有先天性心脏病，心功能Ⅰ级，无心力衰竭或其他并发症，正确的指导是
    A. 可以继续妊娠
    B. 不可以继续妊娠
    C. 立刻进行治疗性人工流产
    D. 终生不建议妊娠
    E. 立刻进行绝育手术

24. 病人，女，26岁。孕1产0，妊娠35周，诊断为妊娠合并心脏病，在分娩中使用抗生素的原则是
    A. 无感染征象不一定用抗生素
    B. 有胎膜早破时为预防感染按需给抗生素
    C. 有感染征象时才给予抗生素
    D. 产程开始应给抗生素，维持至产后1周预防亚急性心内膜炎
    E. 产程开始应给抗生素，维持至产后2周预防亚急性心内膜炎

25. 病人，女，29岁。孕2产1，妊娠38周，现已临产，入院诊断为妊娠合并心脏病，心功能Ⅰ级，产妇的分娩期处理是
    A. 必须剖宫产
    B. 缩短第二产程
    C. 指导产妇屏气用力

D. 无感染者不用抗生素
E. 为预防产后出血，胎儿娩出后，应注射麦角新碱

26. 病人，女，33岁。孕1产0，妊娠38周，诊断为妊娠合并心脏病，现子宫颈口扩张10cm，胎先露达到坐骨棘水平以下3cm，为了尽快缩短第二产程，以下护理措施错误的是
    A. 必要时行会阴切开术
    B. 子宫颈口开全后行助产术
    C. 无宫缩时指导产妇放松
    D. 持续吸氧预防母婴缺氧
    E. 指导产妇宫缩时屏气用力

27. 病人，女，31岁。孕1产0，妊娠40周，入院诊断为妊娠合并心脏病，为防止分娩时发生心力衰竭，下列哪项处理是错误的
    A. 吸氧提高血氧浓度
    B. 尽量缩短第二产程
    C. 产后注射麦角新碱
    D. 适当应用镇静剂
    E. 胎儿娩出后腹部放沙袋

28. 病人，女，27岁。孕2产1，妊娠28周，自觉多饮、多食、多尿，诊断为妊娠期糖尿病，病人控制血糖的方法不妥的是
    A. 饮食治疗　　　　B. 运动治疗
    C. 血糖监测　　　　D. 胰岛素治疗
    E. 口服降糖药

29. 病人，女，30岁。孕1产0，妊娠30周，妊娠合并风湿性心脏病，早期心力衰竭的可靠诊断依据是
    A. 心界扩大
    B. 心尖部闻及Ⅱ级收缩期杂音
    C. 咳嗽后可消失的肺底部湿啰音
    D. 休息时心率>110次/分
    E. 踝部凹陷性水肿

30. 病人，女，38岁。孕3产1，妊娠8周，从事家务劳动后感胸闷、气急、心悸，最近几日半夜常因胸闷而需坐起。体格检查：心率118次/分，呼吸22次/分，心界向左侧扩大，心尖区有Ⅲ级收缩期杂音，性质粗糙，肺底有湿啰音，咳嗽后不消失，下肢水肿（＋）。处理应是
    A. 加强产前监护
    B. 限制食盐摄入
    C. 立即终止妊娠
    D. 积极控制心力衰竭，继续妊娠
    E. 控制心力衰竭后行人工流产术

31. 病人，女，29岁。孕1产0，妊娠37周，妊娠合并风湿性心脏病，既往无心力衰竭史。主诉昨日受凉后出现胸闷、气急、咳嗽，夜间不能平卧，检查心率120次/分，下肢水肿。该病人的处理应是
    A. 立即行剖宫产术
    B. 控制心力衰竭后静脉滴注缩宫素
    C. 积极控制心力衰竭，继续妊娠
    D. 控制心力衰竭后行剖宫产术
    E. 静脉滴注缩宫素引产

32. 病人，女，30岁。孕2产1，妊娠38周，诊断为妊娠合并心脏病，心功能Ⅰ级，子宫高31cm，腹围95cm，胎位正，子宫颈条件良好。关于该病人的治疗哪项说法正确
    A. 产后立即肌内注射麦角新碱
    B. 不宜行阴道分娩
    C. 宫口开全即手术助产
    D. 产后24小时行输卵管结扎术
    E. 产后使用激素退奶

33. 病人，女，26岁。孕1产0，妊娠合并心脏病，4小时前顺产一男婴，其产褥期的处理，错误的是
    A. 产后3日内仍容易产生心力衰竭
    B. 产后应继续使用抗生素预防感染
    C. 凡不宜再妊娠者，应在产后第3日施行输卵管结扎术
    D. 产前或待产时曾有过心力衰竭的产妇，产后仍需继续使用强心药物
    E. 心功能Ⅲ、Ⅳ级者不宜哺乳

34. 病人，女，26岁。孕1产1，患有风湿性心脏病。分娩期无异常，现为产后第一日，诉休息时不能平卧，有心悸、气短，心率111次/分，下列哪项恰当
    A. 应早期下床活动
    B. 建议人工喂养
    C. 产后1个月行绝育术
    D. 不需使用抗生素
    E. 禁用镇静剂

35. 病人，女，32岁。孕1产0，妊娠39周，入院诊断为妊娠合并心脏病，心功能Ⅲ级，其分娩后24小时内应
    A. 多活动，防血栓　　B. 绝对卧床休息
    C. 按需哺乳　　　　　D. 积极护理新生儿
    E. 按照普通产妇护理

36. 病人，女，26岁。孕1产0，患有先天性心脏病，停经7周，尿妊娠试验阳性，B超检查见妊娠环。近1周自觉心悸气短，有时痰中带血丝，住院后处理原则是
    A. 使用麦角新碱终止妊娠
    B. 肌内注射黄体酮保胎治疗
    C. 口服抗生素预防感染
    D. 给予华法林预防血栓形成
    E. 控制心力衰竭后尽早终止妊娠

37. 病人，女，32岁。孕1产0，既往有风湿性心脏病病史，现妊娠38^{+1}周，3小时前出现规律宫缩。体格检查：血压123/86mmHg，心率90次/分，心功能Ⅱ级，左枕前位，子宫颈口扩张约5cm，先露位于坐骨棘以下1cm。正确的护理措施是
    A. 从产程开始至产后1周都使用抗生素预防感染
    B. 第二产程开始就鼓励产妇屏气用力，尽快结束分娩
    C. 胎儿娩出后立刻使用麦角新碱预防产后出血
    D. 输液时加快输液速度，迅速补充血容量
    E. 分娩时禁用镇静药、镇痛药，以免影响胎儿

38. 病人，女，38岁。孕1产0，妊娠30周，休息时有胸闷、气急等症状。体格检查：脉搏105次/分，心音向左扩大，心尖区可闻及粗糙的Ⅱ级收缩期杂音，肺底可闻及湿啰音。护士向该病人宣教妊娠和分娩对心脏的影响，下列哪项是错误的
    A. 心功能不良可能会导致胎儿宫内窘迫
    B. 心功能不良需要增加休息的时间
    C. 心功能不良可能会导致早产
    D. 产后2～3日心脏负担可以减轻
    E. 分娩中第二产程心脏的负担最重

39. 病人，女，34岁。孕2产2，诊断为妊娠合并心脏病，心功能Ⅰ级。今日凌晨顺产1男婴，产程顺利，产后生命体征平稳，出血不多。母婴区护士实施的护理措施不正确的是
    A. 禁止该产妇母乳喂养，避免劳累
    B. 产后3日严密监护，预防心力衰竭
    C. 告知产后10日左右可以出院
    D. 按医嘱使用抗生素至产后1周
    E. 指导产妇进食富含纤维的食物，预防便秘

40. 病人，女，30岁。孕1产0。既往有心脏病史，无心力衰竭病史。现妊娠36^{+5}周，诉轻微活动后即感胸闷、憋气，休息后可以缓解。以下措施错误的是
    A. 预防感染、贫血等诱发心力衰竭的因素
    B. 产后应用广谱抗生素2周
    C. 严密监测生命体征

D. 产后1周行绝育术

E. 剖宫产终止妊娠

41. 病人，女，35岁。孕1产1，妊娠合并心脏病，心功能Ⅲ级，妊娠38周行剖宫产术，手术过程顺利。术后安全返回病房，子宫收缩良好，血压、心率正常，护士对该产妇的护理措施中正确的是

A. 产后护理与普通产妇相同

B. 产后3日遵医嘱使用抗生素

C. 早吸吮，早接触，协助母乳喂养

D. 指导其清淡饮食，防止便秘

E. 产后72小时内行绝育术

42. 病人，女，35岁。孕1产0，妊娠28周，自觉多饮、多食、多尿，诊断为妊娠合并糖尿病，通过饮食控制和运动，血糖还是控制不佳，宜选用的治疗药物为

A. 格列苯脲　　　　B. 消渴丸

C. 胰岛素　　　　　D. 苯乙双胍

E. 二甲双胍

43. 病人，女，29岁。孕1产0，妊娠39周，孕期诊断为妊娠合并糖尿病，1小时前自然分娩1个活女婴，体重4000g，胎盘娩出后，胰岛素的用量应

A. 及时下调　　　　B. 维持原量

C. 增加1倍　　　　D. 增加2倍

E. 增加3倍

44. 病人，女，31岁。孕2产1，诊断为妊娠合并糖尿病，无其他合并症。于妊娠39周行剖宫产，产出一健康男婴，对于该新生儿应重点监测的内容是

A. 二便　　　　　　B. 体重

C. 黄疸　　　　　　D. 血糖

E. 体温

45. 病人，女，35岁。孕2产1，妊娠20周，1周前自觉头晕、乏力、食欲下降，诊断为缺铁性贫血，在口服铁剂时应同时服用

A. 维生素A　　　　B. 维生素B

C. 维生素C　　　　D. 维生素D

E. 维生素E

46. 病人，女，28岁。孕1产0，妊娠28周，产检行血常规检查示血红蛋白98g/L。医生开处方补充铁剂。病人向护士咨询服药的时间。护士的建议应该是

A. 餐前　　　　　　B. 餐后

C. 空腹时　　　　　D. 睡前

E. 晨起

47. 病人，女，28岁。孕1产0，妊娠38周。近2周出现食欲减退、恶心、呕吐，右季肋区疼痛，诊断为妊娠合并急性乙型病毒性肝炎入院。错误的处理是

A. 安排在隔离产房分娩

B. 分娩时减少产妇体力消耗，缩短第二产程

C. 胎儿娩出后留脐血查乙肝表面抗原

D. 新生儿尽早注射乙肝免疫球蛋白和乙肝疫苗

E. 指导病人增加运动量，提高免疫力

48. 病人，女，29岁。孕1产0，妊娠31周，孕期检查中发现血糖升高13.4mmol/L，行OGTT检查，确诊为糖尿病，对于该病人最可能存在的护理问题是

A. 气体交换受损　　　B. 液体过多

C. 活动无耐力　　　　D. 自理能力缺陷

E. 营养失调

49. 病人，女，32岁。孕2产1，入院诊断为妊娠合并轻度贫血，1小时前自然分娩1个活女婴，对该孕妇提供产褥期家庭护理指导，不必要的是

A. 加强休息，注意补充含铁食物

B. 指导母乳喂养，按需哺乳

C. 产褥期注意保持外阴清洁

D. 产褥期持续应用抗生素预防感染

E. 产褥期继续摄入补铁剂，纠正贫血

50. 病人，女，28岁。孕1产0，妊娠26周，血液检查示：血红蛋白100g/L，红细胞$3.0×10^{12}$/L，血细胞比容0.25，红细胞平均体积70fl，血清铁5.5μmol/L。医生给予补充铁剂治疗，对该病人的用药指导不正确的是

A. 需要加用维生素C

B. 首选口服铁剂治疗

C. 服药后需要卧床休息

D. 服药后可能会出现黑便，不需要特殊处理

E. 在餐后服用铁剂

A_3/A_4型题

（51～53题共用题干）

　　病人，女，25岁。孕1产0，妊娠16周，患有先天性心脏病，1周前出现心慌、气短，评估后确定该病人属于心功能Ⅱ级。

51. 对于该病人，下列哪项护理措施是错误的

A. 每日至少睡眠10小时

B. 给予低盐、易消化、无刺激的饮食

C. 输液速度40～60滴/分

D. 避免劳累

E.防止受凉

52.妊娠合并心脏病的病人中，下列不属于早期心力衰竭体征的是

　　A.休息时心率大于110次/分

　　B.休息时呼吸大于20次/分

　　C.肝脾大，有压痛

　　D.阵发性夜间呼吸困难

　　E.轻微活动后感胸闷

53.经过增加产前检查次数，严密监测妊娠过程等措施，目前妊娠37周，自然临产。该产妇采取的分娩体位如下图所示，其名称是

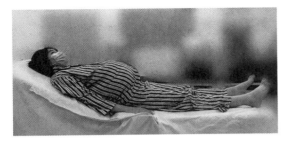

　　A.仰卧位　　　　B.右侧卧位

　　C.俯卧位　　　　D.半卧位

　　E.随意卧位

（54～56题共用题干）

　　病人，女，38岁。孕3产1，妊娠27周，行OGTT检查，结果为空腹5.6mmol/L、1小时11.3mmol/L、2小时9.8mmol/L。否认糖尿病病史，孕前检查血糖正常。

54.对于该孕妇，最可能的诊断是

　　A.糖尿病合并妊娠

　　B.妊娠期高血压疾病

　　C.妊娠期糖尿病

　　D.低血糖症

　　E.酮症酸中毒

55.该孕妇在妊娠期最不可能出现的并发症是

　　A.过期妊娠　　　　B.妊娠期高血压疾病

　　C.羊水过多　　　　D.胎膜早破

　　E.泌尿系感染

56.不恰当的护理措施是

　　A.监测血糖变化

　　B.指导孕妇营养饮食

　　C.指导正确口服降糖药

　　D.告知胰岛素治疗的注意事项

　　E.指导孕妇适度运动

（57、58题共用题干）

　　病人，女，29岁。孕1产0，妊娠28周，产检发现尿糖（+++），空腹血糖7.8mmol/L，餐后2小时血糖16.7mmol/L，诊断为妊娠期糖尿病。

57.该病人最适宜的治疗是

　　A.单纯饮食控制治疗

　　B.运动疗法

　　C.综合生活方式干预治疗

　　D.口服降糖药治疗

　　E.胰岛素注射治疗

58.注射胰岛素后，孕妇出现极度乏力，头昏，心悸，多汗，应考虑为

　　A.上呼吸道感染　　　B.药物过敏

　　C.高血糖反应　　　　D.低血糖反应

　　E.糖尿病酮症酸中毒

（59、60题共用题干）

　　病人，女，34岁。孕1产0，妊娠31周，患有先天性心脏病，休息时心率119次/分，呼吸21次/分，夜间常常由于胸闷、憋气而需要坐起来呼吸，心脏听诊可闻及舒张期杂音，确诊为早期心力衰竭。

59.为预防妊娠期间发生心力衰竭，以下哪项不是护士需向其宣教的内容

　　A.避免情绪激动

　　B.多摄入水果、蔬菜，预防便秘

　　C.每日睡眠10小时以上

　　D.出现临产症状后才入院

　　E.避免感染

60.下面哪项不是预防分娩期间发生心力衰竭的措施

　　A.使用镇静药

　　B.指导产妇屏气用力

　　C.胎儿娩出后腹部压沙袋

　　D.半卧位

　　E.持续吸氧

（叶艳娜）

第6章　正常分娩产妇的护理

妊娠达到及超过28周（196日），胎儿及其附属物从临产开始至全部由母体娩出的过程，称为分娩。妊娠达到28周至36^{+6}周（196～258日）分娩，称为早产。妊娠达37周至41^{+6}周（259～293日）分娩，称为足月产。妊娠达到及超过42周（≥294日）分娩，称为过期产。

第1节　影响分娩的因素

影响分娩的因素有产力、产道、胎儿及社会心理因素。若各因素正常并相互适应，胎儿能经阴道顺利自然娩出，为正常分娩。

一、产力　将胎儿及其附属物从子宫内逼出的力量，称为产力。产力包括子宫收缩力（简称宫缩）、腹壁肌及膈肌收缩力（统称腹压）和肛提肌收缩力。

1. 子宫收缩力　是临产后的主要产力，贯穿于整个分娩过程中。临产后的正常宫缩具有以下特点。
- （1）节律性：是临产的重要标志。
- （2）对称性：正常宫缩起自两侧子宫角部，迅速向子宫底中线集中，左右对称，再向子宫下段扩散。
- （3）极性：宫缩以子宫底部最强、最持久，向下逐渐减弱。
- （4）缩复作用：宫缩时子宫体部肌纤维缩短、变宽，间歇时肌纤维放松，但不能完全恢复到原来的长度而较前略短。经过反复收缩，肌纤维越来越短。

2. 腹壁肌、膈肌收缩力　是第二产程时娩出胎儿的重要辅助力量，在第三产程还可促使胎盘娩出。

3. 肛提肌收缩力　在第二产程协助胎先露在骨盆腔进行内旋转；在第三产程有助于胎盘娩出。

二、产道　产道是胎儿娩出的通道，分为骨产道与软产道两部分。

1. 骨产道　指真骨盆。其大小、形状与分娩顺利与否关系密切。
- （1）骨盆的三个平面及径线（详见第1章第1节）。
- （2）骨盆轴：为连接骨盆三个假想平面中点的曲线。此轴上段向下向后，中段向下，下段向下向前。分娩时，胎儿沿此轴娩出。
- （3）骨盆倾斜度：妇女直立时，骨盆入口平面与地平面所形成的角度，一般为60°。若骨盆倾斜度过大，常影响胎头的衔接。改变体位可改变骨盆倾斜度。

2. 软产道　是由子宫下段、子宫颈、阴道及盆底软组织构成的弯曲通道。
- （1）子宫下段的形成：子宫下段由非孕时长约1cm的子宫峡部伸展形成。子宫峡部于妊娠12周后逐渐伸展成为子宫腔的一部分，至妊娠末期逐渐被拉长形成子宫下段；临产后规律的宫缩进一步使子宫下段拉长达7～10cm。由于缩复作用，在子宫内面的上、下段交界处形成生理缩复环。
- （2）子宫颈的变化
  - 1）子宫颈管消失：临产前的子宫颈管长2～3cm。初产妇一般是先子宫颈管消失，随后子宫口扩张；经产妇一般是子宫颈管消失与子宫口扩张同时进行。
  - 2）子宫口扩张：临产后由于宫缩及缩复作用的牵拉，以及前羊膜囊对子宫颈的压迫，协助扩张子宫颈口。胎膜多在子宫颈口近开全时自然破裂。破膜后，胎先露直接压迫子宫颈，使子宫口扩张明显加快。

2. 软产道　是由子宫下段、子宫颈、阴道及盆底软组织构成的弯曲通道。

（3）骨盆底组织、阴道及会阴的变化：临产后，胎先露下降直接压迫骨盆底和扩张阴道，阴道壁黏膜皱襞展平、阴道扩张加宽。肛提肌向下及两侧扩展，使5cm厚的会阴变成2～4mm，以利胎儿娩出。分娩时如保护会阴不当，容易造成裂伤。

三、胎儿　胎儿大小、胎位及有无畸形影响着胎儿能否顺利通过产道。

1. 胎儿大小　在分娩过程中，胎儿大小是决定分娩难易的重要因素之一。胎头是胎体的最大部分，也是胎儿通过产道最困难的部分。

（1）胎头颅骨、骨缝及囟门：胎头由顶骨、额骨、颞骨各2块及枕骨1块构成；颅骨间的缝隙称为颅缝，两顶骨之间为矢状缝；两颅缝交界空隙较大处称囟门。矢状缝和囟门是确定胎位的重要标志。

1）前囟（大囟门）：位于胎头前方，呈菱形。
2）后囟（小囟门）：位于胎头后方，呈三角形。

分娩时胎头颅缝和囟门使头颅骨板有一定的活动余地，在产道受到挤压时颅缝轻度重叠从而缩小头颅体积，有利于分娩。

（2）胎头径线

1）双顶径：为两顶骨隆突间的距离，足月时平均约9.3cm，临床常用B超测定此值判断胎儿大小。
2）枕额径：为鼻根上方至枕骨隆突间的距离，足月时平均约11.3cm。胎头以此径衔接。
3）枕下前囟径：自前囟中心至枕骨隆突下方的距离，足月时平均约9.5cm。胎头俯屈后以此径通过产道。
4）枕颏径：为颏骨下方中央至后囟顶部间的距离，足月时平均约13.3cm。

2. 胎位　纵产式时，胎体纵轴与骨盆轴一致，容易通过产道；其中头先露较臀先露易通过产道。肩先露时，胎体纵轴与骨盆轴垂直，足月活胎不能通过产道，对母儿威胁极大。

3. 胎儿畸形　胎儿某一部分发育异常，如脑积水、联体儿等，由于胎头或胎体过大，通过产道常发生困难。

四、社会心理因素　产妇一系列的社会心理因素能够影响机体内部的平衡、适应力和健康。常常处于焦虑不安、恐惧等社会心理状态，会导致产程延长、胎儿窘迫。

第2节　正常分娩产妇的护理

一、枕先露的分娩机制　分娩机制是指胎儿先露部随着骨盆各平面的不同形态，被动地进行一系列适应性转动，以其最小径线通过产道的全过程。以临床上最多见的枕左前位为例说明。各动作虽然分别描述，但其过程实际是连续的。

1. 衔接　胎头双顶径进入骨盆入口平面，颅骨最低点接近或达到坐骨棘水平，称为衔接。胎头呈半俯屈状态进入骨盆入口，以枕额径衔接。部分初产妇可在预产期前1～2周内衔接，经产妇多在分娩开始后衔接。

2. 下降　胎头沿骨盆轴前进的动作，称为下降。下降贯穿于分娩的全过程。胎头下降程度可作为产程进展的重要标志。

3. 俯屈　胎头下降至骨盆底时，遇到盆底的阻力，发生俯屈，使衔接时的枕额径变为枕下前囟径。

4. 内旋转　为胎头矢状缝适应中骨盆和骨盆出口前后径相一致的动作，此动作一般在第一产程末完成。

5. 仰伸　胎头沿骨盆轴下段继续向下向前的方向转向前，胎头枕骨以耻骨弓为支点，使胎头逐渐仰伸，胎头的顶、额、鼻、口、颏相继娩出。

6. 复位及外旋转
（1）胎头娩出后，胎头枕部向左旋转45°，以恢复胎头与胎肩的垂直关系，称复位。
（2）胎肩在骨盆内继续下降，前肩向母体骨盆中线旋转45°，使胎儿双肩径适应骨盆出口前后径，而此时，胎头枕部顺势在外继续向左旋转45°，称外旋转。

7. 胎儿娩出 胎儿前肩、后肩娩出，胎体及下肢随之娩出。

二、先兆临产 分娩发动前，出现预示孕妇不久即将临产的症状，即为先兆临产。

1. **不规律宫缩** 又称假临产，其特点包括：①宫缩频率不一致，持续时间短、间歇时间长且无规律；②宫缩强度未逐渐增强；③常在夜间出现而于清晨消失；④不伴有子宫颈管短缩、子宫口扩张等；⑤给予强镇静药物能抑制宫缩。

2. **胎儿下降感** 随着胎先露下降入骨盆，宫底随之下降，缓解对上腹部的压迫，多数孕妇会感觉进食量增加，呼吸较轻快。

3. **见红** 分娩发动前24～48小时内，阴道内流出少量血性黏液或血性白带，称为见红。见红是分娩即将开始的一个比较可靠的征象。

三、临产诊断 临产的重要标志是有规律且逐渐增强的子宫收缩，持续30秒或以上，间歇5～6分钟，同时伴有进行性子宫颈管消失、子宫口扩张和胎先露下降。用强镇静药物不能抑制宫缩。

> **锦囊妙"记"**
>
> **临产诊断**
>
> 规律宫缩渐增强，镇静药物不能控。
>
> 颈管消失宫口开，先露下降已明确。

四、产程分期 从出现规律性宫缩至胎儿胎盘娩出的全过程，称为总产程。

1. **第一产程（子宫颈扩张期）** 从开始出现规律宫缩到宫口开全（10cm）。分为潜伏期和活跃期：①潜伏期为宫口扩张的缓慢阶段，初产妇一般不超过20小时，经产妇不超过14小时。②活跃期为宫口扩张的加速阶段，可在宫口开至4～5cm，最迟至6cm即进入活跃期，直至宫口开全（10cm）。此期宫口扩张速度应≥0.5cm/h。

2. **第二产程（胎儿娩出期）** 从宫口开全至胎儿娩出。未实施硬膜外麻醉者，初产妇最长不应超过3小时，经产妇不应超过2小时；实施硬膜外麻醉镇痛者，初产妇最长不应超过4小时，经产妇不应超过3小时。

3. **第三产程（胎盘娩出期）** 从胎儿娩出到胎盘娩出。一般需5～15分钟，不超过30分钟。

五、产程护理

（一）第一产程产妇的观察和护理

1. **临床表现**

（1）规律宫缩：从临产的规律宫缩开始，子宫收缩逐渐增强（宫缩期延长、间歇期缩短、强度增强）。当宫口开全时，宫缩持续时间可长达1分钟，间歇仅1～2分钟。

（2）宫口扩张：分为潜伏期和活跃期。阴道检查可以确定宫口扩张程度。

（3）胎先露下降：是决定能否经阴道分娩的重要观察指标。胎头下降程度以颅骨最低点与坐骨棘平面的关系为标志。胎头颅骨最低点在坐骨棘水平时，以"0"表示；在坐骨棘平面上1cm时，以"–1"表示；在坐骨棘平面下1cm时，以"+1"表示，余依此类推。

（4）胎膜破裂：多发生在宫口近开全时。

2. **护理措施**

（1）一般护理

1）测量产妇生命体征并记录。

2）饮食指导：鼓励产妇在宫缩间歇时少量多次进食高热量、易消化无渣饮食，注意补充水分，如果汁、菜汤或者红糖水、藕粉等流质食物，保证产妇体力和精力充沛。

3）活动与休息：如宫缩不强且未破膜，产妇可在室内适当走动。

4）排尿：鼓励产妇每2～4小时排尿1次，以免影响宫缩及胎先露下降，必要时导尿。

5）精神支持：产妇的精神状态可影响宫缩和产程进展。加强人文关怀，可采取陪伴分娩、自由体位、按摩等方式，帮助产妇克服紧张和恐惧感，有助于分娩顺利进行。

2. 护理措施 （2）产程护理
1）观察子宫收缩：常用方法包括腹部触诊和仪器监测（电子监护仪）。
2）监测胎心音：是产程中极为重要的观察指标，可用胎心听诊器或胎儿监护仪听取。胎心听取应在宫缩间歇时。潜伏期每小时听胎心1次，活跃期每15～30分钟听1次，每次听诊至少1分钟。
3）破膜观察：一旦破膜立即监测胎心，观察羊水性状和量，记录破膜时间，每2小时测量体温。破膜超过12小时尚未分娩者，遵医嘱应用抗生素预防感染。破膜后应立即卧床。
4）观察宫口扩张与胎先露下降：在宫缩时进行直肠指诊或阴道检查。了解子宫颈软硬度和厚薄、子宫颈扩张程度、是否破膜、胎方位及先露下降程度、骨盆腔大小等。阴道检查应在严密消毒外阴后、戴无菌手套进行。
5）绘制产程图：产程图可以动态监测产程进展，也是识别难产的重要手段。

锦囊妙"记"　破膜护理
一听二看三记录，十二时用抗生素。

（二）第二产程产妇的观察和护理

1. 临床表现　宫缩持续时间长，间歇时间短，产力最强。宫口开全后，产妇有排便感、宫缩时不自主地向下屏气用力。
（1）胎头拨露：胎头于宫缩时露出阴道口，间歇期又稍回缩阴道内。
（2）胎头着冠：胎头在宫缩间歇期不再回缩。

2. 护理措施
（1）指导产妇屏气用力：正确使用腹压是缩短第二产程的关键。
（2）密切监测胎心及宫缩：在宫缩间歇期，每次宫缩后或每5分钟听胎心1次。建议连续电子胎心监护，注意评估胎心与宫缩的关系。
（3）接产准备：初产妇宫口开全，经产妇宫口扩张6cm以上且宫缩规律有力时，应做好接产准备，包括物品和仪器的准备、消毒外阴等。
（4）接产。

（三）第三产程产妇的观察和护理

1. 临床表现
（1）胎儿娩出后，子宫底降至平脐，宫缩暂停，几分钟后再次出现。
（2）胎盘剥离：胎儿娩出后，宫腔容积明显缩小，胎盘与子宫壁发生错位而剥离。胎盘剥离的征象：①子宫变硬呈球形，宫底升高达脐上；②阴道少量流血；③阴道口外露的脐带自行下降延伸；④用手掌尺侧在产妇耻骨联合上方轻按压子宫下段时，子宫体上升而外露的脐带不再回缩。
胎盘娩出方式有两种：胎儿面娩出式（多见，出血少）；母体面娩出式（少见，出血较多）。

2. 护理措施 （1）新生儿即时护理
1）一般处理：置于辐射台上擦干，保暖。
2）清理呼吸道：有需要时可用吸球或新生儿吸痰管吸出气道黏液和羊水。
3）新生儿Apgar评分：心率、呼吸、肌张力、喉反射及皮肤颜色5项，每项0～2分，满分10分。8～10分为正常新生儿，4～7分为轻度窒息，0～3分为重度窒息。
4）脐带处理：目前提倡晚断脐，脐部消毒后进行脐带结扎，用力得当，松紧适宜，防脐带出血。
5）早开奶：在产后30分钟内，协助进行母子肌肤接触，指导产妇给正常新生儿进行第1次吸吮。

2. 护理措施 — （2）产妇护理

1）助娩胎盘：当确认胎盘已完全剥离时，立即协助胎盘娩出。切忌在胎盘未完全剥离前牵拉脐带或按揉子宫。

2）检查胎盘胎膜。

3）检查软产道：有裂伤应及时缝合。

4）预防产后出血：胎儿前肩娩出时遵医嘱使用宫缩剂。产后2小时内产妇留产房观察，应严密观察血压、脉搏、面色；宫底高度及宫缩情况；膀胱是否充盈；会阴及阴道是否有血肿；阴道流血量等；还应询问产妇有无自觉症状。如有异常情况及时报告医生并协助处理。

要点回顾

1. 子宫收缩的特点有哪些？

2. 胎盘的剥离征象有哪些？

3. 产后2小时观察的内容有什么？

●○ 模拟试题栏——识破命题思路，提升应试能力 ○●

一、专业实务

A₁型题

1. 下列除哪项外均可称为产力

　A. 子宫收缩力　　　B. 腹壁肌收缩力

　C. 膈肌收缩力　　　D. 肛提肌收缩力

　E. 子宫韧带收缩力

2. 过期妊娠是指孕妇妊娠期达到或超过

　A. 37周　　　　　　B. 39周

　C. 40周　　　　　　D. 42周

　E. 44周

3. 子宫下段在临产后可伸展至

　A. 6～7cm　　　　　B. 7～8cm

　C. 7～10cm　　　　 D. 5cm以上

　E. 2cm以上

4. 正常骨盆倾斜度是多少

　A. 60°　　　　　　　B. 70°

　C. 80°　　　　　　　D. 85°

　E. 90°

5. 下图表示了子宫收缩力的哪个特点

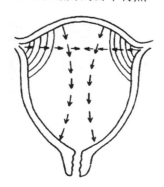

　A. 节律性　　　　　　B. 对称性和极性

　C. 缩复作用　　　　　D. 规律性

　E. 不规律性

6. 枕左前位胎头通过软产道时进行内旋转，是使胎头的

　A. 矢状缝与骨盆入口横径相一致

　B. 矢状缝与中骨盆横径相一致

　C. 矢状缝与中骨盆前后径相一致

　D. 前囟转至耻骨弓下面

　E. 后囟转至骶骨前面

7. 关于枕先露分娩机制的顺序，下述哪项正确

　A. 下降，衔接，内旋转，俯屈，仰伸，复位，外旋转

　B. 衔接，俯屈，内旋转，下降，仰伸，复位，外旋转

　C. 衔接，下降，俯屈，内旋转，仰伸，复位，外旋转

　D. 下降，俯屈，衔接，内旋转，仰伸，复位，外旋转

　E. 衔接，下降，内旋转，俯屈，仰伸，复位，外旋转

8. 确定胎位的重要标志是囟门和

　A. 冠状缝　　　　　　B. 人字缝

　C. 矢状缝　　　　　　D. 额缝

　E. 颞缝

A₂型题

9. 某妇女，30岁，孕1产0，妊娠36周，产检胎儿已入盆，胎位正常，此胎儿的胎位可能是

A. 骶左前　　　　　B. 枕左前

C. 骶右前　　　　　D. 枕后位

E. 枕左后

10. 病人，女，28 岁。孕 1 产 0，医生诊断其为"早产"，该孕妇可能妊娠

A. 35 周末　　　　B. 38 周末

C. 40 周末　　　　D. 41 周末

E. 42 周末

11. 某妇女，32 岁，孕 1 产 0，妊娠足月时，行 B 超检查，提示胎儿已经成熟，试判断该胎头的双顶径约为

A. 8.4cm　　　　　B. 9cm

C. 9.3cm　　　　　D. 8.5cm

E. 8.8cm

12. 某妇女，25 岁，孕 1 产 0，妊娠 38 周前来产检，医生检查后提示胎头已经衔接，指的是胎头

A. 胎头进入骨盆

B. 胎头平坐骨棘

C. 胎头双顶径进入骨盆入口平面

D. 胎头枕额径进入骨盆入口平面

E. 胎头在坐骨棘以下

13. 某妇女，26 岁，孕 1 产 0，妊娠晚期，产检胎头已入盆，自觉食欲好，食量增加，呼吸轻快，尿频，这种表现是

A. 甲状腺功能亢进　　B. 糖尿病

C. 胎儿下降感　　　　D. 临产

E. 进入第一产程

14. 某妇女，30 岁，孕 1 产 0，昨晚出现见红，今晨入院，医生诊断为临产，下列哪项是临产的表现

A. 子宫口开大

B. 不规律宫缩

C. 用镇静剂后宫缩消失

D. 胎儿下降感

E. 见红

15. 某妇女，26 岁，孕 1 产 0，妊娠 39 周。现已临产，在胎儿分娩过程中，贯穿于整个产程的是

A. 衔接　　　　　B. 下降

C. 俯屈　　　　　D. 仰伸

E. 内旋转

16. 某妇女，30 岁，孕 1 产 0，妊娠 36 周。现已临产，临产后最主要的产力是

A. 子宫收缩力　　　B. 腹肌收缩力

C. 膈肌收缩力　　　D. 肛提肌收缩力

E. 骨骼肌收缩力

17. 某妇女，25 岁，孕 1 产 0，妊娠 39 周。已临产，属正常分娩，胎膜破裂的时间一般是在

A. 临产前　　　　　B. 潜伏期

C. 活跃期　　　　　D. 第二产程

E. 第三产程

18. 某妇女，28 岁，孕 1 产 0，妊娠 40 周，临产，该产妇第三产程一般不超过

A. 10 分钟　　　　B. 15 分钟

C. 30 分钟　　　　D. 60 分钟

E. 90 分钟

19. 某妇女，25 岁，孕 1 产 0，妊娠 40 周。已临产，出现胎头宫缩时暴露阴道口，当宫缩间歇时缩回阴道内，此种现象称为

A. 胎头着冠　　　　B. 胎头拨露

C. 胎头俯屈　　　　D. 胎头仰伸

E. 胎头下降

20. 某妇女，26 岁，孕 1 产 0，自然分娩，胎盘娩出后还应让产妇在产房观察多少小时

A. 0.5 小时　　　　B. 1 小时

C. 1.5 小时　　　　D. 2 小时

E. 2.5 小时

A₃/A₄ 型题

（21、22 题共用题干）

某妇女，32 岁，孕 1 产 0，已临产，现出现腹部一阵阵疼痛，疼痛持续一段时间后休息一段时间，又再次有规律地出现。

21. 此为子宫收缩力特性的

A. 节律性　　　　　B. 极性

C. 对称性　　　　　D. 缩复性

E. 不规律性

22. 下列哪项不属于临产的诊断依据

A. 见红　　　　　　B. 子宫颈管缩短

C. 宫口扩张　　　　D. 规律性宫缩

E. 胎儿下降

二、实践能力

A₁ 型题

23. 可以动态监测产妇产程进展和识别难产的重要手段是

A. 胎儿监护　　　　B. 多普勒听胎心

C. 产程图　　　　　D. 阴道检查

E. 直肠指诊

24. 临床中常用胎先露与中骨盆平面之间的关系来判断产程的进展，原因是

A. 入口平面最窄

B. 中骨盆平面最窄

C. 中骨盆平面不规则

D. 出口平面是两个三角形

E. 出口平面不规则

25. 正常分娩时，从胎儿娩出至胎盘娩出超过多长时间需要处理

　　A. 15分钟　　　　　　B. 30分钟

　　C. 1小时　　　　　　D. 2小时

　　E. 3小时

26. 临产后直肠指诊了解胎头下降程度，最常用作标记的是

　　A. 骶岬　　　　　　　B. 坐骨棘

　　C. 坐骨结节　　　　　D. 耻骨联合后面

　　E. 耻骨弓

27. 新生儿出生后进行Apgar评分的评价指标不包括

　　A. 皮肤颜色　　　　　B. 角膜反射

　　C. 心率　　　　　　　D. 呼吸

　　E. 肌张力

A_2型题

28. 某妇女，29岁，孕1产0，妊娠39周，现出现见红，一般预示该孕妇还有多长时间可能临产

　　A. 6～10小时　　　　B. 15～18小时

　　C. 20～36小时　　　D. 24～48小时

　　E. 48～72小时

29. 某妇女，33岁，孕2产1，妊娠40周，第一胎因前置胎盘行剖宫产术。在第三产程中，对产妇的评估最重要的是

　　A. 乳汁分泌的情况

　　B. 宫缩情况，阴道流血的量及颜色

　　C. 胎盘的情况

　　D. 疼痛

　　E. 会阴伤口情况

30. 某妇女，24岁，孕1产0，妊娠40周临产。为此产妇行胎心听诊应选择在

　　A. 宫缩开始时　　　　B. 宫缩最强时

　　C. 宫缩快结束时　　　D. 宫缩间歇期

　　E. 临产后任何时间

31. 某妇女，24岁，孕1产0，停经40周，阵发性腹痛5小时，宫缩持续时间为30～45秒，间歇期为4～5分钟，胎心148次/分，宫口开大3cm，可扪及前羊膜囊。最恰当的处理是

　　A. 待破膜后入院待产

　　B. 待宫缩变频后再入院

　　C. 立即住院待产

D. 注射哌替啶100mg，以区别真假临产

E. 暂门诊观察

32. 某妇女，24岁，孕1产0，已临产。临产后，护士应每隔多长时间鼓励产妇排尿一次

　　A. 0.5小时　　　　　　B. 1小时

　　C. 1～2小时　　　　　D. 2～4小时

　　E. 4～6小时

33. 某妇女，27岁，孕1产0，已临产，护士观察产程进展需要进行直肠指诊，应在何时进行

　　A. 宫缩开始时　　　　　B. 宫缩最强烈时

　　C. 宫缩减弱时　　　　　D. 宫缩间歇期

　　E. 随时可查

34. 某妇女，26岁，孕1产0，足月临产，进入第二产程，宫缩规律有力。宫缩时因疼痛加剧，产妇烦躁不安、大声喊叫，要求行剖宫产尽快结束分娩。此时，产妇主要心理特点是

　　A. 焦虑　　　　　　　B. 内省

　　C. 依赖　　　　　　　D. 悲伤

　　E. 抑郁

35. 某妇女，26岁，孕1产0，足月临产，宫口开大2cm，S^{-3}，此时护士的护理措施错误的是

　　A. 询问病史

　　B. 产科检查

　　C. 指导产妇正确运用腹压

　　D. 指导产妇合理进食

　　E. 观察产程

36. 某妇女，26岁，孕1产0，足月临产，关于正常分娩过程，下列哪项护理措施是正确的

　　A. 第一产程应避免用腹压

　　B. 宫口开大5cm宫缩强可灌肠

　　C. 人工破膜应在宫缩时进行

　　D. 宫缩密集时1～2小时听胎心1次

　　E. 直肠指诊在活跃期每4小时查1次

37. 某妇女，26岁，孕1产0，足月临产，在分娩过程中，此产妇的精神心理因素不会带来的改变是

　　A. 产程延长　　　　　　B. 血压升高

　　C. 胎儿窘迫　　　　　　D. 呼吸急促

　　E. 胎位异常

38. 某妇女，26岁，孕1产0，8小时前临产，现检查胎方位为枕左前，先露S^{+1}是指

　　A. 胎头颅骨最低点在坐骨棘平面以上1cm

　　B. 胎头颅骨最低点在坐骨棘平面以下1cm

　　C. 胎儿双顶径在坐骨棘平面以上1cm

　　D. 胎儿双顶径在坐骨棘平面以下1cm

E. 胎儿先露部在坐骨棘平面以下 1cm

39. 某妇女，24岁，孕1产0。妊娠37周，规律下腹疼痛伴阴道血性分泌物6小时。查体：胎位 LOA，胎心率146次/分，宫缩持续时间40秒，间隔4分钟一次，宫缩力好，直肠指诊胎先露 S^{-1}，子宫颈管缩短，宫口可容三指尖。目前最恰当的处理措施是
 A. 立即送产房接生
 B. 滴注缩宫素加强宫缩
 C. 抑制宫缩，保胎治疗
 D. 立即行剖宫产终止妊娠
 E. 检查后确定分娩方式

40. 初产妇，27岁，妊娠足月。现出现规律宫缩，约5分钟一次，每次持续30秒。正常情况下至宫口开大6cm 不超过
 A. 8小时　　　　　B. 10小时
 C. 14小时　　　　D. 20小时
 E. 24小时

41. 某妇女，35岁，孕1产0，10小时前临产，现宫口已经开全，指的是
 A. 宫口开大4cm　　B. 宫口开大10cm
 C. 宫口开大8cm　　D. 宫口开大9cm
 E. 宫口开大3cm

42. 某妇女，23岁，孕1产0，妊娠39周，临产10小时，现宫口开大5cm，胎膜未破；产妇精神非常紧张，不断叫喊"痛死了，不生了"，此时护士可以
 A. 建议减少进食　　B. 指导屏气用力
 C. 叮嘱绝对卧床　　D. 遵医嘱使用缩宫素
 E. 鼓励产妇2～4小时排尿一次

43. 某妇女，26岁，孕2产1，现宫口已扩张至6cm，宫缩好，产妇自诉便意强烈，此时护士应
 A. 指导其屏气用力　　B. 指导其下床活动
 C. 给予灌肠　　　　　D. 将其送入产房
 E. 随时检查宫口

44. 某妇女，29岁，孕1产0，第一胎足月临产12小时，直肠指诊：宫口开全，胎膜已破，胎方位正常，头先露，双顶径达坐骨棘水平，胎心音正常，下列哪项处理可促进产程进展
 A. 陪伴在产妇身旁，指导使用腹压
 B. 观察胎头是否已达阴道口
 C. 准备产包
 D. 消毒外阴
 E. 洗手准备接生

45. 某妇女，27岁，孕1产0，15分钟前顺产一男婴，护士需要判断胎盘是否剥离，下列哪项不是胎盘剥离征象
 A. 子宫底升高
 B. 子宫体变硬呈球形
 C. 阴道少量出血
 D. 于耻骨上压子宫，外露脐带回缩
 E. 外露脐带自行下降延长

46. 某妇女，26岁，孕1产0，胎儿已娩出，助产士协助胎盘娩出时正确的护理措施是
 A. 胎盘娩出后，按摩子宫，刺激其收缩以减少出血
 B. 胎盘未完全剥离之前，用手按揉子宫底
 C. 胎盘未完全剥离之前，牵拉脐带
 D. 胎盘未完全剥离之前，下压子宫底
 E. 胎盘未完全剥离之前，徒手剥离胎盘

47. 足月儿，女，出生后1分钟评估病儿情况：躯干皮肤色红，四肢较紫，心率120次/分、哭声响亮、肌张力好，呼吸45次/分。该足月儿最终的 Apgar 评分是
 A. 6分　　　　　　B. 7分
 C. 8分　　　　　　D. 9分
 E. 10分

48. 某妇女，26岁，孕1产0，自然分娩，产后2小时观察内容 不包括
 A. 血压及脉搏　　　B. 子宫收缩情况
 C. 阴道流血量　　　D. 乳汁分泌情况
 E. 膀胱充盈情况

A_3/A_4 型题

（49、50题共用题干）

 某妇女，29岁，孕1产0，在产程中胎膜破裂，医生诊断为"自然破膜"。

49. 该产妇破膜的时间最可能发生在
 A. 规律宫缩开始时
 B. 子宫颈管消失时
 C. 子宫颈口近开全时
 D. 子宫颈口扩大至2cm时
 E. 子宫颈口扩大至3 cm时

50. 对于该产妇的护理， 错误的是
 A. 破膜后即听胎心
 B. 记录破膜时间
 C. 注意羊水性状
 D. 胎头尚未入盆者，破膜后应卧床休息
 E. 破膜超过24小时，预防性应用抗生素

（51、52题共用题干）

某妇女，26岁，孕1产0，妊娠39周。昨日下午出现腹部疼痛，每次持续4～10秒，间隔时间不定；晚上发现内裤上有红色分泌物。

51. 上述情况属于
    A. 先兆临产　　　　　B. 临产
    C. 进入第一产程　　　D. 进入第二产程
    E. 进入第三产程

52. 今晨该女士入院后感下腹阵痛，每次持续时间为35秒，间隔5～6分钟。该情况为
    A. 先兆临产　　　　　B. 未临产
    C. 进入第一产程　　　D. 进入第二产程
    E. 进入第三产程

（53～56题共用题干）

某妇女，26岁，孕1产0，妊娠39周，急诊入院，现子宫口已经开大10cm，宫缩好。

53. 该产妇已经进入
    A. 临产　　　　　　　B. 未临产
    C. 第一产程　　　　　D. 第二产程
    E. 第三产程

54. 此时护士应做的不包括
    A. 指导产妇哈气不要用力
    B. 指导产妇屏气用力
    C. 清洁与消毒外阴
    D. 准备接生
    E. 观察产程

55. 新生儿娩出后，护士首先应
    A. 用各种刺激使大声啼哭
    B. 清理呼吸道
    C. 无呼吸者给予呼吸兴奋剂
    D. 脐带结扎
    E. 称体重

56. 胎儿娩出约20分钟后胎盘娩出，护士不应该做的是
    A. 检查软产道　　　　B. 肌内注射缩宫素
    C. 检查胎盘胎膜　　　D. 将产妇送入爱婴区
    E. 观察膀胱充盈情况

（57、58题共用题干）

某妇女，28岁，孕1产0，妊娠40周，5分钟前顺产一女婴，胎盘未娩出。

57. 该产妇处于
    A. 第一产程　　　　　B. 第二产程
    C. 第三产程　　　　　D. 子宫口扩张潜伏期
    E. 子宫口扩张活跃期

58. 对该产妇的处理错误的是
    A. 立即挤压子宫，促使胎盘娩出
    B. 胎盘娩出后详细检查胎盘胎膜是否完整
    C. 检查阴道、会阴有无裂伤
    D. 第三产程结束后，产妇在产房观察2小时
    E. 产后2小时情况良好，护送到爱婴区

（59、60题共用题干）

某妇女，28岁，孕1产0，阴道自然分娩一男婴，会阴有轻度裂伤，产后5小时未排尿，检查阴道出血不多，子宫底脐上一横指。

59. 该产妇可能的问题是
    A. 尿潴留　　　　　　B. 子宫腔积血
    C. 子宫复旧不良　　　D. 腹胀
    E. 阴道伤口疼痛

60. 该产妇如不及时处理会出现什么严重后果
    A. 影响子宫收缩，造成产后出血
    B. 恶露排出不畅
    C. 会阴伤口愈合延迟
    D. 腹胀腹痛
    E. 影响乳汁分泌

（彭慧蛟）

第7章 异常分娩产妇的护理

分娩过程能否顺利完成取决于产力、产道、胎儿及产妇的精神心理状态，其中一个或一个以上因素异常或不能相互适应而使分娩进展受阻，称为异常分娩，俗称难产。异常分娩包括产力异常、产道异常、胎位及胎儿发育异常。

第1节 产 力 异 常

一、**概述** 产力异常主要指子宫收缩力异常。在分娩过程中，子宫收缩的节律性、对称性及极性不正常或强度、频率有改变称为子宫收缩力异常，简称产力异常。

二、**分类** 子宫收缩力异常的分类如下（图7-1）。

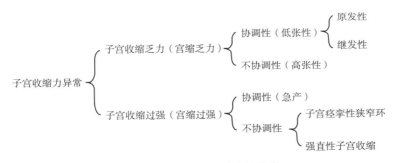

图7-1 子宫收缩力异常的分类

三、**病因**

1. 宫缩乏力
   - （1）头盆不称或胎位异常，是最常见原因。
   - （2）子宫局部因素：子宫发育异常、子宫壁过度膨胀（如双胎妊娠、巨大儿、羊水过多等）、子宫肌瘤等。
   - （3）精神源性因素：初产妇（尤其是高龄初产妇）精神过度紧张，睡眠减少，进食不足，过多消耗体力。
   - （4）内分泌失调：产妇体内雌激素、缩宫素、前列腺素、乙酰胆碱等分泌不足，孕激素下降缓慢，电解质（钾、钠、钙、镁等）异常。
   - （5）药物影响：产程早期大剂量使用宫缩抑制剂及解痉药物、镇静剂、镇痛剂，如硫酸镁、吗啡、氯丙嗪、哌替啶、苯巴比妥钠等。
   - （6）膀胱充盈影响胎先露下降。

2. 宫缩过强
   - （1）急产：经产妇多见，其主要原因是软产道阻力小。
   - （2）缩宫素使用不当：如引产时剂量过大。
   - （3）精神过度紧张或疲劳。
   - （4）阴道内操作过多或不当。

四、临床表现

1. 宫缩乏力
   - （1）协调性宫缩乏力：最常见，表现为宫缩具有正常的节律性、对称性和极性，但收缩力弱，宫缩持续时间短，间歇期较长。
     - 1）宫缩＜2次/10分，宫腔内压力＜15mmHg。
     - 2）宫缩高峰期宫体不隆起变硬，指压宫底可出现凹陷。
     - 3）产程延长。
   - （2）不协调性宫缩乏力：表现为宫缩失去正常的节律性、对称性，尤其是极性，出现极性倒置。
     - 1）宫腔内压力达20mmHg。
     - 2）宫缩间歇期子宫不放松，子宫体始终不软，产妇持续腹痛，拒按，烦躁不安。
     - 3）产程延长、停滞。
   - （3）产程曲线异常
     - 1）潜伏期延长：从临产规律宫缩开始至活跃期起点（4～6cm）为潜伏期。初产妇＞20小时、经产妇＞14小时为潜伏期延长。
     - 2）活跃期延长和活跃期停滞：从活跃期起点（4～6cm）至宫口开全为活跃期。活跃期宫口扩张速度＜0.5cm/h为活跃期延长。当破膜后，宫口扩张≥6cm后，宫缩正常时，宫口停止扩张≥4小时，或者宫缩不佳时，宫口停止扩张≥6小时，称为活跃期停滞。
     - 3）第二产程延长：宫口开全后，初产妇＞3小时，经产妇＞2小时（硬膜外麻醉镇痛分娩时，初产妇＞4小时，经产妇＞3小时），产程无进展。

2. 宫缩过强
   - （1）协调性宫缩过强：表现为宫缩的节律性、对称性、极性均正常，仅宫缩力过强、过频。分娩在短时间内结束，初产妇总产程不足3小时者为急产。若有产道梗阻或者瘢痕子宫，宫缩过强可出现病理性缩复环甚至子宫破裂。
   - （2）不协调性宫缩过强
     - 1）强直性宫缩：常见于宫缩剂使用不当。产妇持续腹痛、烦躁，胎心、胎位不清，并可出现病理性缩复环。
     - 2）子宫痉挛性狭窄环：子宫壁局部肌肉呈痉挛性不协调性宫缩所形成的环状狭窄，持续不放松。产妇出现持续腹痛，烦躁、胎心改变，产程可停滞，阴道检查可触及狭窄环，此环特点是不随宫缩上升，此为与病理性缩复环的重要区别。

五、对母儿影响

1. 宫缩乏力
   - （1）对产妇：影响进食、休息，严重时可脱水、酸中毒；盆底受压过久、形成生殖道瘘；易致产后出血、产后感染。
   - （2）对胎儿：易发生胎儿窘迫，手术干预机会增多，产伤增加。

2. 宫缩过强
   - （1）对产妇：易发生软产道裂伤、产褥感染。
   - （2）对胎儿：引起胎儿窘迫、新生儿颅内出血、新生儿坠地、感染等。

六、治疗要点

1. 宫缩乏力
   - （1）协调性宫缩乏力
     - 1）第一产程：①一般处理：鼓励进食，纠正酸中毒，改善全身状况，给予镇静剂。②加强宫缩：若无头盆不称，给予人工破膜、静脉滴注缩宫素。
     - 3）第二产程：若胎头下降至≥+3水平，可等待自然分娩或阴道助产；若胎头位置≤+2水平，或胎儿窘迫，应行剖宫产术。
     - 4）第三产程及产后：预防产后出血。
   - （2）不协调性宫缩乏力：处理原则为调节子宫不协调收缩，使其恢复正常节律性及极性。可酌情给镇静剂，恢复子宫收缩的协调性。未恢复协调性之前，禁用缩宫素。

2. 宫缩过强
- （1）协调性宫缩过强：注意预防急产和发生急产后进行抢救。
- （2）不协调性宫缩过强：立即停用缩宫素，停止宫内操作、给予宫缩抑制剂。若仍不缓解，应行剖宫产术。

七、主要护理诊断/问题

1. 宫缩乏力
- （1）疲乏　与产程延长、产妇体力消耗、水电解质紊乱有关。
- （2）有体液不足的危险　与产程延长、过度疲乏影响摄入有关。

2. 宫缩过强
- （1）急性疼痛　与过频过强的子宫收缩有关。
- （2）焦虑　与担心自身及胎儿安危有关。

八、护理措施

1. 宫缩乏力
- （1）提供心理支持。
- （2）鼓励产妇进食，注意检查有无头盆不称，及时排空膀胱和直肠。
- （3）提供减轻疼痛的支持措施，有条件者可选择镇痛分娩。
- （4）人工破膜：子宫口扩张≥3cm，无头盆不称，胎头已衔接者。在宫缩间歇期行人工破膜。破膜后先露紧贴子宫下段和子宫颈内口，引起宫缩加强，加速产程进展。
- （5）缩宫素静脉滴注。
  - 1）2.5U缩宫素加入生理盐水500ml内，静脉滴注，4～5滴/分开始，不超过60滴/分。
  - 2）维持宫缩时宫腔内压力50～60mmHg，持续40～60秒、间歇2～3分钟的有效宫缩。
  - 3）出现宫缩＞5次/10分、宫缩持续＞60秒、胎心率异常，应立即停药。
  - 4）专人看护：观察宫缩、胎心、血压及产程进展。

2. 宫缩过强
- （1）预防母儿损伤，有急产史者在预产期前1～2周不宜外出，提前1～2周住院待产。
- （2）密切观察宫缩与产程进展，嘱产妇不要向下屏气用力。
- （3）新生儿按医嘱给予维生素K_1肌内注射，预防颅内出血。
- （4）做好产后护理。
- （5）心理护理：与产妇交谈分散产妇的注意力，减轻其焦虑与紧张。

九、健康教育

1. 加强产前宣教，让孕妇及家属了解分娩过程，认识到过多镇静剂的使用会影响子宫收缩。
2. 临产后，指导产妇休息、饮食、排尿及排便。
3. 产后，保持外阴部清洁，注意恶露的量、颜色、气味及会阴伤口等情况。指导母乳喂养。
4. 如新生儿发生意外，协助产妇及家属平稳度过悲伤期，为产妇提供出院后的避孕和今后的生育指导。

第2节　产道异常

产道异常分为骨产道异常和软产道异常。

一、骨产道异常的分类和临床表现

1. 骨盆入口平面狭窄　扁平骨盆最常见。
- （1）入口平面前后径狭窄。
- （2）骶耻外径＜18cm，骨盆入口前后径＜10cm，对角径＜11.5cm。
- （3）表现为胎头衔接受阻，初产妇多呈尖腹，经产妇多呈悬垂腹。跨耻征阳性或可疑阳性。

2. 中骨盆和出口平面狭窄　多见于漏斗骨盆。
- （1）入口平面正常，中骨盆和出口平面狭窄。
- （2）坐骨棘间径＜10cm，坐骨结节间径＜8cm，耻骨弓角度＜90°，出口横径和后矢状径之和＜15cm。
- （3）容易形成持续性枕横位或者枕后位，胎头受阻于中骨盆，继发性宫缩乏力，可出现第二产程进展缓慢或停滞。

3. 骨盆三个平
面狭窄
- （1）骨盆形态正常，各平面径线均小于正常值2cm或以上，称为均小骨盆。
- （2）孕妇矮小，身高＜145cm。
- （3）易头盆不称。

4. 畸形骨盆
- （1）骨盆形态异常。
- （2）可有致骨盆畸形的外伤或疾病史、米氏菱形窝不对称脊柱及髋关节畸形等。

二、软产道异常分类

- 1. 阴道异常　阴道横膈、阴道纵隔、阴道包块。
- 2. 子宫颈异常　子宫颈粘连和瘢痕、子宫颈坚韧、子宫颈水肿、子宫颈癌。
- 3. 子宫异常　子宫畸形、瘢痕子宫。

三、主要护理诊断/问题

- 1. 有感染的危险　与胎膜早破、产程延长、手术操作有关。
- 2. 有新生儿窒息的危险　与产道异常、产程延长有关。
- 3. 潜在并发症：子宫破裂、胎儿窘迫。

四、护理措施

1. 临产后密切观察胎儿情况及产程进展，做好手术准备。

2. 骨盆轻度狭窄、头位、胎儿＜3000g、产力好，协助医生试产。

3. 试产护理
要点
- （1）专人守护，少直肠指诊，禁灌肠，有异常立即告知医生。
- （2）试产过程中一般不用镇静、镇痛药。
- （3）密切观察胎儿情况及产程进度，注意有无脐带脱垂。
- （4）试产2～4小时，胎头仍未入盆，并伴胎儿窘迫，停止试产。注意先兆子宫破裂的征象。

4. 中骨盆和出口平面狭窄者　遵医嘱做好阴道手术助产和剖宫产的术前准备。

5. 减少新生儿受伤　仔细检查新生儿有无产伤并重点监护。

6. 预防感染
- （1）防止产程延长和滞产，直肠指诊次数不宜过多，阴道检查时应严格消毒。
- （2）产后护理
  - 1）保持外阴清洁，防止感染。
  - 2）观察生命体征，及时发现其他感染征象。
  - 3）加强营养，增强抵抗力。

五、健康教育

- 1. 产前检查发现骨盆狭窄，及早进行产前指导，让孕妇和家属了解骨盆狭窄对母儿的影响和处理措施，提前1～2周入院待产。
- 2. 对助产术后重度窒息、复苏时间较长的新生儿，应保持安静，延迟哺乳；指导产妇和家属注意其精神状态和运动功能，警惕智力障碍、瘫痪等远期后遗症发生，出院后定期随访。

第3节　胎儿异常

胎儿异常分胎位异常和胎儿发育异常。

一、临床表现

1. 胎位异常
- （1）持续性枕横位、枕后位：由临产后胎头俯屈不良造成，产妇自觉肛门坠胀及排便感，宫口尚未开全而过早屏气用力、子宫颈水肿、产妇疲劳、第二产程延长、胎儿窘迫、产后出血和感染。
- （2）臀先露（臀位）：最常见胎位异常。孕妇常感肋下有圆而硬的胎头。腹部检查可在宫底部触及胎头。胎头未衔接时，常在脐左或右上方胎背侧胎心听诊最清楚。
- （3）肩先露（横位）：对母亲最不利的胎位。

2. 胎儿发育异常　包括胎儿过 $\begin{cases}（1）巨大儿：胎儿体重 \geqslant 4000g 者。\\（2）脑积水、联体儿等。\end{cases}$

　　大及胎儿畸形，可致难产。

二、辅助检查

$\begin{cases}1. B 超检查　确定胎位及胎儿发育。\\2. 实验室检查　尿糖、血糖及甲胎蛋白测定。\end{cases}$

三、治疗要点

1. 持续性枕横位、枕后位　阴道手术助产或剖宫产。

2. 臀先露（臀位）　孕 30 周后纠正胎位。方法：胸膝卧位（图 7-2）；艾灸至阴穴；外倒转术。无效者提前
　　1 周住院以决定分娩方式。

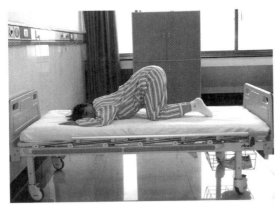

图 7-2　胸膝卧位矫正胎位

3. 肩先露（横位）　矫正胎位方法同臀位，无效行剖宫产术。

4. 胎儿发育异常　胎儿过大，行剖宫产术。各种胎儿畸形一经发现，及时终止妊娠。

四、主要护理诊断/问题

$\begin{cases}1. 潜在并发症：胎儿窘迫。\\2. 恐惧　与难产及胎儿发育异常有关。\end{cases}$

五、护理措施

1. 临产后密切观察胎儿情况及产程进展，有明显头盆不称、胎位异常、胎儿巨大的孕妇，提前住院，按医
　　嘱做好剖宫产术前准备与护理。

2. 骨盆轻度狭窄、头位者，协助医生试产。

3. 选择阴道分娩　$\begin{cases}（1）鼓励进食，指导合理用力。枕横位及枕后位者，宫口未开全之前，嘱其不要过早屏\\　　　 气用力，以防子宫颈水肿。嘱产妇朝向胎儿肢体方向侧卧。\\（2）臀位要观察有无胎膜早破、脐带脱垂。协助做好阴道助产和新生儿抢救的准备。\\（3）预防产后出血。\end{cases}$
　　产妇的护理

4. 心理护理。

六、健康教育　定期产前检查，妊娠 30 周后发现臀位或横位应及时矫正，未能矫正者，应提前入院待产。

要 点 回 顾

1. 协调性宫缩乏力加强宫缩方法有哪些？

2. 实施人工破膜的条件有哪些？

3. 产程中缩宫素的应用方法及注意事项有哪些？

4. 骨盆轻度狭窄试产的护理要点有哪些？

模拟试题栏——识破命题思路，提升应试能力

一、专业实务

A₁型题

1. 初产妇潜伏期延长是指潜伏期超过
   A. 20小时　　　　　　B. 16小时
   C. 8小时　　　　　　 D. 4小时
   E. 24小时

2. 关于急产的描述不正确的是
   A. 产程中产妇持续腹痛、烦躁
   B. 产程中产妇子宫体始终不硬，指压有凹陷
   C. 总产程不超过3小时者
   D. 产道无梗阻时，协调性宫缩过强所致
   E. 易造成软产道裂伤

3. 宫缩乏力的最常见原因是
   A. 头盆不称或胎位异常
   B. 子宫发育异常
   C. 高龄初产妇，精神过度紧张
   D. 产妇体内雌激素、乙酰胆碱等分泌不足，孕激素下降缓慢
   E. 膀胱充盈影响胎先露部下降

4. 与导致臀位无关的因素是
   A. 羊水过多　　　　　B. 羊水过少
   C. 前置胎盘　　　　　D. 子宫收缩乏力
   E. 胎头衔接受阻

5. 子宫痉挛性狭窄环可出现在
   A. 不协调性子宫收缩乏力
   B. 协调性子宫收缩乏力
   C. 不协调性子宫收缩过强
   D. 协调性子宫收缩过强
   E. 正常宫缩

6. 第二产程延长是指初产妇第二产程超过
   A. 0.5小时　　　　　B. 1小时
   C. 1.5小时　　　　　D. 2小时
   E. 3小时

7. 子宫收缩过强对母儿的影响不包括
   A. 子宫破裂
   B. 产后出血
   C. 软产道裂伤
   D. 软产道组织受压过久而缺血、坏死
   E. 新生儿颅内出血

A₂型题

8. 产妇，25岁，孕3产0，妊娠39周，规律宫缩10小时，胎膜已破，宫口开大6cm，宫缩转弱，30秒/5～6分，6小时后检查，宫口开大6cm。该产妇可诊断为
   A. 潜伏期延长　　　　B. 活跃期停滞
   C. 活跃期延长　　　　D. 第二产程延长
   E. 滞产

9. 产妇，26岁，孕1产0，妊娠25周，骨盆测量显示中骨盆、出口平面狭窄，属于
   A. 扁平骨盆　　　　　B. 漏斗骨盆
   C. 均小骨盆　　　　　D. 畸形骨盆
   E. 横径狭小骨盆

10. 产妇，28岁，孕2产0，妊娠35周，中骨盆狭窄，其最容易出现的是
    A. 胎膜早破
    B. 持续性枕横位或枕后位
    C. 臀位
    D. 前置胎盘
    E. 胎先露衔接受阻

11. 产妇，28岁，孕1产0，LOA，规律宫缩11小时宫口开全。使用硬膜外麻醉镇痛分娩，宫口开全3小时娩出胎儿，其属于
    A. 潜伏期延长　　　　B. 活跃期延长
    C. 正常第二产程　　　D. 第二产程延长
    E. 第二产程停滞

12. 产妇，25岁，孕1产0，胎位正常，有可能是下列哪种胎位
    A. 臀先露　　　　　　B. 肩先露（横位）
    C. 持续性枕横位　　　D. 持续性枕后位
    E. 枕左前位

13. 产妇，27岁，孕1产0，妊娠39周，宫缩乏力。可能引起宫缩乏力的原因，不包括
    A. 产妇精神紧张　　　B. 胎位异常
    C. 内分泌失调　　　　D. 大剂量使用缩宫素
    E. 子宫肌瘤

14. 产妇，31岁，孕2产0，身体矮小，匀称。骨盆测量数值如下：髂前上棘间径21cm，髂嵴间径23cm，骶耻外径16cm，出口横径7cm，此孕妇骨盆为
    A. 扁平骨盆　　　　　B. 畸形骨盆
    C. 漏斗骨盆　　　　　D. 横径狭小骨盆
    E. 均小骨盆

（15、16题共用题干）

产妇，28岁，孕1产0，已临产后4小时胎头仍未入盆，产科检查：宫缩40秒/4～5分，强度中等，胎位LOA，估计胎儿体重3000g。

15. 最大的可能是
    A. 中骨盆狭窄
    B. 出口狭窄
    C. 骨盆入口狭窄
    D. 漏斗骨盆
    E. 妇女型骨盆

16. 测量骨盆径线，以哪条为主
    A. 出口横径
    B. 对角径
    C. 髂棘间径
    D. 坐骨棘间径
    E. 前矢状径

二、实践能力

17. 如图所示，最常见的胎位异常是

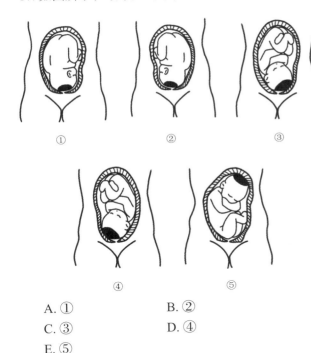

① ② ③

④ ⑤

    A. ①
    B. ②
    C. ③
    D. ④
    E. ⑤

18. 难产最基本的临床表现是
    A. 胎儿窘迫
    B. 胎膜早破
    C. 产程延长
    D. 会阴裂伤
    E. 新生儿损伤

19. 异常分娩产妇试产的护理措施错误的是
    A. 试产时间不宜过长，一般2～4小时
    B. 要有专人守护并给予心理支持
    D. 严密观察宫缩、胎心及产程进展情况
    C. 鼓励产妇进食、进水
    E. 发现胎心异常者给予吸氧，继续试产

20. 产妇，28岁，孕1产0，LOA，产时宫缩乏力，产后要特别注意观察的情况是
    A. 会阴裂伤情况
    B. 进食
    C. 阴道出血情况
    D. 休息
    E. 体温

21. 产妇，34岁，产时宫缩乏力，产后加强宫缩的方法不包括
    A. 按摩子宫
    B. 针刺穴位
    C. 刺激乳头
    D. 缩宫素静脉滴注
    E. 嘱产妇下床活动

22. 产妇，27岁，孕1产0，妊娠40周，遵医嘱用缩宫素静脉滴注催产，一般500ml液体中加入缩宫素多少单位
    A. 2.5U
    B. 5U
    C. 10U
    D. 15U
    E. 1.5U

23. 产妇，26岁，孕1产0，LOA，规律宫缩已17小时，宫口开大8cm，胎心140次/分，产妇频繁自觉想用力，经详细检查胎头矢状缝与坐骨棘间径一致。枕骨在母体右侧，S⁻¹。下列诊断正确的是
    A. LOA
    B. ROA
    C. 持续性枕横位
    D. ROP
    E. 持续性枕后位

24. 孕妇，34岁，孕2产0，妊娠30周，臀位，其胸膝卧位指导，不包括
    A. 做之前先排空膀胱
    B. 每次30分钟
    C. 每日2～3次
    D. 一周后复查
    E. 可配合针灸、激光照射或者艾灸至阴穴

25. 产妇，26岁，妊娠38周，骨盆异常，常见的并发症不包括
    A. 产后出血
    B. 胎膜早破
    C. 胎位异常
    D. 前置胎盘
    E. 脐带脱垂

26. 产妇，32岁，孕3产0，妊娠39周，近3日来食欲增加，昨晚10时有轻微腹部阵痛，一夜未眠，今晨7时就诊，精神疲乏，有不规则宫缩持续20秒，间歇10～20分钟；阴道检查：头先露，宫口开2cm，胎膜未破，最恰当的护理措施是
    A. 补充营养
    B. 遵医嘱静脉滴注缩宫素

C. 遵医嘱肌内注射哌替啶

D. 人工破膜

E. 肥皂水灌肠

27. 产妇，34岁，孕2产0，妊娠38周，臀位，入住产科病房。产妇在床边排尿突然阴道流水，量多。下列护理措施中不恰当的是

A. 安置产妇卧床休息，抬高臀部

B. 立即听胎心

C. 协助CT检查

D. 观察羊水的量和性状

E. 记录破膜时间，听胎心

28. 产妇，30岁，孕2产0，妊娠39周，宫缩过强，处理不正确的是

A. 见红后即入产房待产

B. 接生准备按经产妇处理

C. 做好新生儿窒息抢救准备

D. 潜伏期灌肠

E. 仔细观察产程进展和听胎心

29. 产妇，29岁，孕1产0，临产。怀疑头盆不称的试产时间为

A. 1～2小时　　　　B. 2～4小时

C. 4～6小时　　　　D. 6～8小时

E. 8～10小时

A₃/A₄型题

（30～32题共用题干）

产妇，30岁，孕1产0，妊娠39周，阵发性腹痛4小时入院。胎心良好。

30. 如出现宫缩乏力，行人工破膜加速产程进展适用于

A. 臀位，宫口开大5cm以上

B. 横位宫口开大4cm以上

C. 头盆不称

D. 头先露，宫口开大2cm

E. 头先露，宫口开大3cm以上，无头盆不称，胎头已衔接

31. 人工破膜，应在什么情况下进行

A. 宫缩间歇时　　　B. 孕妇屏气时

C. 宫缩时　　　　　D. 孕妇深呼吸时

E. 孕妇腹痛时

32. 人工破膜后最重要的观察点是

A. 胎心的变化　　　B. 面色

C. 体温　　　　　　D. 脉搏

E. 血压

（33、34题共用题干）

产妇，30岁，孕1产0，妊娠39周、见红。入

院2天，每晚感腹痛、晨起消失。胎心142次/分。检查：骨盆正常，宫口未开，S⁻¹，产妇感疲乏无力。

33. 此时最适合的处理方法是

A. 剖宫产术　　　　B. 胎头吸引术

C. 待其自然分娩　　D. 缩宫素静脉滴注

E. 肌内注射哌替啶

34. 该产妇因活跃期延长遵医嘱行缩宫素静脉滴注，静脉滴注过程中呼叫腹痛难忍，检查宫缩：持续60秒，间歇1～2分钟，胎心110次/分，脐下有明显环状凹陷，压痛明显，S⁺¹。应采取的措施是

A. 给予哌替啶后继续观察产程进展

B. 吸氧，准备行会阴切开术

C. 吸氧，准备行产钳助产术

D. 吸氧，应用止痛药物

E. 停止静脉滴注缩宫素，准备行剖宫产术

（35～37题共用题干）

产妇，29岁，孕1产0，妊娠40周，规律宫缩16小时，宫口开大6cm，宫缩转弱，持续25～30秒，间歇5～6分钟，6小时后，阴道检查宫口开大6cm，S⁻¹。电子胎心监护CST：出现频繁的晚期减速，羊水Ⅱ度污染。

35. 产程曲线异常属于

A. 第二产程延长　　B. 活跃期延长

C. 活跃期停滞　　　D. 潜伏期延长

E. 潜伏期缩短

36. 此种异常，最可能的原因是

A. 子宫收缩乏力　　B. 子宫颈水肿

C. 胎儿过大　　　　D. 入口平面狭窄

E. 中骨盆狭窄

37. 首选的处理措施是

A. 剖宫产术　　　　B. 胎头吸引术

C. 待其自然分娩　　D. 缩宫素静脉滴注

E. 肌内注射哌替啶

（38～40题共用题干）

产妇，28岁，孕3产0，妊娠41周，规律宫缩10小时入院。检查：髂棘间径25cm，骶耻外径20cm，坐骨结节间径7cm。枕右前位，胎心134次/分。阴道检查：双坐骨棘内突，宫口开大6cm，S⁰。6小时后产妇呼叫腹痛难忍，检查宫缩持续60秒，间歇1～2分钟，胎心99次/分，脐下有明显环状凹陷，子宫下段膨隆，压痛明显，阴道检查：宫口开大6cm，S⁰，枕右前位，未触及条索状物。

38. 此时产程受阻的原因是

A. 子宫收缩乏力　　B. 胎位异常

C. 胎儿过大　　　　　D. 入口和中骨盆狭窄

E. 中骨盆和出口狭窄

39. 临床诊断不包括

A. 子宫痉挛性狭窄环

B. 漏斗骨盆

C. 胎儿窘迫

D. 先兆子宫破裂

E. 活跃期停滞

40. 立即采取的护理措施是

A. 吸氧，准备行剖宫产术

B. 吸氧，准备行会阴切开术

C. 吸氧，准备行产钳助产术

D. 吸氧，应用止痛药物

E. 静脉滴注缩宫素，加速分娩

（41、42 题共用题干）

产妇，28 岁，孕 1 产 0，由丈夫陪同到产科门诊产检。

41. 妊娠 26 周时，发现为臀位，应采取的措施是

A. 胸膝卧位　　　　　B. 艾灸至阴穴

C. 外倒转术　　　　　D. 等待 4 周后复查再处理

E. 中药转胎位

42. 妊娠 31 周，发现该孕妇仍为臀位，可主张采取的措施是

A. 俯卧位　　　　　　B. 胸膝卧位，艾灸至阴穴

C. 半坐卧位　　　　　D. 顺其自然，不处理

E. 中药转胎位

（43～45 题共用题干）

产妇，27 岁，孕 2 产 0，足月临产 18 小时，宫口开全已 3 小时，宫缩 30 秒 /7～8 分，胎心率 106 次 / 分。胎头矢状缝在骨盆右斜径上，小囟门在母体骨盆右后方，S^{+3}，坐骨棘略突。

43. 此产妇胎位为

A. 枕右前　　　　　　B. 枕左前

C. 枕左前　　　　　　D. 持续性枕右后

E. 持续性枕右横

44. 其产程的特点是

A. 潜伏期延长　　　　B. 活跃期延长

C. 正常第二产程　　　D. 第二产程延长

E. 第二产程停滞

45. 护理措施正确的是

A. 肥皂水灌肠

B. 静脉滴注 5% 碳酸氢钠溶液

C. 静脉滴注缩宫素加速分娩

D. 立即做剖宫产术前准备

E. 协助医生阴道手术助产

（郑长花）

第8章 分娩期并发症产妇的护理

第1节 产 后 出 血

一、**概述** 产后出血指胎儿娩出后24小时内，阴道分娩者出血量≥500ml，剖宫产者≥1000ml。产后出血是分娩严重并发症，是我国孕产妇死亡的首要原因。70%～80%发生在产后2小时内。

二、**病因**

1. **产后子宫收缩乏力** 最常见原因。
   - （1）全身因素：产妇精神过度紧张，对分娩恐惧；体质虚弱或合并慢性全身性疾病等。
   - （2）产科因素：产程延长使体力消耗过多；前置胎盘、胎盘早剥、妊娠期高血压疾病、宫腔感染等。
   - （3）子宫因素：①子宫肌纤维过度伸展；②子宫肌壁损伤；③子宫病变。
   - （4）药物因素：临产后过多使用镇静剂、麻醉剂或子宫收缩抑制剂等。

2. **胎盘因素**
   - （1）胎盘滞留：胎儿娩出30分钟后，胎盘尚未娩出，将导致出血。常见原因：①膀胱充盈；②胎盘嵌顿；③胎盘剥离不全。
   - （2）胎盘植入（图8-1）：胎盘绒毛在其附着部位与子宫肌层紧密连接。根据胎盘植入的面积分为部分性或完全性。部分性胎盘粘连或植入，已剥离面血窦开放发生致命性出血；完全性胎盘粘连与植入，因胎盘未剥离而出血不多。常见原因：①子宫内膜损伤；②胎盘附着部位异常；③子宫手术史等。
   - （3）胎盘部分残留。

图8-1 胎盘植入

3. **软产道损伤** 可由胎儿过大、娩出速度过快和助产手术不当等引起。

4. **凝血功能障碍** 任何原发或继发的凝血功能异常，均能造成产后出血。

三、**临床表现** 不同原因产后出血的表现不同（表8-1）。如失血严重，休克时间长，导致垂体功能减退，可引起希恩综合征。

表8-1 不同原因产后出血的表现

出血原因	出血特点
子宫收缩乏力	胎盘娩出后阴道大量流血，间歇性，血色暗红，有血凝块。子宫软，皮囊样，轮廓不清，按摩子宫和用宫缩剂后子宫变硬，阴道流血停止或减少
软产道裂伤	胎儿娩出过程中或娩出后立即发生阴道流血，持续性，色鲜红，能自凝
胎盘因素	胎儿娩出后30分钟内胎盘未娩出，或胎盘胎膜有缺损，阴道流血呈间歇性，血色暗红，有血凝块
凝血功能障碍	胎盘娩出前、后持续阴道流血，血液不凝，且伴有全身多部位出血

四、**辅助检查** 检查血常规、血型及凝血功能。

五、治疗原则　查找原因，迅速止血，补充血容量，纠正休克，预防感染。

六、护理问题

- 1. 潜在并发症：失血性休克。
- 2. 有感染的危险　与手术操作、大量失血后抵抗力降低有关。

七、护理措施

1. 预防产后出血
- （1）产前预防：做好孕期保健。
- （2）高危预防：提前住院待产。
- （3）产时预防：正确处理产程。
  - 1）第一产程：保证产妇的基本需要，防止产程延长。
  - 2）第二产程：严格执行无菌技术，正确指导产妇使用腹压，胎头胎肩娩出要慢，胎肩娩出后立即肌内注射缩宫素。
  - 3）第三产程：胎盘未剥离，不可牵拉脐带或挤压子宫；胎盘娩出后仔细检查胎盘胎膜的完整性；测出血量。
- （4）产后预防：胎盘娩出2小时内，留产房监护，密切观察产妇子宫收缩、阴道出血、会阴伤口。
- （5）预防休克：仔细估计出血量和出血性休克表现，及早补充血容量。

2. 迅速止血，补充血容量　纠正失血性休克；防止感染。
- （1）针对原因迅速止血
  - 1）宫缩乏力性出血：加强宫缩。①按摩子宫；②遵医嘱注射宫缩剂；③宫腔填塞纱布条来压迫止血，24小时后取出纱布条；④子宫压缩缝合术；⑤结扎盆腔血管；⑥髂内动脉或子宫动脉栓塞；⑦切除子宫。
  - 2）胎盘因素：胎儿娩出后，疑有胎盘滞留时，立即进行宫腔检查。若胎盘已剥离则应立即取出胎盘；若胎盘粘连，可试行徒手剥离胎盘后取出。若剥离困难疑有胎盘植入，停止剥离，根据出血情况及胎盘剥离面积行保守治疗或子宫切除术。
  - 3）软产道损伤：及时修补缝合止血。
  - 4）凝血功能障碍：去除病因，纠正凝血功能。
- （2）失血性休克的护理
  - 1）及早补充血容量，失血多甚至休克者应输血。
  - 2）让产妇平卧、保暖、给氧，注意宫缩和阴道出血情况。
  - 3）严密观察产妇生命体征、意识状态，并详细记录。
- （3）预防感染
  - 1）保持环境清洁，注意室内通风和消毒。
  - 2）严格无菌操作。
  - 3）监测感染征象，遵医嘱给予抗生素。
  - 4）保持会阴清洁，观察恶露及会阴伤口情况。

3. 心理护理。

4. 生活护理　鼓励进食易消化、营养丰富，富含铁质、蛋白质、维生素的食物。

5. 出院指导　告知产后子宫复旧和恶露变化情况，发现异常，及时就诊。

第2节　子宫破裂

一、概述　子宫破裂是指在妊娠晚期或分娩期子宫体部或子宫下段发生裂开。子宫破裂是直接危及母儿生命的严重并发症。

分类：①按病因分：自然破裂、创伤性破裂；②按破裂部位分：子宫下段破裂、子宫体破裂；③按病情发展过程分：先兆子宫破裂、子宫破裂；④按破裂程度分：完全性子宫破裂、不完全性子宫破裂。

二、病因

1. 胎先露下降受阻　包括骨盆狭窄、头盆不称、胎位不正或胎儿畸形等。
2. 瘢痕子宫　如曾行剖宫产、肌瘤剔除术、输卵管间质部切除术或子宫穿孔后修补术等。
3. 产程处理不当　阴道助产手术、忽略性横位内倒转术操作不当、宫缩剂使用不当等。
4. 外伤　意外车祸、跌伤等。

三、临床表现

1. 先兆子宫破裂　典型表现是病理性缩复环形成、下腹压痛、胎心率改变及血尿。

2. 子宫破裂

（1）完全性子宫破裂：子宫壁全层破裂，宫腔与腹腔相通，羊水及胎儿的一部分或全部被挤入腹腔。

  1）症状：突感下腹撕裂样剧痛，随之出现全腹疼痛；休克征象；阴道流血，量可多可少。
  2）体征：腹部检查出现全腹压痛、反跳痛，腹壁下可触及胎体和扣及缩小的宫体，移动性浊音阳性，胎心音消失；阴道检查可发现胎先露上移，宫口缩小。

（2）不完全性子宫破裂：子宫肌层部分或全层破裂，浆膜层完整。腹部检查子宫破裂处压痛明显，可触及逐渐增大的血肿，常伴胎心音变化。

子宫病理性缩复环与子宫痉挛性狭窄环的鉴别（表8-2）

表8-2　子宫病理性缩复环与子宫痉挛性狭窄环的鉴别

类别	子宫病理性缩复环	子宫痉挛性狭窄环
致病因素	梗阻性难产、子宫强直性收缩所致	子宫局部肌肉呈痉挛性不协调收缩形成
发展	是子宫先兆破裂的主要临床表现	可导致产程停滞，不是子宫破裂先兆
查体	在腹外可见腹部呈葫芦状	腹外不可见，阴道检查时在宫腔内可触及狭窄环
位置	可随子宫收缩上升高达脐部以上	不随宫缩移动，多出现在子宫上下段交界处

四、辅助检查

1. 腹腔穿刺或后穹隆穿刺　可帮助明确有无内出血。
2. B超检查　可协助确定破口部位及破裂程度。
3. 常规检查　血、尿常规检查。

五、治疗要点

1. 先兆子宫破裂　立即抑制宫缩，同时尽快行剖宫产术结束分娩。
2. 子宫破裂　无论胎儿是否存活，均应在抢救休克的同时做好术前准备，及时行剖腹取胎术。术后给予抗生素控制感染。

六、主要护理诊断/问题

1. 组织灌注量不足　与子宫破裂大出血致失血性休克有关。
2. 疼痛　与强烈宫缩、子宫破裂有关。
3. 预感性悲哀　与胎儿死亡、切除子宫、产妇生命受到威胁有关。

七、护理措施

1. 一般护理

（1）休克病人取平卧位或中凹位，吸氧、保暖，迅速建立静脉通路。
（2）帮助术后病人制订合理的膳食计划，给高蛋白、高热量、高维生素、高铁饮食，促进其尽快康复。
（3）术后病人每日擦洗外阴2次，保持外阴清洁，预防感染。

2. 病情观察

（1）分娩期严密观察宫缩、腹形及产程进展，及时发现梗阻性难产及先兆子宫破裂的征象，并报告医生。
（2）术前、术中、术后严密观察病人的生命体征、出血量及尿量，并做好记录。

3. 治疗配合
（1）发生先兆子宫破裂时，立即停止使用缩宫素，并遵医嘱给予宫缩抑制剂，同时做好剖宫产术前准备。
（2）发生子宫破裂时，积极配合医生进行抢救，迅速建立静脉通路，遵医嘱及时补充血容量等，纠正休克的同时做好剖宫产术前准备。
（3）术后遵医嘱给予抗生素防止感染等。

八、健康指导
1. 加强产检，及时纠正胎位异常，对有可能发生子宫破裂的高危妊娠者，引导其正确认识异常妊娠，制订分娩计划，进行择期手术，防止子宫破裂。
2. 帮助拟定产褥期休养计划，指导胎儿死亡的产妇退乳。如需再次妊娠，应指导其避孕 2 年后再怀孕。

第 3 节　羊 水 栓 塞

一、概述　羊水进入母体血液循环，引起肺动脉高压、低氧血症、循环衰竭、弥散性血管内凝血及多器官功能衰竭等一系列病理生理变化的过程，称为羊水栓塞。该病起病急、进展快、病情凶险，是产妇死亡的重要原因之一。

二、病因
1. 诱因　高龄初产、经产妇、子宫颈裂伤、子宫破裂、羊水过多、多胎妊娠、宫缩过强、急产、胎膜早破、前置胎盘、子宫破裂、剖宫产术、钳刮术等。
2. 具体原因不明　可能与下列因素有关：①羊膜腔内压力过高。当羊膜腔内压力明显超过静脉压时，羊水有可能被挤入破损的微血管而进入母体血液循环。②血窦开放。分娩过程中各种原因引起的子宫颈或子宫体损伤、血窦破裂，羊水可通过破损血管或胎盘后血窦进入母体血液循环。③胎膜破裂。大部分羊水栓塞发生在胎膜破裂以后，羊水可从子宫蜕膜或子宫颈管破损的小血管进入母体血液循环。

三、病理生理
1. 过敏样反应。
2. 肺动脉高压。
3. 炎症损伤。
4. 弥散性血管内凝血　是羊水栓塞的临床特点之一，甚至是唯一的临床表现，也常是最终死亡的主要原因。

四、临床表现　羊水栓塞通常起病急骤、来势凶险。70% 发生在阴道分娩时，19% 发生在剖宫产时。大多发生在分娩前 2 小时至产后 30 分钟之间。极少发生在中孕引产、羊膜腔穿刺术中和外伤时。

1. 典型羊水栓塞　以骤然出现的低氧血症、低血压（血压与失血量不符合）和凝血功能障碍为特征，也称羊水栓塞三联征。

（1）前驱症状：30%～40% 的病人会出现非特异性的前驱症状，如呼吸急促、胸痛、憋气、寒战、呛咳、头晕、乏力、心慌、恶心、呕吐、麻木、针刺样感觉、焦虑、烦躁和濒死感，胎心减速、胎心基线变异消失等。重视前驱症状有助于及时识别羊水栓塞。
（2）心肺功能衰竭和休克：出现突发呼吸困难和（或）发绀、心动过速、低血压、抽搐、意识丧失或昏迷、血氧饱和度下降、心电图 ST 段改变及右心受损和肺底部湿啰音等。严重者，产妇于数分钟内猝死。
（3）凝血功能障碍：出现以子宫出血为主的全身出血倾向，如切口渗血、全身皮肤黏膜出血、针眼渗血、血尿、消化道大出血等。
（4）急性肾衰竭等脏器受损：全身脏器均可受损，除心肺功能衰竭及凝血功能障碍外，中枢神经系统和肾脏是最常见受损的部位。羊水栓塞临床表现具有多样性和复杂性。

2. 不典型羊水栓塞 有些羊水栓塞的临床表现并不典型，仅出现低血压、心律失常、呼吸短促、抽搐、急性胎儿窘迫、心搏骤停、产后出血、凝血功能障碍或典型羊水栓塞的前驱症状。当其他原因不能解释时，应考虑羊水栓塞。

五、辅助检查

1. **实验室检查** 痰液涂片可查到羊水内容物，下腔静脉取血镜检可见羊水的有形物质。血液检查弥散性血管内凝血的各项指标呈阳性。

2. **X线检查** 可见双侧肺部弥散性点状、片状浸润影，沿肺门周围分布，伴轻度肺不张。

3. **心电图** 提示右侧房室扩大。

六、治疗要点

羊水栓塞的处理原则是维持生命体征和保护器官功能。

七、主要护理诊断/问题

1. **气体交换受损** 与肺动脉高压导致肺血管阻力增加及肺水肿有关。

2. **组织灌注量不足** 与失血及弥散性血管内凝血有关。

3. **潜在并发症**：休克、肾衰竭、弥散性血管内凝血、胎儿窘迫。

4. **恐惧** 与病情急骤、危重有关。

八、护理措施

1. 急救护理
- （1）立即就地抢救，取半卧位，保暖，面罩给氧，气管插管或人工辅助呼吸，维持氧供以避免呼吸和心搏骤停。
- （2）快速建立静脉通道，使用静脉留置针，并接上三通管，至少建立三条静脉通道，确保快速输入药物及各种抢救药品。

2. 治疗配合
- （1）维持血流动力学稳定：多巴酚丁胺、磷酸二酯酶-5抑制剂兼具强心和扩张肺动脉的作用，是治疗的首选药物。
- （2）解除肺动脉高压：遵医嘱迅速使用磷酸二酯酶-5抑制剂、一氧化氮（NO）及内皮素受体拮抗剂等特异性舒张肺血管平滑肌的药物。
- （3）液体管理：遵医嘱注意管理液体出入量，避免左心衰竭和肺水肿。
- （4）抗过敏：遵医嘱在早期大剂量静脉注射糖皮质激素，如氢化可的松或地塞米松。
- （5）纠正凝血功能障碍：包括①协助医生积极处理产后出血；②遵医嘱及时补充凝血因子包括输注大量的新鲜血、血浆、冷沉淀、纤维蛋白原等，必要时可静脉输注氨甲环酸。
- （6）器官功能受损的对症支持治疗：包括神经系统保护、稳定血流动力学、血氧饱和度和血糖维持、肝脏功能支持、血液透析的适时应用、积极防治感染、胃肠功能保护等。

3. 病情观察
- （1）监测产程进展、宫缩强度及胎儿情况。
- （2）观察皮肤黏膜有无出血点及瘀斑；阴道出血量及血液凝固情况，如阴道流血不止，应做好子宫切除的术前准备。
- （3）密切观察生命体征、神志、尿量、肺部有无湿啰音、血氧饱和度、心电图、中心静脉压、心输出量、动脉血气和凝血功能等，及时记录，发现异常，立即报告医生。
- （4）产科处理的护理：羊水栓塞发生于分娩前时，应考虑立即终止妊娠护理，心搏骤停者应实施心肺复苏，复苏后仍无自主心跳可考虑紧急实施剖宫产护理。出现凝血功能障碍时，应果断快速实施子宫切除术护理。

4. 羊水栓塞的预防 正确掌握缩宫素的使用方法，防止宫缩过强。产程中避免产伤、子宫破裂、子宫颈裂伤等。

九、健康教育

1. 产后42日复查尿常规及凝血功能，防止并发症的发生。

2. 若保留子宫并有生育愿望的，1年后身心状态良好时再怀孕。

要点回顾

1. 引起产后出血最常见的原因是什么?
2. 典型羊水栓塞病人的临床表现是什么?
3. 先兆子宫破裂的典型表现是什么?
4. 子宫破裂最常见的护理问题及相应的护理措施是什么?

●○ 模拟试题栏——识破命题思路, 提升应试能力 ○●

一、专业实务

A₁型题

1. 正常分娩产妇产后出血是指
    A. 胎盘娩出后24小时出血量达400ml
    B. 胎儿娩出后24小时出血量大于500ml
    C. 产后10日内出血量达500ml
    D. 产后2周内出血量达500ml
    E. 产褥期出血量达500ml

2. 产后出血最常见的原因是
    A. 软产道裂伤　　　　B. 胎盘剥离不全
    C. 宫缩乏力　　　　　D. 凝血机制障碍
    E. 滞产

3. 临床上, 下述哪种产科疾病死亡率最高
    A. 前置胎盘　　　　　B. 胎盘早期剥离
    C. 产后出血　　　　　D. 妊娠高血压疾病
    E. 子宫破裂

4. 头盆不称时引起子宫破裂的原因为
    A. 子宫收缩剂使用不当
    B. 胎先露下降受阻
    C. 尿潴留
    D. 子宫损伤
    E. 子宫本身的病变

5. 最容易导致子宫破裂的胎方位是
    A. 持续性枕横位　　　B. 持续性枕后位
    C. 横位　　　　　　　D. 左枕前
    E. 右枕前位

6. 羊水栓塞多发生于下列哪种情况
    A. 中期引产　　　　　B. 足月分娩
    C. 钳刮术　　　　　　D. 剖宫产术
    E. 胎头吸引术

7. 产后出血最易发生在产后几小时内
    A. 2小时内　　　　　B. 6小时内
    C. 12小时内　　　　　D. 24小时内
    E. 48小时内

A₂型题

8. 病人, 女, 28岁。孕3产0, 规律宫缩7小时, 出现病理性缩复环。护士告知家属与子宫破裂无关的是
    A. 子宫收缩剂使用不当
    B. 子宫有瘢痕
    C. 持续性枕横位
    D. 头盆不称
    E. 协调性宫缩乏力

9. 病人, 女, 25岁。孕2产1, 产后检查胎盘胎膜完整, 触诊宫体柔软, 出血呈间歇性, 按摩子宫, 宫缩好转后出血明显减少, 可能的出血原因是
    A. 软产道损伤　　　　B. 子宫收缩乏力
    C. 胎盘胎膜残留　　　D. 凝血功能障碍
    E. 多种因素造成的出血

10. 病人, 女, 25岁。孕1产0, 足月顺产, 胎儿娩出后, 阴道活动性出血约600ml, 血液呈鲜红色, 很快凝成血块, 出血原因的最大可能是
    A. 宫缩乏力　　　　　B. 软产道损伤
    C. 胎盘滞留　　　　　D. 胎盘残留
    E. 凝血功能障碍

11. 病人, 女, 26岁。孕1产0, 妊娠29周, 胎动胎心消失1周入院, 经人工破膜及静脉滴注缩宫素娩出一死婴, 随后出现阴道出血, 人工剥离胎盘和按摩子宫同时注射缩宫素处理后无效, 出血不止且无凝血块, 出血原因是
    A. 子宫收缩乏力　　　B. 软产道损伤
    C. 胎盘残留　　　　　D. 胎盘滞留
    E. 凝血功能障碍

12. 病人, 女, 29岁。孕5产0, 停经40周。顺产体重3000g女婴后40分钟胎盘尚未娩出, 阵发性阴道流血400ml, 色暗红。该病人出血原因最可能是
    A. 子宫收缩乏力　　　B. 胎盘粘连
    C. 软产道损伤　　　　D. 凝血功能障碍

E. 胎儿过大

13. 病人，女，24岁。孕1产0，胎儿娩出3分钟后，突然出现烦躁不安、呛咳、呼吸困难、面色苍白、吐泡沫样痰，你认为病人并发了下列哪种疾病
    A. 羊水栓塞   B. 肺炎
    C. 心脏病   D. 高血压
    E. 脑栓塞

14. 病人，女，32岁。孕3产0，人工流产2次，妊娠40周入院，产程进展顺利，胎儿娩出后30分钟胎盘未娩出，阴道少量出血，最可能的原因是
    A. 胎盘剥离不全   B. 胎盘嵌顿
    C. 胎盘残留   D. 胎盘滞留
    E. 胎盘植入

15. 病人，女，28岁。孕1产0，妊娠40周，胎膜早破，临产20小时，宫口开大7cm，胎头位于坐骨棘水平，宫缩持续20秒，间歇7~8分钟，肌内注射缩宫素10U，10分钟后宫缩强且持续不缓解，产妇呼叫，腹痛剧烈，胎心率90~100次/分，耻骨联合上方有压痛，出现病理性缩复环，首先应考虑
    A. 胎盘早期剥离   B. 高张性宫缩乏力
    C. 先兆子宫破裂   D. 子宫收缩过强
    E. 痉挛性子宫收缩

16. 病人，女，25岁。孕1产0，足月妊娠，有规律宫缩1小时来就诊。宫口扩张4cm，因宫缩强，宫口迅速开全，产妇用力屏气后胎儿迅速娩出，阴道当即有鲜血持续性流出，5分钟后胎盘自然娩出。检查胎盘完整，子宫收缩良好，但仍有鲜血持续性流出，能自凝，会阴无裂伤。最可能的出血原因为
    A. 子宫收缩乏力   B. 凝血功能障碍
    C. 胎膜残留   D. 羊水栓塞
    E. 子宫颈裂伤

A₃/A₄型题

（17、18题共用题干）

病人，女，24岁。孕1产1，足月顺产，胎儿娩出后，阴道出血约为500ml。血液呈鲜红色，很快凝成血块，此时胎盘尚未娩出。

17. 根据上述情况，考虑出血原因的最大可能是
    A. 宫缩乏力   B. 软产道损伤
    C. 胎盘滞留   D. 胎盘残留
    E. 凝血功能障碍

18. 不合适采取的护理措施是
    A. 按摩子宫底   B. 观察宫底高度和硬度

    C. 避免膀胱充盈   D. 早牵拉脐带助娩胎盘
    E. 检查胎盘胎膜的完整性

二、实践能力

A₁型题

19. 产后出血的处理哪项不妥
    A. 应迅速而有条不紊地抢救
    B. 医生到后方可采取止血措施
    C. 宫缩乏力引起的出血立即按摩子宫
    D. 压出宫腔积血可促进宫缩
    E. 注射子宫收缩剂

20. 关于子宫收缩乏力性产后出血的处理，下列哪项首选
    A. 宫腔内填塞纱布   B. 按摩子宫
    C. 应用宫缩剂   D. 子宫切除术
    E. 按摩子宫加静脉滴注宫缩剂

21. 产后出血的原因当中，下列哪项因素可能需要子宫切除
    A. 宫缩乏力   B. 软产道损伤
    C. 胎盘滞留   D. 胎盘植入
    E. 凝血功能障碍

22. 先兆子宫破裂的典型表现为
    A. 病理性缩复环   B. 腹痛拒按
    C. 撕裂样痛   D. 腹胀
    E. 血尿

23. 完全性子宫破裂者典型的临床表现是
    A. 产程中出现肉眼血尿
    B. 出现病理性缩复环
    C. 病人喊叫，腹痛难忍
    D. 子宫缩小，腹壁下清楚扪及胎体
    E. 胎动消失伴阴道大量流血

24. 关于羊水栓塞的治疗，错误的是
    A. 使用肾上腺糖皮质激素抗过敏
    B. 治疗凝血功能障碍
    C. 使用抗生素预防感染
    D. 使用多巴酚丁胺维持血流动力学稳定
    E. 等待自然分娩

A₂型题

25. 病人，女，26岁。孕2产1，在缩宫素引产过程中，产妇自觉腹痛难忍，检查脐下两指处呈环状凹陷，有压痛，导尿呈血性。下列处理哪项是错误的
    A. 给予镇痛剂   B. 立即停用缩宫素
    C. 准备手术   D. 抗休克
    E. 待宫口开全，立即行阴道助产

26. 病人，女，23岁。孕1产1，急产分娩一活男婴，分娩后5分钟，突然出现烦躁不安，呛咳，呼吸困难，寒战，首先应考虑为下列何种疾病
    A. 羊水栓塞
    B. 妊娠期高血压疾病
    C. 急性肾衰竭
    D. 癫痫
    E. 产后感染

27. 病人，女，25岁，孕1产1，由子宫收缩乏力引起产后出血，其首要的处理措施是
    A. 静脉滴注缩宫素
    B. 按摩子宫同时给予缩宫素
    C. 宫腔填塞纱布条
    D. 结扎子宫动脉
    E. 切除子宫

28. 病人，女，29岁。孕2产1，妊娠39周，顺产一女婴后40分钟胎盘尚未娩出，经检查为胎盘植入，植入面积为胎盘面积的2/3，对该病人处理正确的是
    A. 切除子宫术
    B. 静脉滴注缩宫素
    C. 人工徒手剥离胎盘
    D. 大号刮匙清除
    E. 结扎子宫动脉

29. 病人，女，26岁。孕1产1，胎儿娩出后30分钟未见胎盘娩出，由于产后粗暴按摩子宫，使子宫不协调性收缩，在子宫颈内口附近形成痉挛性狭窄环，并出现产后出血，应考虑下列哪项因素
    A. 胎盘剥离不全
    B. 胎盘嵌顿
    C. 胎盘粘连
    D. 胎盘植入
    E. 胎盘剥离后滞留

30. 病人，女，25岁。孕1产0，在待产过程中，突然发生先兆子宫破裂，下列护理措施中，应作为首选的是
    A. 抗休克，静脉输液、输血
    B. 停止一切操作，抑制宫缩
    C. 行阴道助产，尽快结束分娩
    D. 大量抗生素控制感染
    E. 继续观察，待自然分娩

31. 病人，女，26岁。孕1产1，现产后半小时。关于产后出血的预防错误的是
    A. 胎儿娩出后，用手按摩子宫协助胎盘剥离
    B. 胎儿前肩娩出后静脉注射缩宫素
    C. 密切注意胎盘剥离征象，及时娩出胎盘
    D. 产后2小时内在产房观察阴道流血、宫缩及一般情况

E. 胎儿娩出后阴道流血多时立即徒手剥离胎盘

32. 病人，女，28岁。孕1产1，产后2小时，诊断为产后出血。在配合医生抢救产后出血的过程中，下列何项不属于有效止血的护理措施
    A. 遵医嘱给予抗生素
    B. 大面积胎盘植入行子宫次全切除
    C. 按摩子宫
    D. 注射宫缩剂
    E. 产道损伤时准备缝合用物

33. 病人，女，25岁。孕1产1，诊断为产后出血。下列何项不属于产后预防感染的护理措施
    A. 每日冲洗会阴伤口2次
    B. 各种操作严格执行无菌技术
    C. 每日测量体温4次
    D. 按摩子宫
    E. 遵医嘱使用抗生素

34. 病人，女，28岁。孕1产0，现孕40周，产程进展24小时，宫口开大4cm，静脉滴注缩宫素10U，宫缩持续不缓解，胎心率100次/分，脐上有压痛，腹部有一环状凹陷，应考虑
    A. 胎盘早剥
    B. 先兆子宫破裂
    C. 高张性宫缩乏力
    D. 子宫收缩过强
    E. 痉挛性子宫

35. 病人，女，26岁。孕1产0。因子宫破裂，胎儿死亡，行子宫切除术，术后制订心理调适的护理措施，下列哪项不妥
    A. 允许病人说出内心的感受
    B. 安排与哺乳病人同住一室
    C. 适时向病人解释胎儿死亡的原因
    D. 鼓励家属多陪伴病人
    E. 观察病人情绪变化

36. 病人，女，35岁。孕1产1。因第二产程延长行会阴侧切及产钳助产。产后检查：宫底脐下2横指，血压110/70mmHg，回病房1小时后产妇心悸、口渴、出冷汗、恶心、打呵欠。检查：阴道流血不多，宫底脐上1横指，软，血压90/60mmHg，首先应考虑
    A. 产后虚脱
    B. 宫腔内有隐性出血
    C. 低血糖性休克
    D. 仰卧位低血压综合征
    E. 羊水栓塞

37. 病人，女，28岁。孕1产0。妊娠39周，孕检未发现异常。现已临产，羊膜已破，宫缩强烈，产妇突然出现烦躁不安、寒战及呕吐、咳嗽、呼吸困难、发绀及休克症状，数分钟后死亡。最可能

的诊断是

A. 胎盘早剥 　　　　B. 羊水栓塞

C. 子痫 　　　　　　D. 子宫破裂

E. 前置胎盘

38. 病人，女，26岁。孕1产1，胎儿娩出后，阴道持续流血10分钟，量已超过200ml，色鲜红，子宫轮廓清，应选择下列哪项措施

A. 娩出胎盘，检查软产道

B. 按摩子宫

C. 输血

D. 注射宫缩剂

E. 注射抗生素

39. 病人，女，25岁。孕1产1，足月自娩，胎儿娩出后30分钟，胎盘尚未娩出。检查：子宫下段有一狭窄环，使胎盘嵌顿于宫腔内。此时，应采取的方法是

A. 按摩子宫底挤压出胎盘

B. 肌内注射镇静剂徒手取胎盘

C. 麻醉下手取胎盘

D. 大号刮匙刮取胎盘

E. 行子宫切除术

A₃/A₄型题

（40～42题共用题干）

病人，女，27岁。孕1产0。妊娠39周，有规律宫缩17小时，宫口开大2cm，胎头下降缓慢，胎心音正常。诊断为子宫收缩乏力。

40. 为预防产后出血，胎儿娩出后

A. 立即给予导尿术

B. 立即静脉滴注缩宫素

C. 安置中凹位

D. 严密观察血压

E. 吸氧保暖

41. 为预防产后出血，胎盘娩出前应注意

A. 病人生命体征 　　B. 病人情绪变化

C. 不过早牵拉脐带 　D. 禁止使用缩宫素

E. 补充能量水分

42. 为预防产后出血。胎盘娩出后不妥的护理措施是

A. 按摩子宫底

B. 观察宫底高度和硬度

C. 避免膀胱充盈

D. 停止缩宫素改输血液

E. 检查胎盘胎膜的完整性

（43、44题共用题干）

病人，女，30岁。孕1产0，停经35周，双胎妊娠。分娩过程中第二个胎儿娩出后，阴道出血约500ml。检查见胎盘、胎膜完整，子宫时软时硬，轮廓不清，血色暗红，病人面色苍白，神志淡漠，血压下降。

43. 该病人出血的原因为

A. 子宫收缩乏力 　　B. 软产道损伤

C. 胎盘残留 　　　　D. 胎盘滞留

E. 弥散性血管内凝血

44. 应首先采取的护理措施是

A. 协助医生刮出残留胎盘

B. 缝合软产道

C. 遵医嘱给予抗凝药物

D. 配合医生人工剥离胎盘

E. 按摩子宫同时注射缩宫素

（张翠红）

第9章　正常产褥期产妇的护理

从胎盘娩出至产妇全身各器官（除乳腺外）恢复至正常未孕状态所需的一段时期，称产褥期，通常为6周。

第1节　产褥期产妇的生理及心理变化

一、产褥期产妇的生理变化

1. 生殖系统

（1）子宫： 产褥期子宫变化最大。胎盘娩出后，子宫逐渐恢复至未孕状态的过程称子宫复旧。主要表现为子宫体肌纤维缩复和子宫内膜再生。

1）子宫体肌纤维缩复：胎盘娩出后，随着肌纤维不断缩复，子宫体积逐渐缩小。产后10天子宫下降入骨盆腔内；产后6周子宫恢复至未孕大小。

2）子宫内膜再生：胎盘附着部位的内膜修复需6周，其他部位的子宫内膜约于产后第3周基本完成修复。

3）子宫颈：产后1周子宫颈内口关闭，产后4周子宫颈恢复至未孕状态。初产妇的子宫颈外口由产前圆形（未产型），变为产后"一"字形（已产型）。

> **锦囊妙"记"　产后子宫颈及内膜的恢复**
> 宫颈内口1周闭，4周宫颈全复旧。
> 内膜修复需3周，胎盘附着6周闭。

（2）阴道及外阴： 黏膜皱襞约在产后3周重现。分娩后外阴有轻度水肿，于产后2~3日自然消退。会阴轻度撕裂或会阴切口缝合处产后3~4日可愈合。

2. 乳房

（1）主要变化是泌乳，乳汁中含有大量免疫抗体。吸吮是保持乳腺分泌的关键。排空乳房是维持乳汁分泌的重要条件。

（2）初乳：产后7日内分泌的乳汁。初乳中含有较多蛋白质，脂肪和乳糖较少，易消化吸收，并有防御感染及排泄胎粪的作用，是新生儿早期理想的天然食物。

（3）过渡乳：产后7~14日分泌的乳汁。

（4）成熟乳：产后14日以后所分泌的乳汁，呈白色。其蛋白质含量逐渐减少，脂肪和乳糖含量逐渐增多。

3. 血液、循环系统

（1）产后72小时内，由于子宫收缩，子宫胎盘血液进入体循环，以及组织间液回收，使产妇循环血量增加15%~25%。

（2）心脏病产妇需预防心力衰竭的发生。

（3）产褥早期，血液高凝，有利于减少产后出血；产后2~4周恢复。

4. 消化系统　产后1~2日产妇常感口渴。产后腹肌、盆底肌松弛，胃肠道肌张力、蠕动减弱，易发生便秘。

5. 泌尿系统　妊娠期体内潴留大量水分在产褥早期经肾脏排出，产后1周内尿量增多。产褥期（尤其产后24小时内）由于膀胱肌张力下降、对膀胱内压的敏感性降低、外阴切口疼痛等，易发生尿潴留。

6. 内分泌系统
{
（1）不哺乳产妇：于产后6～10周恢复月经，平均于产后10周恢复排卵。
（2）哺乳产妇：平均在产后4～6个月恢复排卵。产后月经较晚恢复者，首次月经来潮前多有排卵，有受孕可能，应注意避孕。
}

二、产褥期产妇的心理调适

{
1. 依赖期　产后1～3日。产妇的许多需要是通过别人来满足的，家人的关心帮助，医务人员的关心指导都是极为重要的。

2. 依赖-独立期　产后3～14日。产妇多能改变依赖期的状态，表现出较为独立的行为，但也容易产生压抑，及时护理和指导能帮助其应对压抑。

3. 独立期　产后2周～1个月。产妇接纳新家庭的形成及正常运作。
}

第2节　产褥期产妇的护理

一、临床表现

1. 生命体征　产后体温多数在正常范围，可在产后24小时内略升，一般不超过38℃。脉搏略慢，1周后恢复正常。呼吸变为胸腹式呼吸，深慢，14～16次/分。血压平稳。

2. 子宫复旧　产后第1日子宫底平脐。以后每日下降1～2cm，产后10日子宫降入骨盆腔内，腹部不可扪及。

> **锦囊妙"记"**
>
> **产后子宫复旧**
>
> 产后1日底平脐，产后1周耻骨上。
> 10日降至骨盆里，直至6周全修复。

3. 产后宫缩痛　产褥早期由宫缩引起下腹部阵发性剧烈疼痛，称为产后宫缩痛。于产后1～2日出现，哺乳时更甚，持续2～3日后自然消失。多见于经产妇。

4. 恶露　产后子宫蜕膜脱落，血液、坏死蜕膜组织等经阴道排出，称为恶露。正常恶露有血腥味，无臭味，持续4～6周。总量250～500ml。恶露在不同时期的特点见表9-1。

表9-1　三种恶露的特点

类型	血性恶露	浆液恶露	白色恶露
颜色	鲜红	淡红	白色
主要成分	血液	多量血浆、坏死蜕膜组织、细菌	白细胞、坏死蜕膜组织、大量细菌
持续时间	产后3～4日	持续10日	持续3周

> **锦囊妙"记"**
>
> **恶　露**
>
> 产后恶露有三类，血性浆液与白色。
> 持续时间需记忆，血三浆十白三周。

5. 褥汗　产褥早期，产妇排出大量汗液，夜间睡眠和初醒时最明显，于1周后自行好转。

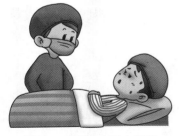

图9-1　产后2小时内护理

二、护理措施

1. 产后2小时内护理（图9-1）　产后2小时内极易发生产后出血，应在产房严密观察产妇生命体征、子宫收缩情况、阴道流血情况、膀胱充盈程度等。

2. 一般护理

（1）生命体征：每日测量2次，如有异常，及时报告医生并加强护理。

（2）环境：室温22～24℃，湿度55%～60%，保证室内有充足的光线，定期通风换气。

（3）营养：自然分娩后休息1小时，产妇可进流质饮食或半流质饮食，后根据具体情况给予普食。指导产妇加强营养，均衡膳食，以含足够蛋白质和热量的食品为主。

（4）休息与活动：保证充足睡眠。经阴道自然分娩者于产后6～12小时起床轻微活动，24小时后可下床活动。尽早下床活动有利于子宫复旧、恶露引流、大小便通畅。由于产妇产后盆底肌肉松弛，应避免负重劳动或蹲位活动，以防子宫脱垂。

3. 生殖器官的观察与护理

（1）子宫复旧观察及护理：每日应观察宫底高度和硬度，观察恶露量、颜色及气味。

1）若子宫复旧不良，血性恶露增多且持续时间延长，应遵医嘱给予宫缩剂。

2）若恶露有臭味且有子宫压痛，表明合并感染，应遵医嘱给予抗生素。

（2）会阴护理

1）用0.1%聚维酮碘溶液行会阴擦洗，2～3次/日，会阴切口应单独擦洗。每次操作均应更换消毒会阴垫。

2）会阴水肿时，予50%硫酸镁湿热敷，2～3次/日，每次20分钟。产后24小时可用红外线照射外阴。

3）会阴侧切，产妇应采取健侧卧位。伤口于产后3～5日拆线。

4）伤口有感染应提前拆线引流，定时换药。

（3）尿潴留和便秘的处理

1）产后4小时内应鼓励、协助产妇排尿，预防尿潴留。如帮助产妇坐起或下床排尿，用温开水冲洗外阴或听流水声诱导排尿，热敷下腹部及按摩膀胱，针刺三阴交、气海、关元等穴位，或肌内注射甲硫酸新斯的明1mg等，如上述方法无效，应遵医嘱导尿。

2）对于便秘者，应劝其多食蔬菜、水果等高纤维食物，早下床活动，同时遵医嘱给予酚酞片缓泻剂。

4. 心理护理。

三、健康教育

1. 产后检查　包括产后访视和产后健康检查。产后访视时间为出院后3日、产后14日、产后28日。于产后6周，产妇携婴儿去医院进行全面健康检查。

2. 性生活指导　一般在产后6周健康检查正常后恢复性生活，并且应采取避孕措施。

第3节　母乳喂养

一、母乳喂养的优点

1. 提供营养和促进发育　母乳营养全面且易消化吸收，温度适宜，无污染，经济方便。

2. 有助于婴儿面部发育和牙齿保护。

3. 提高免疫力　母乳中含有丰富的免疫蛋白和免疫细胞，能保护新生儿、婴儿少患疾病。

4. 增进母婴感情。

5. 防止产后出血　吸吮刺激可促进催乳素和缩宫素的分泌，有利于子宫收缩，减少产后出血。

6. 可降低产妇患乳腺癌和卵巢癌的危险性。

7. 有利于产后康复　产妇哺乳期闭经，体内的营养物质得以储存，有利于产后恢复，延长生育间隔。

二、母乳喂养知识指导

1. 纯母乳喂养的概念　婴儿出生6个月内，除母乳外不添加任何食物（包括水），但不包括药品、维生素、矿物质等。

2. 指导产妇哺乳

（1）哺乳时间：早接触、早开奶，母婴同室（分离不应超过1小时），按需哺乳。

（2）哺乳姿势：坐位和卧位均可，重要的是让母亲和婴儿感到舒适（图9-2）。

（3）按摩乳房：每次哺乳前柔和按摩乳房，双侧乳房轮流哺乳。

（4）婴儿的含接姿势：婴儿的下颏接触乳房，口唇含住乳头和大部分乳晕。

（5）正确取出乳头：喂奶后应轻轻下压新生儿下颏，待松口后慢拉出乳头。避免在口腔负压下拉出乳头而引起局部疼痛或皮肤损伤。

（6）竖抱拍背：将新生儿竖抱头伏母肩，轻拍背部1～2分钟，排出胃内空气以防溢奶。

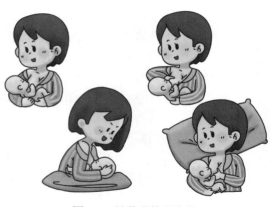

图9-2 母乳喂养的姿势

3. 乳头皲裂的护理 婴儿的含接姿势应正确。症状轻者可继续哺乳，健侧乳房先哺喂，再哺喂患侧。每次哺乳后，挤出数滴奶涂于皲裂的乳头、乳晕上，有利于伤口的愈合。

4. 乳房胀痛的护理 产后3～4日，因淋巴和静脉充盈，乳腺管不畅，乳房渐胀变硬，触之疼痛，可有轻度发热。

（1）尽早哺乳：产后半小时内开始哺乳。

（2）外敷乳房：哺乳前热敷乳房，有利于促使乳腺管通畅。两次哺乳间冷敷乳房，减轻局部充血、肿胀。

（3）按摩乳房：哺乳前按摩乳房，从乳房边缘向乳晕方向轻轻按摩。

（4）配戴乳罩：穿戴合适的具有承托性的乳罩。

（5）服用中药：散结通乳的中药，如木通、漏芦等。

5. 退乳护理 最简单的方法是停止哺乳，排空乳房，少进汤汁，忌挤压乳房。双侧乳房可外敷芒硝，也可用生麦芽60～90g水煎当茶饮。不推荐用雌激素或溴隐亭退乳。

要点回顾

1. 何谓产褥期，产褥期产妇有哪些生理变化？

2. 何为恶露？产褥期会阴护理措施有哪些？

3. 如何指导母乳喂养？

●○ 模拟试题栏——识破命题思路，提升应试能力 ○●

一、专业实务

A₁ 型题

1. 产褥期是指胎盘娩出至产后
   A. 6周 　　　　　 B. 3周
   C. 4周 　　　　　 D. 10周
   E. 12周

2. 关于产褥期产妇心理调适的叙述，正确的是
   A. 依赖期为产后前3天
   B. 依赖期为产后前5天
   C. 依赖-独立期为产后3～10天
   D. 依赖-独立期为产后15～20天
   E. 独立期为产后20～42天

3. 产褥期产妇变化最大的器官是
   A. 阴道 　　　　　 B. 外阴

C. 子宫 　　　　　 D. 乳房
E. 卵巢

4. 产后第1天子宫底的位置是在
   A. 脐上一指 　　　　 B. 脐上两指
   C. 平脐 　　　　　　 D. 脐下一指
   E. 脐下两指

5. 产后胎盘附着部位子宫内膜完全愈合在产后
   A. 1周 　　　　　 B. 6周
   C. 3周 　　　　　 D. 5周
   E. 2周

A₂ 型题

6. 初产妇，27岁。自然分娩后第2天，行身体评估，下列指标正常的是
   A. 呼吸24次/分 　　 B. 出汗量多

C. 体温 39.2℃　　　　D. 尿量 400ml/24h

E. 宫底脐上 3 指

7. 产妇，26 岁，孕 1 产 1，顺产，会阴侧切伤口红肿，若指导该产妇坐浴，应该在产后

A. 4 日后　　　　　　B. 6 日后

C. 5 日后　　　　　　D. 7 日后

E. 2 日后

8. 产妇，30 岁，孕 2 产 2，足月顺产，产后第 1 日，体温 37.6℃，心率 65 次 / 分，出汗多，阴道流血不多，宫底平脐，收缩好，属于

A. 正常产褥　　　　　B. 胎盘胎膜部分残留

C. 上呼吸道感染　　　D. 子宫复旧不良

E. 产后子宫内膜炎

9. 产妇，28 岁，孕 1 产 1，自然分娩 1 个男婴，现奶汁为乳白色的成熟乳，考虑该产妇至少在产后

A. 3～5 日　　　　　B. 10 日

C. 2～3 周　　　　　D. 14 日

E. 6 周

10. 产妇，29 岁，孕 2 产 1，足月顺产。该产妇产后血性恶露持续的时间一般是

A. 1～2 天　　　　　B. 3～4 天

C. 8～10 天　　　　D. 10～15 天

E. 15～20 天

二、实践能力

A_1 型题

11. 正常分娩产后多少时间应鼓励产妇排尿

A. 12 小时　　　　　B. 7 小时

C. 4 小时　　　　　D. 5 小时

E. 6 小时

12. 产褥期产妇内分泌系统的改变，正确的是

A. 不哺乳产妇平均在产后 12 周恢复排卵

B. 哺乳产妇平均在产后 8 周恢复排卵

C. 哺乳产妇的平均在产后 2～4 个月恢复排卵

D. 哺乳产妇平均在产后 6～8 个月恢复排卵

E. 哺乳产妇平均在产后 4～6 个月恢复排卵

13. 关于正常产褥期的描述，下列恰当的是

A. 产后初期产妇脉搏增快

B. 血性恶露持续 2 周

C. 母乳喂养可促进子宫复旧

D. 产后宫缩痛多见于初产妇

E. 产后第 1 日子宫底稍下降

14. 产后血容量明显增加的时间是

A. 产后 72 小时内　　B. 产后 6 小时内

C. 产后 20 小时内　　D. 产后 2 小时内

E. 产后 48 小时内

15. 产后宫缩痛一般持续

A. 1～2 天　　　　　B. 2～3 天

C. 8～10 天　　　　D. 10～15 天

E. 15～20 天

16. 有关会阴护理，哪项是错误的

A. 产后 7 日内禁止坐浴

B. 外阴水肿可用 50% 硫酸镁湿热敷

C. 伤口有感染者，提早拆线

D. 会阴切开缝合者向患侧卧位

E. 正常伤口 3～5 日拆线

A_2 型题

17. 产妇，27 岁，孕 1 产 1，产后母乳喂养，询问如何避免乳头皲裂，护士应指导主要措施

A. 让新生儿早吸吮、多吸吮乳头

B. 喂哺前消毒乳头

C. 喂哺后清洗乳头

D. 将乳头及大部分乳晕含入婴儿口内吸吮

E. 实行母婴同室

18. 产妇，31 岁，孕 2 产 2，经阴道分娩后 3 个月，哺乳，不能采用下列哪种避孕措施

A. 放置 V 形环　　　B. 服用长效避孕药

C. 使用避孕套　　　D. 放置 T 形环

E. 放置 O 形环

19. 产妇，26 岁，孕 1 产 1，足月顺产第 4 日，母乳喂养，乳房胀痛，无红肿，乳汁不畅，体温 37.8℃。对该产妇护理首选

A. 抗生素治疗　　　B. 生麦芽煎服

C. 停止哺乳　　　　D. 少喝水

E. 增加新生儿吸乳次数

20. 产妇，39 岁，孕 1 产 1，分娩中行会阴侧切，护士应告知其会阴伤口拆线时间为

A. 3 日　　　　　　B. 3～5 日

C. 7 日　　　　　　D. 4 日

E. 6～8 日

21. 产妇，32 岁，孕 2 产 1，顺产 1 个男婴，产后 4～6 小时应积极处理产妇出现的

A. 便秘　　　　　　B. 尿潴留

C. 褥汗　　　　　　D. 恶露

E. 疲乏

22. 产妇，28 岁，孕 1 产 1，产后 1 周，咨询产后可以恢复性生活最早的时间是

A. 产后 3 周　　　　B. 产后 4 周

C. 产后 5 周　　　　D. 产后 6 周

E. 产后 7 周

23. 产妇，26 岁，孕 1 产 1，产后 3 周，体温 39 ℃，左侧乳房疼痛，局部红肿，有波动感。最主要的处理措施是
    A. 全身应用抗生素　B. 及时切开引流
    C. 33% 硫酸镁湿敷　D. 局部物理疗法
    E. 托起患侧乳房

A_3/A_4 型题

（24～26 题共用题干）

产妇，30 岁，孕 1 产 1，分娩时行会阴左侧切开缝合术，现产后 3 日。

24. 该产妇可能的恶露是
    A. 血性恶露　　　　B. 浆液恶露
    C. 白色恶露　　　　D. 黏液恶露
    E. 月经

25. 针对该产妇，应指导其采取
    A. 左侧卧位　　　　B. 右侧卧位
    C. 患侧卧位　　　　D. 仰卧位
    E. 半坐卧位

26. 产后第 5 日，发现侧切伤口局部有硬结，对于该伤口，不正确的护理措施是
    A. 每日观察恶露的性状
    B. 每日观察子宫复旧情况
    C. 勤换会阴垫
    D. 分娩后 5 日给予温水坐浴
    E. 分娩后 8 日给予 1：5000 高锰酸钾坐浴

（27～29 题共用题干）

产妇，27 岁，孕 1 产 1，阴道分娩，产后第 1 日，要求母乳喂养。

27. 护理人员在进行促进母乳喂养成功的指导中，错误的是
    A. 对所有保健人员进行技术培训
    B. 向产妇宣传母乳喂养的好处
    C. 帮助母亲早开奶
    D. 实行母婴同室
    E. 可给婴儿奶头安慰物

28. 为预防产后乳房胀痛，不正确的措施是
    A. 分娩后马上哺乳
    B. 确保正确的含接姿势
    C. 坚持按时哺乳

D. 做到充分有效的吸吮
E. 按需哺乳

29. 该产妇产后第 3 日，自觉乳房胀痛，检查可见双侧乳房胀，有硬结，触之疼痛，考虑乳房胀痛，护理措施中错误的是
    A. 产后尽早哺乳
    B. 哺乳前热敷乳房
    C. 两次哺乳之间热敷
    D. 婴儿吸吮力不足时，可借助吸奶器吸引
    E. 按摩乳房

（30～34 题共用题干）

产妇，30 岁，孕 1 产 0，妊娠 39 周，于今晨 2：30 正常分娩，会阴裂伤缝合，6：40 产妇主诉下腹胀痛。下腹膀胱区隆起，耻骨联合上叩诊呈浊音。

30. 该产妇存在的护理问题主要是
    A. 分娩后疼痛　　　B. 体液过多
    C. 排尿异常　　　　D. 有子宫内膜感染的可能
    E. 尿潴留

31. 针对该护理问题，首选的护理措施是进行
    A. 针灸　　　　　　B. 肌内注射新斯的明 1mg
    C. 诱导排尿　　　　D. 热敷膀胱区
    E. 导尿术

32. 分娩第 3 日，乳房胀痛，局部无红肿，护理措施首选的是
    A. 用吸奶器吸奶　　B. 用生麦芽煎水喝
    C. 让新生儿多吸吮　D. 少喝汤水
    E. 芒硝敷乳房

33. 如果该产妇会阴 I 度裂伤缝合处水肿明显，会阴护理措施中正确的是
    A. 冲洗阴道、会阴
    B. 外用消炎药膏
    C. 坐浴，2 次/日
    D. 50% 硫酸镁湿敷伤口
    E. 取伤口侧卧位

34. 出院时应告知产妇产后携婴儿到医院进行全面健康检查的时间是
    A. 产后 2 周　　　　B. 产后 4 周
    C. 产后 5 周　　　　D. 产后 6 周
    E. 产后 8 周

（韩冬凤）

第10章　产褥期疾病产妇的护理

第1节　产褥感染

一、概述

1. 产褥感染　指分娩时及产褥期生殖道受病原体感染，引起局部和全身的炎性变化，为产妇死亡的四大原因之一。

2. 产褥病率　指分娩24小时以后的10日内，每日测量体温4次，间隔时间4小时，有2次达到或超过38℃者。产褥病率的原因以产褥感染为主，也包括乳腺炎、呼吸道感染或泌尿系统感染等。

二、病因

1. 病原体　常见有需氧性链球菌、大肠埃希菌属、葡萄球菌、厌氧性革兰氏阳性球菌等。混合感染多见，以厌氧菌为主。

2. 诱因
   - （1）任何导致产妇生殖道和全身自然防御能力降低的因素均可引起。
   - （2）产妇贫血、营养不良、妊娠晚期性交、产科手术操作、产道损伤、产前产后出血过多、产程延长、胎盘残留等。

3. 感染途径
   - （1）内源性感染：正常孕产妇生殖道或其他部位寄生的病原体，当出现感染诱因时可致病。
   - （2）外源性感染：被污染的衣物用具、各种手术诊疗器械、敷料接触病人、临产前性生活等导致病原体侵入产妇生殖道而引起感染。

三、病理及临床表现　产褥感染的三大主要症状是发热、疼痛、异常恶露。根据感染部位分为以下类型。

1. 急性外阴、阴道、子宫颈炎　主要为局部伤口感染，较重时有低热。病变局限者，体温一般不超过38℃，病情发展可向上或宫旁组织蔓延，导致盆腔结缔组织炎。

2. 急性子宫内膜炎、子宫肌炎　最常见。病原体经胎盘剥离面侵入，扩散至子宫蜕膜层者为子宫内膜炎，表现为低热、下腹轻压痛、恶露多且有臭味；侵入子宫肌层者为子宫肌炎，表现为寒战、高热、下腹疼痛及压痛、恶露量多呈脓性。两者常相互伴随发生。

3. 急性盆腔结缔组织炎、急性输卵管炎　下腹痛伴肛门坠胀，宫旁一侧或两侧结缔组织增厚、触及炎性包块，严重者累及整个盆腔形成"冰冻骨盆"。

4. 急性盆腔腹膜炎、弥漫性腹膜炎　全身中毒症状，下腹压痛、反跳痛。

5. 血栓性静脉炎
   - （1）盆腔内血栓性静脉炎：多于产后1～2周出现高热、寒战、下腹疼痛和压痛。
   - （2）下肢血栓性静脉炎：多发生于产后2～3周，表现为弛张热，下肢水肿、皮肤发白、疼痛，又称"股白肿"。

6. 脓毒血症及败血症。

四、辅助检查

1. 确定病原体
   - （1）分泌物涂片检查，必要时做血培养和厌氧菌培养。
   - （2）血清C反应蛋白＞8mg/L，有助于早期诊断感染。

2. 确定病变部位　CT、B超检查。

五、治疗要点

1. 支持疗法　纠正贫血与水、电解质失衡，加强营养和休息，增强免疫力。取半卧位，有利于恶露引流或使炎症局限于盆腔。

2. 抗生素应用 { （1）首选广谱高效抗生素综合治疗，注意需氧菌与厌氧菌及耐药菌株问题。
（2）严重者根据细菌培养和药敏试验结果选择相应的抗生素，必要时短期加用肾上腺糖皮质激素。

3. 清除宫腔残留物，有盆腔脓肿应切开排脓或穿刺引流。

4. 对血栓性静脉炎病人，在应用大量抗生素的同时，加用肝素、尿激酶等治疗。

5. 中毒性休克或肾衰竭者，应积极进行抢救。

六、主要护理诊断/问题

1. 体温过高　与感染的因素存在有关。
2. 急性疼痛　与病原体感染、盆腔炎及伤口炎症刺激有关。
3. 焦虑　与担心疾病预后有关。
4. 体液不足　与发热消耗，摄入降低有关
5. 知识缺乏：缺乏产褥感染及自我护理的相关知识。

七、护理措施

（1）休息：房间注意通风换气，保证产妇良好的休息和睡眠。协助和指导产妇取半卧位或抬高床头，有利于炎症局限和恶露排出。血栓性静脉炎病人应绝对卧床休息，抬高患肢，局部可热敷。

（2）病情观察：包括生命体征、阴道出血、子宫复旧情况、腹部体征、会阴伤口情况等，发现异常及时通告医生。若病人体温＞39℃行物理降温。

（3）饮食：主要补充水分，予高热量、高蛋白、高维生素饮食。

（4）卫生：协助产妇做好会阴、乳房及全身皮肤清洁卫生，及时更换会阴垫。

（5）遵医嘱正确使用有效抗生素：注意抗生素使用间隔时间，维持血液有效浓度。必要时配合医生做好清宫术、脓肿引流术准备及术后护理。

（6）严格无菌操作及消毒隔离，避免院内感染。

八、健康教育

1. 加强孕期卫生宣教，临产前2个月应避免性生活及盆浴；便后及时清洗会阴，勤换会阴垫。有异常及时就诊。
2. 指导产妇识别产褥感染的早期表现，有恶露异常、腹痛、发热等异常情况及时就诊。

第2节　晚期产后出血

一、概述　产妇在分娩24小时后的产褥期内发生子宫大量出血，为晚期产后出血。产后1～2周最常见。

二、病因与临床表现　晚期产后出血病因与临床表现见表10-1。

表10-1　晚期产后出血的病因与临床表现

病因	临床表现
胎盘胎膜残留	阴道分娩最常见原因，多于产后10日发生。表现为血性恶露持续时间延长，以后反复出血或突然大量出血。检查发现子宫复旧不全，宫口松弛，有时可见有残留组织
蜕膜残留	临床表现与胎盘残留不易鉴别，需将宫腔刮出物送病理检查，见坏死蜕膜，混以纤维素、玻璃样变的蜕膜细胞及红细胞，不见绒毛组织
子宫胎盘附着面复旧不全	多发生在产后2周左右。阴道突然大量流血，子宫软而大，宫口松弛，阴道及宫口有血凝块
感染	以子宫内膜炎多见。感染引起胎盘附着面复旧不良和子宫收缩不佳，血窦关闭不全导致子宫出血
剖宫产切口裂开	多发生于产后2～3周，急性大量阴道出血
肿瘤	产后子宫滋养细胞肿瘤、子宫黏膜下肌瘤

三、辅助检查

1. 查血 hCG、血常规、尿常规。
2. 病原体和药敏试验。
3. B 超检查。
4. 宫腔刮出物送病理检查。

四、治疗要点

1. 药物治疗 少量或中量阴道流血，应给予足量、广谱、高效的抗生素及子宫收缩剂治疗，同时给予支持疗法和中药治疗。

2. 手术治疗
（1）清宫术：疑有胎盘胎膜、蜕膜残留或胎盘附着部位复旧不全者应行清宫术。刮出物送病理检查。
（2）剖腹探查：剖宫产术后阴道流血，若保守治疗无效，应适时剖腹探查。必要时切除子宫。

五、主要护理诊断/问题

1. 组织灌注量不足 与失血过多有关。
2. 有感染的危险 与阴道流血时间长、侵入性操作、机体抵抗能力下降有关。
3. 焦虑 与担心自身健康和婴儿喂养受到影响有关。

六、护理措施

1. 一般护理 促进产妇良好休息。以高热量、高蛋白、高维生素的饮食为主。

2. 止血、纠正贫血，防治休克
（1）严密观察并记录阴道出血量、生命体征、意识状态、皮肤颜色、尿量等。
（2）建立静脉通道，必要时遵医嘱输液、输血，补充血容量。
（3）协助医生止血：刮宫术或剖腹探查术前准备、术中观察及术后护理。

3. 预防感染 严格无菌操作。保持会阴清洁，勤换会阴垫。监测体温，检查恶露的性状、子宫的大小、有无压痛等。遵医嘱复查血白细胞情况及使用抗生素。

4. 心理护理 耐心向病人及家属讲解有关知识和自我护理的方法。

七、健康教育

1. 注意个人卫生 产褥期禁止性生活、盆浴，保持会阴清洁。如有异常应就诊。
2. 掌握康复技术 指导产妇检查及按摩子宫的方法；能对会阴伤口自我护理，按时回院复查。

第3节 产褥期抑郁症

一、概述
产褥期抑郁症指产妇在产褥期出现抑郁症状，是产褥期精神综合征最常见的一种，主要表现为持续和严重的情绪低落以及一系列症状，如动力减低、失眠、悲观等，甚至影响对新生儿的照料能力。一般在产后2周内出现症状。

二、病因

1. 育儿劳累、生活秩序的改变、做母亲的责任压力。
2. 机体内激素水平的改变导致情绪不稳定，甚至焦虑。

三、临床表现
产褥期抑郁症的诊断标准如下。

1. 在产后2周内出现下列5条或以上的症状，必须具备（1）（2）两条。
（1）情绪抑郁。
（2）对全部或者多数活动明显缺乏兴趣或愉悦。
（3）体重显著下降或者增加。
（4）失眠或者睡眠过度。
（5）精神运动性兴奋或阻滞。
（6）疲劳或乏力。
（7）遇事皆感毫无意义或自罪感。
（8）思维力减退或注意力不集中。
（9）反复出现想死亡的想法。

2. 在产后4周内发病。

四、治疗要点

1. **心理治疗** 是重要的治疗手段,通过心理支持、心理咨询和社会干预等,解除致病的心理因素。
2. **药物治疗** 对于中重度抑郁症及心理治疗无效者,应用抗抑郁药治疗,注意个性化选药。对于哺乳妇女,首选不通过乳汁的5-羟色胺再吸收抑制剂。

五、主要护理诊断/问题

1. **应对无效** 与产妇抑郁有关。
2. **有暴力行为的危险** 与产后抑郁有关。
3. **有自杀的危险** 与产后抑郁有关。

六、护理措施

1. **一般护理** 尽早识别有抑郁倾向的产妇,提供心理指导。创造安静愉悦的休养环境,保证产妇充足的睡眠,清淡营养饮食。
2. **心理护理** 消除产妇的恐惧心理,增加产妇产后角色的适应和应对能力,增强信心。耐心倾听,开展心理疏导工作缓解压力使其能适应母亲角色,关心爱护婴儿。
3. **防范产妇暴力行为** 密切观察产妇是否有抑郁症状,警惕有无自伤的行为,必要时遵医嘱用药,如产妇出现严重行为障碍时,避免其与婴儿独处。

七、健康教育

本病以预防为主,强调家人与社会的关怀与照顾。做好出院指导和家庭随访,提高产妇母亲角色的适应和应对能力,同时积极提供心理咨询。

要点回顾

1. 产褥感染与产褥病率,两者有什么关系?
2. 产褥感染的临床表现有哪些?如何进行护理?
3. 何谓晚期产后出血?晚期产后出血阴道流血有何特点,如何护理?
4. 何谓产褥期抑郁症?其病因有哪些?如何护理?

模拟试题栏——识破命题思路,提升应试能力

一、专业实务

A₁型题

1. 引起产褥感染最常见的病原体是
A. 产气荚膜杆菌　　B. 厌氧菌
C. 金黄色葡萄球菌　D. 阴道杆菌
E. 大肠埃希菌

2. 产褥感染的诱因不包括
A. 生殖系统的自然防御能力降低
B. 产程延长
C. 器械助产
D. 使用缩宫素
E. 产道损伤

3. 晚期产后出血最常见的原因是
A. 胎盘、胎膜残留
B. 蜕膜残留
C. 剖宫产术后子宫伤口裂开
D. 感染

E. 子宫胎盘附着部位复旧不全

4. 产褥期抑郁症最常见于
A. 产后7日
B. 产后2周
C. 产后72小时
D. 产后48小时
E. 产后4周

A₂型题

5. 产妇,26岁,孕1产1。足月产后3日,出现下腹痛,体温不高,恶露多且有臭味,子宫软,宫底脐上1横指,考虑最可能的是
A. 子宫肌炎　　　　B. 子宫内膜炎
C. 急性输卵管炎　　D. 腹膜炎
E. 盆腔结缔组织炎

6. 产妇,36岁,孕2产2。顺产产后10日,突然大量阴道出血,病理检查可见绒毛,最常见的原因是
A. 剖宫产术后切口裂开

B. 蜕膜残留

C. 胎盘、胎膜残留

D. 产褥感染

E. 子宫胎盘附着面感染或复旧不全

7. 产妇，30岁，孕1产1。5天前在家分娩一个女婴，现体温39℃，子宫体轻压痛，血性恶露量多且臭，诊断为产褥感染，护士为其讲解产褥感染的来源，下列哪项是错误的

A. 阴道内致病菌如厌氧菌类

B. 产褥期乳腺炎及脓肿

C. 孕晚期性交及盆浴带入的细菌

D. 阴道内大肠埃希菌

E. 产程延长、胎膜残留或产科手术引起

8. 产妇，31岁，孕2产2。于分娩后第2日起，连续3日体温持续在38.5℃左右。查体：双乳软，无红肿；子宫硬，无压痛；会阴切口红肿、疼痛，恶露淡红色，无臭味。该产妇发热的原因可能是

A. 急性子宫内膜炎　　B. 急性乳腺炎

C. 产褥感染　　　　　D. 上呼吸道感染

E. 急性输卵管炎

9. 产妇，36岁，孕2产1。产后2周出现弛张热，下腹疼痛并且压痛明显，下肢肿胀疼痛、皮肤紧张发白。最可能的诊断是

A. 子宫肌炎

B. 急性盆腔腹膜炎

C. 急性盆腔结缔组织炎

D. 下肢血栓性静脉炎

E. 急性子宫颈炎

10. 产妇，26岁，孕1产1。分娩后第2日起，连续3日体温维持在38℃左右。查体：子宫硬、无压痛，会阴侧切口红肿、疼痛，恶露淡红色，无臭味，双乳软，无红肿。该产妇发热的原因可能是

A. 产褥感染　　　　　B. 急性乳腺炎

C. 上呼吸道感染　　　D. 急性子宫内膜炎

E. 会阴侧切口感染

11. 产妇，38岁，孕2产2。因头盆不称行剖宫产术，术后第3日突然发生多量阴道流血，下列出血原因中，没有考虑价值的是

A. 子宫创口缝合不良

B. 胎盘附着面复旧不全

C. 感染

D. 子宫颈裂伤

E. 胎盘残留

12. 产妇，26岁，孕1产1。产后2周诊断为产褥期

抑郁症，下述不正确的是

A. 是产褥期精神综合征最常见的一种类型

B. 一般在产后2周内出现症状

C. 常表现为抑郁

D. 对活动缺乏兴趣或愉悦

E. 尽量让产妇与婴儿独处

二、实践能力

A₁型题

13. 关于产褥感染的治疗原则，错误的是

A. 加强营养和休息

B. 根据细菌培养和药敏试验选择抗生素

C. 感染严重者，不宜加用肾上腺糖皮质激素

D. 清除子宫残留物

E. 血栓性静脉炎病人可加用肝素

14. 产褥感染的护理哪一项不妥

A. 防止交叉感染，进行床边隔离

B. 产妇平卧，臀部抬高

C. 病房要定时通风

D. 保证营养摄入

E. 保持外阴清洁

15. 产褥感染体温过高的护理措施，错误的是

A. 做好口腔、皮肤的清洁

B. 体温超过39℃给予物理降温

C. 鼓励病人多饮水

D. 给予易消化的半流质饮食

E. 病室要紧闭门窗，以防病人着凉

16. 产褥感染的类型与主要症状的描述中，不正确的是

A. 急性外阴炎，会阴阴道口红、肿、痛

B. 急性子宫内膜炎，恶露多、臭，下腹压痛

C. 急性盆腔结缔组织炎，下腹痛、盆腔包块

D. 急性子宫颈炎，子宫颈充血、脓性分泌物

E. 血栓性静脉炎，下肢皮肤发红、肿但无痛

A₂型题

17. 产妇，32岁，孕1产1。产后第3日，体温38.5℃，子宫体轻压痛，血性恶露量多且臭，最有可能的原因是

A. 子宫内膜炎、子宫肌炎

B. 下肢血栓性静脉炎

C. 急性盆腔结缔组织炎

D. 急性盆腔腹膜炎

E. 产后宫缩痛

18. 产妇，37岁，孕2产2。产后4天，双乳稍胀，无明显压痛，突然畏寒，高达40℃，恶心、呕吐，下腹部剧痛，且有压痛、反跳痛、腹肌紧张

感，首先考虑的疾病为

 A. 子宫内膜炎及子宫肌炎

 B. 子宫滋养细胞肿瘤

 C. 急性盆腔结缔组织炎

 D. 流产合并感染

 E. 急性盆腔腹膜炎

19. 产妇，25岁，孕1产1。顺产后10日突然出现阴道大量流血，有凝血块排出，伴有寒战、高热，宫腔刮出物病理检查可见绒毛，其晚期产后出血的原因可能是

 A. 蜕膜残留

 B. 子宫复旧不全

 C. 子宫胎盘附着面感染

 D. 胎盘、胎膜残留

 E. 产后子宫滋养细胞肿瘤

20. 产妇，35岁，孕1产1。顺产一活婴，产后2周，阴道突然大量流血。检查发现子宫复旧不全，宫口松弛，触及残留组织。最可能的诊断是

 A. 产后出血　　　　B. 晚期产后出血

 C. 产褥感染　　　　D. 急性盆腔结缔组织炎

 E. 血栓性静脉炎

21. 产妇，36岁。晚期产后出血住院进行保守治疗，下列关于保守治疗的描述不正确的是

 A. 平卧位　　　　　B. 止血

 C. 控制感染　　　　D. 高锰酸钾坐浴

 E. 防止休克

22. 产妇，37岁，孕2产2。阴道分娩后14天，间断阴道出血伴血块3天入院。目前血压120/80mmHg，心率100次/分。下列哪一项处理是最无必要的

 A. 遵医嘱抗生素防治感染

 B. 应用缩宫素

 C. 建立有效的静脉通道，大量输血

 D. 行清宫术

 E. B超

23. 产妇，24岁，孕1产1。顺产1天，接受产褥期保健知识宣教后，向护士复述预防产褥感染的内容中，错误的是

 A. 妊娠晚期避免盆浴及性生活

 B. 接产中严格遵守无菌操作规程

 C. 产褥期应保持外阴清洁

 D. 凡临产者均应给予抗生素

 E. 治疗妊娠期的各种并发症，如贫血、慢性感染病灶等

24. 产妇，28岁，孕1产1。妊娠38周因胎膜早破

临产15小时，行剖宫产术，术后5日体温持续38～39℃，诊断为产褥感染，其临床表现可能是

 A. 乳腺肿胀，有压痛，可触及硬结

 B. 宫底平脐有压痛，血性恶露，有臭味

 C. 伤口红肿，有压痛

 D. 咳嗽，双肺可闻及干湿啰音

 E. 尿频、尿痛，一侧肾区叩击痛

25. 产妇，32岁，孕1产1。产后5天发热40℃，恶露多，有臭味，宫底平脐，有压痛。下述哪项护理不妥

 A. 半卧位　　　　　B. 床边隔离

 C. 物理降温　　　　D. 抗感染治疗

 E. 阴道冲洗1～2次/日

26. 初产妇，35岁。自然分娩。产程延长，手取胎盘。出院时，责任护士告知其预防产褥感染的措施，错误的内容是

 A. 加强营养　　　　B. 不能外出

 C. 注意卫生　　　　D. 禁止盆浴

 E. 防止感冒

27. 产妇，30岁，孕1产1。产后24小时出现寒战、高热，体温41℃，血压60/35mmHg，子宫压痛，下腹反跳痛，用升压药无效。最妥当的处理是

 A. 静脉滴注抗生素

 B. 使用肾上腺皮质激素

 C. 纠正酸中毒和抗感染

 D. 抗休克抗感染同时输注白蛋白

 E. 抗休克抗感染同时进行子宫切除术

A_3/A_4型题

（28～30题共用题干）

 产妇，31岁，孕1产1。足月分娩3日后，体温38℃，双乳稍胀，宫体软，宫底脐下1指，轻压痛，恶露多而混浊，有臭味。

28. 首先考虑的疾病为

 A. 乳房炎　　　　　B. 产后宫缩痛

 C. 子宫内膜炎　　　D. 急性盆腔结缔组织

 E. 慢性盆腔炎

29. 对此产妇的护理措施，下列哪项错误

 A. 抬高床头　　　　B. 采取平卧位

 C. 做好会阴护理　　D. 做好病情观察

 E. 做好心理护理

30. 在护理中，应采取哪种隔离

 A. 保护性　　　　　B. 严密

 C. 呼吸道　　　　　D. 床边

 E. 消化道

（31～33题共用题干）

　　产妇，36岁，孕2产2。产后3日，高热，体温39.3℃，宫底平脐，子宫右侧压痛明显，恶露血性、浑浊、有臭味，白细胞23×10⁹/L。

31. 该产妇的诊断为
　　A. 产褥病率　　　　B. 产褥感染
　　C. 急性膀胱炎　　　D. 上呼吸道感染
　　E. 急性乳腺炎

32. 该产妇的护理措施正确的是
　　A. 应避免母婴接触
　　B. 平卧位利于引流
　　C. 让产妇自我观察体温、恶露、腹痛等变化
　　D. 多次行阴道检查
　　E. 及时合理使用广谱抗生素

33. 对于产褥感染的预防措施，下列哪项不对
　　A. 加强孕期宣教
　　B. 孕晚期避免盆浴与性交
　　C. 防止产道损伤及产后出血
　　D. 减少不必要的阴道检查与直肠指诊
　　E. 破膜24小时仍不能分娩者才使用抗生素

（34、35题共用题干）

　　产妇，26岁，孕1产1。孕40周行剖宫产术，术后第5日开始出现情绪低落，失眠，不吃喝，不说话，总是独自发呆或流泪，不愿意拥抱及喂哺婴儿，反应迟钝。

34. 目前，此产妇应考虑为
　　A. 产后抑郁症　　　B. 精神病
　　C. 躁狂症　　　　　D. 精神失常
　　E. 正常产褥期

35. 对于该病人，护士恰当的处理措施为
　　A. 耐心进行心理护理
　　B. 耐心进行心理护理，必要时遵医嘱给予药物治疗
　　C. 必须给予药物治疗护理
　　D. 不予处理，可自然缓解
　　E. 观察病情变化，产科住院期间不予治疗护理

（韩冬凤）

第11章　妇科护理病历

一、**病史采集方法**　采集妇科护理病史是护士对病人进行护理评估的首要步骤。

1. **方法**　通过观察、会谈及对病人进行身体检查、相关的实验室检查及相应的物理学诊断、心理测试等方法获得妇女生理、心理、社会等各方面的资料。

2. **注意事项**　由于女性生殖系统疾病常常涉及病人的隐私和与性生活有关的内容，病人会感到害羞和不适，在病史采集的过程中要做到态度和蔼、语言亲切、关心体贴和尊重病人，力求得到病人的真实病史；在可能的情况下，避免第三者在场，并给以保密承诺；对不愿说出真情者，应耐心启发；对未婚病人，有的需行直肠-腹部诊及相应的实验室检查，明确病情后再补充询问与性生活有关的问题。

二、**病史内容**

1. **一般项目**　包括病人的姓名、年龄、婚姻、籍贯、职业、民族、教育程度、宗教信仰、家庭住址等，记录入院日期、入院方式、病史陈述者、可靠程度等。

2. **主诉**　指促使病人就诊的主要症状（或体征）及持续时间。妇科病人常见的症状有外阴瘙痒、阴道流血、白带异常、闭经、下腹痛、下腹部包块及不孕等。

3. **现病史**　指围绕主诉详细了解病情发展及就医经过，采取的治疗、护理措施及效果。此外按时间顺序详细询问病人相应的心理反应、饮食、大小便、体重变化、活动能力、睡眠、自我感觉、角色关系、应激能力的变化。

4. **月经史**
   （1）包括初潮年龄、月经周期、经期、经血量和性状、有无痛经及不适、末次月经日期或绝经年龄等。可记录如下。

   $$初潮年龄\frac{月经期日数}{月经周期日数}末次月经日期或绝经年龄$$

   （2）绝经后病人应询问绝经年龄，绝经后有无阴道出血、白带异常及其他不适。

5. **婚育史**
   （1）包括结婚年龄、婚次、男方健康情况、是否近亲结婚、同居情况、性病史。
   （2）足月产、早产、流产及现存子女数，如足月产2次，无早产，流产1次，现存子女2人，可简写为2-0-1-2或用孕3产2（G3P2）表示。
   （3）分娩方式、有无难产史、产后或流产后有无出血、感染史、末次分娩或流产的时间。
   （4）采用的计划生育措施及效果。

6. **既往史**　询问既往健康状况，曾患过何种疾病，传染病史，特别是妇科疾病、结核病、肝炎、手术外伤史等。同时应询问有无食物过敏史、药物过敏史。

7. **个人史**　询问病人的生活和居住情况、出生地和曾居住地区、个人特殊嗜好、自理程度等。

8. **家族史**　了解病人的家庭成员（包括父母、兄弟、姊妹及子女）的健康状况，询问家族成员有无遗传性疾病（如血友病、白化病等）、可能与遗传有关的疾病（如糖尿病、高血压等）及传染病。

三、**身体评估**　全身体格检查，重点是腹部检查及盆腔检查。盆腔检查作为妇科特有的检查，又称为妇科检查，包括对外阴、阴道、子宫颈、子宫体及双侧附件的检查。

1. 盆腔检查的基本要求

（1）检查前取得病人的知情同意，检查时关心体贴、遮挡病人，态度严肃，语言亲切，仔细认真，动作轻柔。冬季要注意保暖。对年老体弱病人，应协助上下床，以免摔伤。

（2）检查前嘱咐病人排空膀胱，必要时导尿。大便充盈者应在排便和灌肠后进行。

（3）防止交叉感染，检查器械、臀垫、手套等均应每人次更换。

（4）除尿瘘病人有时须取膝胸位外，其他病人均取膀胱截石位，危重病人不能上检查台者可在病床上检查。

（5）正常月经期或有阴道流血者应避免检查，如为阴道异常出血必须检查时，应在无菌操作下进行，以防发生感染。

（6）未婚妇女一般仅限于直肠-腹部诊。禁用阴道窥器和双合诊，确有必要时，应征得本人和家属的同意。

（7）凡腹壁肥厚、高度紧张不合作者则行盆腔检查。

（8）男医生对病人进行检查时，需有女医生或女护士在场。

2. 盆腔检查的方法及步骤

（1）外阴检查

1）观察外阴发育、阴毛多少及其分布情况，有无畸形、水肿、炎症、溃疡、赘生物或肿块，注意皮肤和黏膜色泽，尿道口有无红肿，前庭大腺是否肿大，阴道口及处女膜的情况等。

2）检查时应让病人用力向下屏气，观察有无阴道前壁或后壁膨出、子宫脱垂及尿失禁等。

（2）阴道窥器检查

1）阴道窥器放置与取出：①应选择适合阴道大小的窥器。将阴道窥器两叶合拢，必要时用润滑剂润滑两叶前端，避免损伤，沿阴道后壁插入。②如拟做子宫颈刮片或取阴道分泌物做涂片细胞学检查，则不宜用润滑剂，可改用生理盐水润滑。③取阴道窥器时应将两叶合拢后退出，以免引起病人疼痛或不适。

2）窥视（视诊）：①观察阴道：注意阴道壁黏膜色泽，有无充血、溃疡、赘生物，是否有先天畸形等，观察分泌物量、色及性状，有无气味。②观察子宫颈，注意大小、色泽、外口形状，有无糜烂、裂伤、息肉、肿物和接触性出血。必要时进行子宫颈刮片或取分泌物进行涂片检查。

（3）双合诊：指阴道和腹壁的联合检查。即检查者一手的两指或一指插入阴道，另一手在腹部配合检查。检查子宫附件和子宫旁组织，正常输卵管不能扪及，正常卵巢偶可扪及。

（4）三合诊：经直肠、阴道、腹部联合检查称三合诊。即一手示指在阴道内，中指在直肠内，另一只手腹部配合检查。一般在双合诊查不清时进行，对后位子宫、生殖器官肿瘤、结核，子宫内膜异位症、炎症检查时尤为重要。

（5）直肠-腹部诊：一手示指伸入直肠，另一手在腹部配合检查称为直肠-腹部诊。一般适用于未婚、阴道闭锁或经期不宜进行阴道检查者。

3. 记录　检查结束后按照顺序记录检查结果。

四、心理社会评估　心理社会评估可了解病人对健康问题的感知程度，对自己所患疾病的认识和态度，对治疗和护理的期望，对病人角色的接受程度。通过了解病人对疾病的认识和态度来反映其对健康问题的理解，通过语言、行为、情绪等评估精神状态，同时还可用一些量表来评估病人的应激水平和应对措施。

要点回顾

1. 妇科病人常见的症状有哪些？

2. 足月产2次，无早产，流产1次，现存子女2人，简写为什么？

3. 未婚女性做妇科检查时要注意什么？

4. 一般什么时候选择三合诊检查？

模拟试题栏——识破命题思路，提升应试能力

一、专业实务

A₁型题

1. 妇科采集病史中下列何项最佳
   A. 严肃，冷淡
   B. 主诉是病史的主要组成部分
   C. 危重病人同样详细了解病情后再做处理
   D. 避免暗示和主观臆测
   E. 病人不得有任何隐私，必须向医生讲明

2. 阴道及子宫颈细胞学检查的禁忌证是
   A. 异常闭经
   B. 子宫颈炎症
   C. 子宫颈癌筛查
   D. 子宫腔占位病变
   E. 月经期

A₂型题

3. 病人，女，63岁。12岁初潮，每28～30日来一次月经，每次持续6～7日，50岁绝经。其月经史可描述为

   A. $12\dfrac{6\sim7}{28\sim30}60$ B. $12\dfrac{6\sim7}{28\sim30}50$

   C. $12\dfrac{28\sim30}{6\sim7}60$ D. $12\dfrac{28\sim30}{6\sim7}50$

   E. $60\dfrac{6\sim7}{28\sim30}12$

4. 病人，女，58岁。足月产2次，早产1次，无流产，现存子女2人，生育史可描述为
   A. 1-0-2-2
   B. 1-0-2-2
   C. 2-1-0-2
   D. 2-0-1-2
   E. 2-2-0-1

5. 病人，女，28岁。停经2个月阴道流血2天，下腹痛1天，妇科检查子宫增大如鹅蛋大，宫口闭，为确诊，下列哪项检查最有意义
   A. 尿妊娠试验
   B. A超
   C. 诊断性刮宫
   D. B超
   E. 基础体温测定

6. 病人，女，32岁。月经不规律，无明显诱因出现右下腹痛，查体：右下腹腹肌稍紧，右附件区压痛明显，为明确诊断，应首先进行的检查为
   A. 血常规
   B. 腹腔镜
   C. 尿妊娠试验
   D. 诊刮
   E. B超

二、实践能力

A₁型题

7. 如视频所示，在进行腹部检查时，检查者一手两指置于病人阴道，另一只手置于腹部配合的方法，称为
   A. 外阴检查
   B. 窥器检查
   C. 双合诊
   D. 三合诊
   E. 直肠-腹部诊

8. 一医生在为一女病人做妇科检查，如下图所示，该医生主要检查的部位是

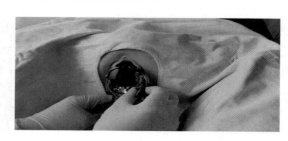

   A. 外阴
   B. 子宫
   C. 输卵管
   D. 卵巢
   E. 阴道

9. 妇科检查中下列哪项不正确
   A. 检查前先排空膀胱
   B. 阴道出血者暂不检查
   C. 未婚女子应做三合诊检查
   D. 使用阴道窥器必要时涂润滑油
   E. 男医务人员为病人做妇科检查时，需有其他女医护人员在场

A₂型题

10. 病人，女，20岁。无性生活史。自诉近日在下腹部摸到一肿块，疑"卵巢肿瘤"，应进行的检查为
    A. 三合诊
    B. 下腹部叩诊
    C. 双合诊
    D. 直肠-腹部诊
    E. 下腹部触诊

11. 病人，女，26岁，因突发性下腹痛就诊。心率110次/分，面色苍白，血压80/60mmHg，B超：子宫正常大，左附件区囊性占位，盆腔中度积液。对本病例最有价值的是
    A. 有无外伤史
    B. 有无停经史
    C. 有无恶心、呕吐
    D. 腹痛情况
    E. 有无昏厥

12. 病人，女，46岁。已婚，因阴道流血半月余就诊。对其进行妇科检查，以下正确的做法是
    A. 直接三合诊
    B. 下腹部叩诊
    C. 先进行外阴消毒
    D. 直接双合诊
    E. 下腹部触诊

13. 某妇女，34岁，孕2产2，因下腹隐痛2个月就诊。她要进行妇科检查，以下哪项护理措施是错误的
  A. 嘱其排空膀胱
  B. 进行屏风遮挡
  C. 取膝胸位
  D. 窥器等均应严格消毒
  E. 注意保暖

A₃/A₄型题

（14、15题共用题干）

病人，女，49岁。自觉潮热、出汗，情绪不稳定2个月，月经不规则半年。妇科检查：阴道分泌物少，黏膜皱襞变平，弹性下降，子宫轻度缩小余无异常。

14. 最可能的疾病是
  A. 卵巢功能障碍　　B. 神经精神疾病
  C. 神经症　　　　　D. 萎缩性阴道炎
  E. 绝经综合征

15. 不可能是此疾病导致的是
  A. 骨质疏松症　　　B. 冠心病
  C. 高脂血症　　　　D. 子宫内膜癌
  E. 血压升高及心律不齐

（赵国玺）

第12章 女性生殖系统炎性疾病病人的护理

第1节 概　　述

一、女性生殖系统的自然防御功能

1. 外阴　两侧大阴唇自然合拢遮掩阴道口、尿道口。
2. 阴道　由于盆底肌的作用，阴道口闭合，阴道前后壁紧贴在一起，可防止外界污染。阴道上皮在雌激素作用下，增生变厚。上皮细胞中含有丰富的糖原，在阴道乳酸杆菌作用下分解为乳酸，维持阴道正常的酸性环境（pH≤4.5，多为3.8～4.4），抑制其他病原体的生长，从而增强抵抗病原体侵入的能力，称为阴道自净作用。
3. 子宫颈　分泌的黏液形成"黏液栓"，堵塞子宫颈管。子宫颈内口平时紧闭，病原体不易侵入。
4. 子宫内膜　育龄期妇女子宫内膜周期性剥脱，也是消除宫内感染的有利条件。
5. 输卵管　黏膜上皮细胞的纤毛向宫腔方向摆动及输卵管的蠕动都有利于阻止病原体的侵入。
6. 生殖道免疫系统　妇女在特殊生理时期如月经期、妊娠期、分娩期和产褥期，阴道的防御功能受到破坏，病原体容易侵入生殖道导致炎症发生。

二、病原体　常见的导致生殖系统炎症的病原体有细菌、原虫、真菌、病毒、螺旋体、衣原体和支原体。

三、传染途径

1. 沿生殖道上行传播：性交传播；通过手、衣物、毛巾、浴盆等传播。
2. 经血液循环播散。
3. 经淋巴系统播散。
4. 直接蔓延。

第2节 外阴部炎症

一、非特异性外阴炎　非特异性外阴炎主要指由物理、化学等非病原体因素导致的外阴皮肤与黏膜的炎症。

1. 病因　各种刺激。
   - （1）经血、阴道分泌物、尿液、粪便的刺激，未及时清洁外阴。
   - （2）糖尿病病人糖尿的刺激，粪瘘病人的粪便、尿瘘病人的尿液刺激。
   - （3）穿紧身化纤内裤或长时间使用月经护垫，局部潮湿、透气性差。

2. 临床表现
   - （1）症状：外阴瘙痒、疼痛、灼热。
   - （2）体征：局部红肿、糜烂，常有抓痕，严重者形成溃疡或湿疹。慢性炎症时，皮肤黏膜增厚、粗糙、皲裂或呈苔藓样变。

3. 辅助检查
   - （1）阴道分泌物检查。
   - （2）必要时检查血糖以及排除蛲虫病。

4. 治疗要点
- （1）去除病因及物理因素。改善局部卫生，积极治疗阴道炎、尿瘘、粪瘘、糖尿病。
- （2）局部可用 1：5000 高锰酸钾溶液坐浴。若有破溃可涂抗生素软膏。急性期可用物理治疗。

5. 主要护理诊断/问题
- （1）舒适的改变　与外阴瘙痒、灼痛有关。
- （2）焦虑　与疾病影响正常性生活及治疗效果不佳有关。
- （3）皮肤完整性受损　与病原体的入侵、炎症分泌物刺激有关。

6. 护理措施
- （1）一般护理
  - 1）对尿瘘、粪瘘、糖尿病病人加强指导。
  - 2）保持外阴清洁、干燥。
  - 3）患病期间减少辛辣刺激性食物的摄入。
  - 4）避免局部使用刺激性的药物或清洗液。
- （2）疾病护理
  - 1）治疗指导：教会病人坐浴方法及注意事项。①局部使用 1：5000 高锰酸钾溶液坐浴，水温 40℃，每次 15～30 分钟，每日 2 次。②坐浴时将会阴部浸没于浸泡液中。③月经期禁止坐浴。
  - 2）指导病人做好外阴部护理，减少局部摩擦和混合感染的发生。

7. 健康教育
- （1）讲解外阴部炎症的病因及预防护理相关知识。
- （2）指导病人保持外阴部清洁干燥，注意四期（经期、孕期、分娩期及产褥期）的卫生。
- （3）指导病人纠正不正确的饮食及生活习惯。
- （4）加强对尿瘘、粪瘘病人的生活指导，便后及时清洁会阴，更换内裤。
- （5）对糖尿病病人加强指导，如自我监测血糖，保持外阴部清洁干燥。

二、前庭大腺炎症　前庭大腺炎症是病原体侵入前庭大腺引起的炎症，多见于育龄期女性。分为前庭大腺炎、前庭大腺脓肿和前庭大腺囊肿。

1. 病因
- （1）多为混合性细菌感染。主要病原体为葡萄球菌、大肠埃希菌、链球菌、淋病奈瑟球菌及沙眼衣原体。
- （2）在性交、流产、分娩或其他情况污染外阴部时，病原体入侵腺管初期导致前庭大腺导管炎。炎性渗出物堵塞管口，脓液积聚不能外流，感染加重，形成前庭大腺脓肿。当前庭大腺脓肿消退后，脓液转清则形成前庭大腺囊肿。

2. 临床表现
- （1）前庭大腺炎及前庭大腺脓肿
  - 1）症状：炎症多为一侧，急性期，大阴唇下 1/3 处疼痛、肿胀、灼热感，严重时走路受限。
  - 2）体征：①检查局部可见皮肤红肿、发热、压痛明显。②脓肿形成时触之有波动感。
- （2）前庭大腺囊肿
  - 1）症状：囊肿多为单侧，也可以是双侧。小囊肿常无自觉症状，大囊肿可有外阴坠胀感或性交不适。
  - 2）体征：可触及位于外阴部后下方的无痛性囊肿。

3. 治疗要点
- （1）药物治疗：应用抗生素，也可口服清热解毒的中药，或者局部坐浴。
- （2）手术治疗：前庭大腺脓肿需尽早切开引流。大的前庭大腺囊肿或反复发作者行囊肿造口术。

4. 主要护理诊断/问题　疼痛　与炎症刺激导致不适有关。

5. 护理措施
- （1）急性期卧床休息。
- （2）保持外阴清洁卫生。
- （3）急性期可根据病原体选择抗生素，也可局部中药热敷或者坐浴。
- （4）切开引流和造口术后引流条要每日更换，消毒液擦洗外阴。
- （5）观察伤口有无红、肿，注意引流物性质。

第3节 阴道炎症

一、滴虫阴道炎

1. 病因及发病机制
- （1）病原体：阴道毛滴虫。
- （2）温度25～40℃、pH5.2～6.6的潮湿环境最适宜其生长繁殖。滴虫阴道炎病人的阴道pH多数＞6.0。
- （3）月经期前后，妊娠期或产后隐藏在腺体及阴道皱襞中的滴虫常得以繁殖，造成滴虫阴道炎。
- （4）滴虫可寄生于阴道、尿道、尿道旁腺、膀胱、肾盂，以及男性包皮褶、前列腺中。
- （5）传播途径
  - 1）直接传播：经过性交传播，是其主要传播方式。
  - 2）间接传播：经游泳池、浴盆、厕所、衣物等传播。通过污染的器械及敷料传播。

2. 临床表现
- （1）症状
  - 1）典型症状是阴道分泌物增加伴外阴瘙痒。
  - 2）分泌物特点：分泌物呈稀薄脓性、泡沫状，若有其他细菌混合感染，白带可呈黄绿色、血性、脓性且有臭味。
  - 3）伴随症状：局部灼热、疼痛、性交痛，如尿道口感染可有尿频、尿痛甚至血尿。
  - 4）可吞噬精子，影响精子在阴道内生存而造成不孕。
- （2）体征：检查时可见阴道黏膜充血，严重时有散在的出血点（"草莓样"子宫颈）。

3. 辅助检查 生理盐水悬滴法（也称湿片法，最简便）及培养法。

4. 治疗要点 常为多部位感染，需全身用药，并避免阴道冲洗。用法：甲硝唑（灭滴灵）400mg/次，每日两次，7日为一疗程。或者替硝唑2g，单次口服。

5. 主要护理诊断/问题
- （1）舒适的改变 与外阴瘙痒、灼痛及白带增多有关。
- （2）皮肤完整性受损 与病原体的入侵、炎症分泌物刺激有关。
- （3）睡眠型态紊乱 与外阴瘙痒、灼痛有关。
- （4）焦虑 与治疗效果不佳，反复发作有关。
- （5）知识缺乏：缺乏对阴道炎感染途径的认识及预防知识。

6. 护理措施
- （1）一般护理
  - 1）指导病人自我护理：保持外阴部清洁干燥，内裤及毛巾应煮沸消毒5～10分钟，避免交叉和重复感染。
  - 2）患病期间减少辛辣刺激性食物的摄入。
- （2）疾病护理
  - 1）治疗期间勤换内裤，治愈前避免无保护性行为。消灭传染源，禁止滴虫病人、带虫者进入游泳池，浴盆浴巾要消毒。
  - 2）指导病人全身用药：①孕期应用甲硝唑需征得孕妇及家属同意，一般避免使用替硝唑。②甲硝唑可通过乳汁排泄，服用甲硝唑者，服药后12～24小时内避免哺乳；服用替硝唑者，服药后3日内避免哺乳。③用药期间观察用药反应，甲硝唑口服后偶见胃肠道反应，应餐后服用。此外，偶见头痛、皮疹、白细胞减少等，一旦发现应及时报告医生并停药。④指导配偶同时进行治疗，服用甲硝唑期间及停药24小时内禁酒，或者服用替硝唑期间及停药72小时内禁酒。

7. 健康教育
- （1）指导病人配合检查，提高滴虫检出率。告知病人取分泌物前24～48小时勿性交、阴道灌洗或局部用药。取分泌物时不涂润滑剂。取分泌物后标本及时送检并注意保暖。
- （2）消灭传染源。
- （3）告知随访要求：嘱病人坚持治疗。最初感染3个月内需要追踪、复查。
- （4）教育病人养成良好的卫生习惯，避免无保护性交。

二、外阴阴道假丝酵母菌病

1. 病因及发病机制
- （1）病原体：多为白假丝酵母菌。
- （2）酸性环境有利于其生长，感染者的阴道 pH 通常＜4.5。此菌不耐热，但是对干燥、日光、紫外线及化学制剂抵抗力强。
- （3）好发人群：多见于孕妇和糖尿病病人，大量雌激素治疗或长期使用抗生素者、大量应用免疫抑制剂如类固醇皮质激素或免疫缺陷综合征者，肥胖及穿紧身化纤内裤者。
- （4）传染方式：白假丝酵母菌可寄生于口腔、肠道和阴道黏膜，条件适宜时这些部位的白假丝酵母菌可以相互传染，即自身传染（内源性感染）；性交直接传染；接触被污染的衣物间接传染。

2. 临床表现
- （1）症状
  - 1）外阴、阴道口奇痒、灼痛。
  - 2）分泌物特点：白带增多，呈稠厚的凝乳状白带或豆腐渣样白带。
  - 3）伴随症状：尿频、尿痛、性交痛。
- （2）体征：外阴可见红斑、水肿，皮肤有抓痕。小阴唇内侧、阴道黏膜附着白色块状膜状物，易剥离，下面为糜烂及溃疡。

3. 辅助检查
- （1）悬滴法：将阴道分泌物涂片滴入 10%KOH 镜下找芽孢和假菌丝。
- （2）革兰氏染色法：首选的检查方法。
- （3）培养法。

4. 治疗要点
- （1）去除病因：积极治疗糖尿病，长期使用抗生素、雌激素和类固醇皮质激素者应及时停药。
- （2）阴道用药：取克霉唑、达克宁或制霉菌素片剂或栓剂塞入阴道内，每晚一次，7～14 日为一疗程。
- （3）全身用药：适用于未婚无性生活女性；外出不方便局部用药或月经来潮者。伊曲康唑 200mg/次，每日一次，连用 3～5 日。或者氟康唑，150mg，顿服。
- （4）性伴侣的治疗：无须对性伴侣常规治疗。对于有龟头炎者需进行检查和治疗。

5. 主要护理诊断/问题
- （1）舒适的改变　与外阴瘙痒、灼痛及白带增多有关。
- （2）皮肤完整性受损　与病原体的入侵、炎症分泌物刺激有关。
- （3）焦虑　与治疗效果不佳，反复发作有关。
- （4）知识缺乏：缺乏对阴道炎感染途径的认识及预防知识。

6. 护理措施
- （1）一般护理
  - 1）注意外阴卫生：保持外阴清洁干燥，避免使用刺激性洗液。非月经期不使用卫生护垫，选择透气性好的棉质内裤。
  - 2）饮食指导：避免进食辛辣刺激性食物。
  - 3）治疗期间勤换内裤，内裤应煮沸消毒。治疗期间避免性生活。
- （2）疾病护理
  - 1）指导病人正确局部用药：用药前后注意手的卫生，减少交叉感染机会；指导阴道用药的病人采取下蹲位将药片送入阴道后穹隆部。
  - 2）孕妇要积极治疗，否则阴道分娩时新生儿易感染为鹅口疮，以局部用药为主，小剂量长疗程，禁用口服唑类抗真菌药物。
  - 3）向病人讲解病因，糖尿病病人注意血糖变化，消除病因。

7. 健康教育
- （1）向病人讲解疾病的发生原因及疾病治疗护理相关知识。
- （2）指导病人养成良好的卫生习惯，平日避免进行阴道冲洗。
- （3）勿长期使用或滥用抗生素。
- （4）复发性外阴阴道假丝酵母菌病，在强化治疗达到真菌学治愈后，给予巩固治疗半年。用药期间，注意监测肝功能。
- （5）随访：治疗结束的 7～14 日追踪复查。

三、细菌性阴道病

1. 病因及发病机制　细菌性阴道病为阴道内正常菌群失调引起的混合感染。加德纳菌、厌氧菌等增多，而乳酸杆菌减少，阴道内生态失衡而引起疾病。可能与频繁性交、阴道冲洗有关。

2. 临床表现
- （1）症状：10%～40%病人无临床症状，有症状者主诉稀薄的阴道分泌物增多并有难闻的臭味或鱼腥味。可有轻度外阴瘙痒或烧灼感。
- （2）体征：有较多均匀一致的灰白色稀薄的白带，阴道黏膜无红肿或充血等炎症表现。

3. 辅助检查
- （1）胺试验：分泌物滴入10%KOH产生烂鱼样腥臭味即为阳性。
- （2）线索细胞检查：线索细胞＞20%为阳性。
- （3）阴道pH＞4.5。

4. 治疗要点
- （1）无症状可不予治疗。
- （2）全身用药：口服甲硝唑，400mg/次，每日两次，连用7日。
- （3）局部治疗：阴道用药甲硝唑200mg，置于阴道穹隆部，每日一次，连用7日。
- （4）妊娠妇女的治疗：由于本病在妊娠期有合并上生殖道感染的可能，有症状的妊娠期病人都需治疗。

5. 主要护理诊断/问题
- （1）舒适的改变　与阴道分泌物增多及外阴瘙痒有关。
- （2）焦虑　与疾病反复发作及外阴异常气味有关。

6. 护理措施
- （1）一般护理
  - 1）注意性生活卫生，避免过频或无保护的性生活。
  - 2）孕期注意个人卫生。
  - 3）教会其自我护理方法，保持外阴清洁干燥，避免交叉感染。
- （2）疾病护理
  - 1）治疗期间勤换内裤，减少性生活。
  - 2）指导病人正确用药：局部用药前后注意手的卫生，采取下蹲位塞药片于阴道后穹隆。口服用药注意观察用药反应。

四、萎缩性阴道炎

1. 病因及发病机制
- （1）易感易发因素：见于绝经后老年妇女，手术切除卵巢或盆腔放射治疗后女性，由于卵巢功能减退，雌激素水平下降，阴道黏膜变薄，糖原含量减少，乳酸杆菌减少，阴道pH上升（多为5.0～7.0），局部抵抗力下降。
- （2）病原体：以需氧菌感染为主。

2. 临床表现
- （1）症状：白带增多，稀薄，呈淡黄色，严重者呈脓血性。伴外阴、阴道烧灼感。可有尿频、尿痛、尿失禁症状。
- （2）体征：外阴、阴道呈萎缩性改变。阴道黏膜充血，可见出血点、表浅溃疡。

3. 辅助检查
- （1）阴道分泌物检查：显微镜下见到大量白细胞，无滴虫及假丝酵母菌。
- （2）子宫颈细胞学涂片检查：排除子宫颈癌。
- （3）局部活组织检查。

4. 治疗要点
- （1）补充雌激素增强阴道抵抗力：局部或全身给药。乳腺癌和子宫内膜癌病人慎用雌激素制剂。
- （2）抑制细菌生长：阴道局部应用抗生素如诺氟沙星100mg，放于阴道深部，每日一次，共7～10日。

5. 主要护理诊断/问题
- （1）舒适的改变　与外阴瘙痒、灼痛及白带增多有关。
- （2）焦虑　与治疗效果不佳，反复发作有关。
- （3）知识缺乏：缺乏对阴道炎感染途径的认识及预防知识。
- （4）皮肤完整性受损　与病原体的入侵、炎症分泌物刺激有关。

6. 护理措施
- （1）一般护理：注意个人卫生，不用过热或有刺激性的清洗液洗外阴。加强锻炼，增强自身抵抗力。
- （2）疾病护理
  - 1）治疗期间勤换内裤，避免性生活。
  - 2）指导病人正确用药：由于老人放药有一些困难，指导家属放药方法或由护士放药。

（1）指导病人养成良好的卫生习惯，尽量避免盆浴，必要时专人专盆。

（2）指导病人便后由前往后擦拭，防止粪便污染外阴。

（3）指导病人注意性生活卫生，必要时可用润滑剂减少对阴道的损伤。

（4）指导有关萎缩性阴道炎的病因及预防知识。

（5）指导复查白带注意事项。

列表区别四种常见的阴道炎（表 12-1）。

7. 健康教育

表 12-1　四种常见的阴道炎的异同

类型	病因及主要传播途径	主要症状	治疗及护理
滴虫阴道炎	阴道毛滴虫 性交直接传播	外阴瘙痒 白带：稀薄泡沫状	1. 个人卫生，内裤煮沸消毒 2. 全身用药：甲硝唑、替硝唑 3. 性伴侣需同时治疗
外阴阴道假丝酵母菌病	白假丝酵母菌 内源性感染	外阴奇痒 白带：白色稠厚凝乳状或豆渣状	1. 消除诱因 2. 个人卫生，内裤、毛巾开水烫洗 3. 局部用药：克霉唑制剂，制霉菌素栓 4. 全身用药：伊曲康唑，氟康唑
细菌性阴道病	阴道内菌群失调	无或轻度瘙痒 白带：均匀一致的稀薄白带，鱼腥臭味	1. 个人卫生 2. 局部用药：甲硝唑 3. 全身用药：甲硝唑 5. 有症状的妊娠期病人：须治疗
萎缩性阴道炎	雌激素水平降低	外阴瘙痒 白带：黄水样	补充雌激素，局部应用抗生素（诺氟沙星）

五、婴幼儿外阴阴道炎

1. 病因　婴幼儿体内雌激素水平低，阴道上皮较薄，阴道 pH 呈中性，抵抗力差，婴幼儿卫生不良，大便污染、外阴不洁或蛲虫感染都可以引起炎症。

2. 临床表现

（1）症状：主要症状为阴道分泌物增多，呈脓性，引起外阴瘙痒，病儿烦躁不安。部分病儿伴有泌尿系统症状。

（2）体征：外阴、阴道黏膜充血、水肿，可见脓性分泌物流出。严重者外阴表面可见溃疡，小阴唇粘连。

3. 辅助检查

（1）阴道分泌物检查找滴虫或假丝酵母菌。

（2）阴道分泌物涂片染色或病原学检查。

（3）阴道分泌物做细菌培养。

4. 治疗要点

（1）针对病原体选择口服抗生素。

（2）局部用药：吸管将抗生素溶液滴入阴道。

（3）对症处理：有蛲虫应积极治疗。小阴唇粘连可外涂雌激素软膏。

（4）保持外阴清洁干燥。

5. 主要护理诊断/问题

（1）舒适的改变　与外阴瘙痒、灼痛及白带增多有关。

（2）皮肤完整性受损　与病原体的入侵、炎症分泌物刺激有关。

6. 护理措施

（1）一般护理：保持外阴清洁干燥，勤换内裤，避免穿开裆裤；注意外阴卫生，便后清洗外阴；专物专用，防止交叉感染。

（2）疾病护理

1）指导病儿家属为病儿局部用药前后注意手的卫生。

2）避免搔抓加重感染。

7. 健康教育

（1）教育家长及时治疗照顾者所患疾病，避免将病原体传给孩子。

（2）教会家长消毒处理相关物品。

（3）指导家长护理病儿外阴。

（4）指导家长正确用药。

第4节 子宫颈炎症

子宫颈炎症包括子宫颈阴道部炎症及子宫颈管黏膜炎症。临床上有急性和慢性两种。

一、病因及病理类型

1. 急性子宫颈炎
- （1）性传播疾病病原体：如淋病奈瑟球菌、沙眼衣原体，均可感染子宫颈柱状上皮，累及子宫颈黏膜腺体，并沿黏膜面扩散，以子宫颈管病变最明显。
- （2）内源性病原体：如需氧菌和厌氧菌。

2. 慢性子宫颈炎
- （1）病因：多由急性子宫颈炎迁延而来。也可以是病原体持续感染导致。病原体与急性子宫颈炎相似。
- （2）病理类型：慢性子宫颈管黏膜炎、子宫颈息肉、子宫颈肥大。

二、临床表现

1. 急性子宫颈炎
- （1）症状：大部分病人无症状，有症状者表现为白带增多，多呈黏液脓性。可伴腰酸、下腹坠胀、尿频尿急。
- （2）体征：子宫颈充血、肿大、黏膜外翻，有黏液脓性白带从子宫颈口流出。子宫颈管黏膜质脆，容易诱发出血。

2. 慢性子宫颈炎
- （1）症状：多无症状，少数病人有白带增多，呈淡黄色或脓性，偶有性交后出血。可有腰骶部酸痛和下腹坠痛、不孕。
- （2）体征：检查可见子宫颈外口处的子宫颈阴道部外观呈颗粒状的红色区，称为子宫颈糜烂样改变，或者有黄色分泌物覆盖子宫颈口或从子宫颈口流出，或者表现为子宫颈肥大或子宫颈息肉。

> **锦囊妙"记"**
>
> **慢性子宫颈炎的特点**
>
> 白带增多偶出血，腰骶酸痛腹坠痛。
>
> 妇检糜烂样改变，物理方法疗效显。

三、辅助检查

1. 阴道分泌物悬滴法。
2. 子宫颈分泌物涂片检查。
3. 培养法。
4. 聚合酶链反应（PCR）是检测和确诊淋病奈瑟球菌感染的主要方法。
5. 子宫颈脱落细胞学检查和（或）人乳头瘤病毒检测。

四、治疗要点

1. 急性子宫颈炎　针对病因给予全身抗生素治疗，同时禁止性生活。若为淋病奈瑟球菌或沙眼衣原体感染者，性伴侣应同时检查及治疗。

2. 慢性子宫颈炎　以局部治疗为主，在治疗前先进行子宫颈刮片细胞学检查排除早期子宫颈癌。
- （1）物理疗法：对子宫颈糜烂样改变伴有分泌物增多、乳头状增生或接触性出血，最常用的治疗方法。常用的方法有激光、冷冻、微波治疗。治疗时机在月经干净3～7日。
- （2）药物疗法：中药保妇康栓治疗。
- （3）手术疗法：子宫颈息肉可手术摘除。

五、主要护理诊断/问题

1. 焦虑　与出现血性白带及性交后出血，担心癌变有关。
2. 疼痛　与局部炎症刺激有关。
3. 知识缺乏：缺乏相关疾病知识。

六、护理措施

1. 急性子宫颈炎的护理
- （1）一般护理
  1）做好生活护理，保证病人充分休息。
  2）注意个人卫生，保持外阴清洁。
  3）高蛋白、高维生素饮食。
  4）观察病情，及时给予心理上的关怀。
- （2）疾病护理
  1）积极治疗，预防慢性子宫颈炎。
  2）遵医嘱针对病原体给予全身抗生素治疗。
  3）观察病情变化及用药反应。
  4）对症护理：体温过高给予物理降温。

2. 慢性子宫颈炎的护理
- （1）一般护理
  1）注意个人卫生，保持局部清洁干燥。
  2）指导育龄妇女采取避孕措施，避免人工流产。
- （2）疾病护理
  1）药物治疗：局部用药前后注意手的卫生，药物准确放入。
  2）物理治疗前后的护理：①正确选择时机：在月经干净3～7日，无同房史，无急性生殖器官炎症，并且治疗前先进行子宫颈刮片细胞学检查排除早期子宫颈癌方可进行治疗。术前测量血压及体温，术前排空膀胱。②术后护理：清洗外阴，每日两次。物理治疗后分泌物增多，甚至有大量水样排液，在术后1～2周为脱痂期，有少量出血，避免剧烈活动及搬运重物以免引起出血量过多。若出血多需急诊局部用止血粉或者压迫止血，必要时加用抗生素。创面尚未愈合期间（4～8周）禁盆浴、性交及阴道冲洗，并于两次月经干净后3～7日复查。

七、健康教育

1. 教育病人养成良好的卫生习惯，避免无保护及不洁性交。
2. 指导病人正确局部用药，提高治疗效果。
3. 指导定期体检。
4. 采取预防措施，避免分娩、流产时器械损伤子宫颈。

第5节　盆腔炎性疾病

盆腔炎性疾病是指女性上生殖道的一组感染性疾病，多发生在性活跃的生育期妇女。

一、病因

1. 机体抵抗力下降。
2. 病原体　包括寄生在阴道内的内源性病原体（包括需氧菌和厌氧菌），以及外源性病原体（如淋病奈瑟球菌、沙眼衣原体等性传播疾病的病原体）。
3. 高危因素　流产后、产后感染，子宫腔内手术操作引起感染，邻近器官的炎症经过直接蔓延，不良性行为、性卫生不良等。

二、病理

1. 急性子宫内膜炎及子宫肌炎。
2. 急性输卵管炎、输卵管积脓、输卵管卵巢脓肿。
3. 急性盆腔腹膜炎。
4. 急性盆腔结缔组织炎。
5. 败血症及脓毒血症。
6. 肝周围炎。
7. 盆腔炎性疾病后遗症　主要病理改变为组织破坏、广泛粘连、增生及瘢痕形成。

三、临床表现及辅助检查

1. 急性盆腔炎性疾病
- （1）症状
  - 1）轻者无症状或者症状轻微。常见症状为下腹疼痛，呈持续性，活动或性交后加重；发热；阴道分泌物增多。
  - 2）重症者可有寒战、高热、头痛。月经期发病可出现经量增多、经期延长。腹膜炎时可出现恶心、呕吐、腹胀、腹泻。如有脓肿可出现下腹包块及局部压迫刺激症状。
- （2）体征
  - 1）典型体征：呈急性病容，体温升高，下腹部压痛、反跳痛、肌紧张。
  - 2）妇科检查：①阴道黏膜充血，脓性分泌物自子宫颈口外流。②子宫颈充血水肿，子宫颈举痛明显，子宫体略大、压痛、活动受限。③输卵管增粗压痛。若为输卵管卵巢囊肿可触及包块。
- （3）辅助检查
  - 1）子宫颈或阴道分泌物检查。
  - 2）血液检查。
  - 3）影像学检查。
  - 4）后穹隆穿刺：怀疑盆腔脓肿时行此项检查。

2. 盆腔炎性疾病后遗症
- （1）症状
  - 1）全身症状多不明显，可有低热，全身不适易疲劳。
  - 2）慢性盆腔痛：下腹痛、腰痛、肛门坠胀，月经期或性交后症状加重。
  - 3）不孕及异位妊娠。
- （2）体征
  - 1）子宫常为后位，活动受限，粘连固定。
  - 2）输卵管炎可在子宫一侧或两侧触到增厚的输卵管呈条索状。
  - 3）输卵管卵巢积水或囊肿可摸到囊性肿物。
  - 4）若子宫被固定或者封闭于周围瘢痕化组织中，可呈"冰冻骨盆"。
- （3）辅助检查
  - 1）宫颈或阴道分泌物检查。
  - 2）血液检查。
  - 3）影像学检查。

四、处理原则

1. 急性盆腔炎性疾病
- （1）支持疗法：卧床休息，取半坐卧位，避免不必要的妇科检查，以免炎症扩散。
- （2）抗生素治疗：是急性盆腔炎的主要治疗手段。抗生素应用原则是经验性、广谱、及时及个体化。
- （3）手术治疗：对于可疑脓肿破裂者需立即开腹探查。
- （4）中药治疗：活血化瘀、清热解毒。

2. 盆腔炎性疾病后遗症　采用综合性治疗方案控制炎症，缓解症状，增加受孕机会，包括中西药治疗、物理治疗、手术治疗等。

五、主要护理诊断/问题

- 1. 体温过高　与盆腔感染有关。
- 2. 腹痛　与盆腔感染有关。
- 3. 知识缺乏：缺乏预防盆腔感染的知识。

六、护理措施

1. 急性盆腔炎性疾病
- （1）一般护理
  - 1）卧床休息，半卧位。
  - 2）给予高热量、高蛋白、高维生素流质或半流质饮食。
  - 3）床边隔离。

1. 急性盆腔炎性疾病

（2）疾病护理

1）遵医嘱给予抗生素治疗并注意过敏反应。

2）体温过高应给予物理降温。腹胀时可胃肠减压，观察恶心、呕吐、腹胀现象是否减轻。

3）禁止经期性生活，发生急性盆腔炎症后禁止热敷、按摩腹部、阴道灌洗及不必要的妇科检查，防止炎症扩散。

4）观察病情，如发现腹痛加剧、寒战、高热、恶心、呕吐、腹部拒按，考虑脓肿破裂，应及时通知医生。

2. 盆腔炎性疾病后遗症

（1）一般护理

1）注意个人卫生，尤其经期不要盆浴、游泳、性交及过度劳累等，以防反复感染加重病情。

2）指导病人安排好日常生活，避免过度疲劳，督促病人坚持每日参加适合个人的体育锻炼以增强体质和免疫力。

（2）疾病护理

1）腹痛、腰痛时注意休息，防止受凉。

2）指导病人正确用药。

3）需做手术治疗者，应做好手术相关护理。

七、健康教育

1. 讲解盆腔炎性疾病的病因、预防措施，教育病人保持外阴清洁。

2. 增加营养，增强体质，提高抵抗力。

3. 做好月经期、孕期、产褥期的卫生宣教。注意性生活卫生，预防性传播疾病。月经期禁止性交。

4. 若有生殖道感染应及时接受正规治疗，防止盆腔炎性疾病后遗症的发生。

要点回顾

1. 阴道的自净作用是什么？

2. 滴虫阴道炎、外阴阴道假丝酵母菌病、细菌性阴道病、萎缩性阴道炎的典型白带特点有什么不同？

3. 慢性子宫颈炎物理治疗术前的注意事项有哪些？

●○ 模拟试题栏——识破命题思路，提升应试能力 ○●

一、专业实务

A₁型题

1. 女性生殖系统自然防御机制中最重要的是

　　A. 两侧大阴唇自然合拢

　　B. 黏液栓堵塞子宫颈管

　　C. 阴道前后壁紧贴

　　D. 阴道自净作用

　　E. 子宫内膜周期性剥脱

2. 滴虫的特征，错误的是

　　A. 适合滴虫生存的阴道 pH 为 5.2～6.6

　　B. 隐藏在腺体与阴道皱襞中的滴虫能在月经后繁殖

　　C. 阴道正常菌群内可有滴虫存在

　　D. 滴虫消耗或吞噬阴道上皮细胞内糖原，阻碍乳酸生成

　　E. 滴虫可侵入尿道、尿道旁腺及男方尿道、前列腺

3. 关于外阴阴道假丝酵母菌病，错误的是

　　A. 假丝酵母菌能产生芽生孢子与假菌丝

　　B. 假丝酵母菌对热抵抗力强，加热至 60℃ 需 4 小时才死亡

　　C. 对日光、干燥与化学制剂抵抗力较强

　　D. 适于假丝酵母菌生长的阴道 pH 为 4.0～4.7

　　E. 接受大量雌激素治疗者，易引起假丝酵母菌感染

4. 急性盆腔炎性疾病的病因不包括

　　A. 经期卫生不良

　　B. 流产后感染

　　C. 子宫腔内手术操作后感染

　　D. 阑尾炎直接蔓延

　　E. 饮食不洁

A₂型题

5. 某工厂，在女工体检时发现其女工滴虫阴道炎发病率很高，为预防其传播，下列哪项措施是不必要的

　　A. 积极治疗病人及带虫者

　　B. 相互不借用浴巾

C. 改坐厕为蹲厕

D. 改盆浴为淋浴

E. 预防性服用甲硝唑

6. 病人，女，33岁。因外阴奇痒、分泌物增多就诊，诊断为外阴阴道假丝酵母菌病，护士告知其该病的诱发因素，以下错误的是

 A. 糖尿病   B. 妊娠

 C. 长期用抗生素 D. 爱穿化纤内裤

 E. 使用避孕套避孕

7. 病人，女，40岁。因肾病综合征使用大剂量激素治疗1个月，近期外阴奇痒，坐立不安，分泌物增多呈豆渣样，门诊诊断为外阴阴道假丝酵母菌病，请告知该病的传染方式主要是

 A. 性交   B. 公共浴池

 C. 游泳池   D. 血液传播

 E. 内源性传播

8. 病人，女，40岁。3个月前因子宫颈癌行子宫全切加双附件切除术，术后出现外阴瘙痒伴黄水样白带，门诊诊断为萎缩性阴道炎，关于其萎缩性阴道炎病因正确的是

 A. 雌激素水平下降

 B. 阴道黏膜变厚

 C. 上皮细胞内糖原含量上升

 D. 阴道内pH下降

 E. 局部抵抗力上升

A₃/A₄型题

（9～11题共用题干）

 病人，女，25岁。某夜总会服务员，近期有多次不洁性交史，近3日白带增多，伴外阴瘙痒，检查外阴黏膜充血，阴道壁充血，分泌物黄色，中等量，呈稀薄泡沫状，宫颈充血。

9. 该病人患上该病的最可能的传播途径是

 A. 性交   B. 公共浴池

 C. 游泳池   D. 坐式马桶

 E. 妇科检查器具

10. 此病人应进行的辅助检查是

 A. 血常规

 B. 尿常规

 C. 阴道分泌物细菌培养及药敏试验

 D. 悬滴法阴道分泌物查滴虫

 E. 阴道细胞学检查

11. 该病人首选的药物是

 A. 克霉唑   B. 咪康唑

 C. 制霉菌素   D. 甲硝唑

 E. 伊曲康唑

（12、13题共用题干）

 病人，女，28岁。因急性下腹痛伴高热就诊，妇科检查：子宫颈充血，有抬举痛。医生初步考虑为急性盆腔炎合并盆腔脓肿。

12. 为确诊盆腔脓肿是否存在，需要进一步做的检查是

 A. 血培养   B. 后穹隆穿刺

 C. 尿培养   D. B超

 E. 子宫颈分泌物培养

13. 经治疗后病人病情好转出院，护士对该病人进行出院健康教育，在讲解该病的常见病因时，下列说法不正确的是

 A. 经期卫生不良

 B. 产后感染

 C. 慢性盆腔炎急性发作

 D. 急性肠炎

 E. 子宫腔手术操作感染引起

二、实践能力

A₁型题

14. 针对外阴炎病人的健康教育，正确的是

 A. 勤清洁外阴，保持局部清洁干燥

 B. 平时多用护垫，防止分泌物污染内裤

 C. 局部瘙痒时鼓励用手搔抓缓解不适

 D. 多饮酒，增加局部血液循环

 E. 产褥期不要每日清洁外阴，以防着凉

15. 下列针对滴虫阴道炎病人指导措施正确的是

 A. 性生活后行阴道分泌物检查效果更好

 B. 哺乳期妇女口服甲硝唑不影响哺乳

 C. 2%碳酸氢钠坐浴后阴道用药效果更好

 D. 治疗期间禁止进入公共游泳池

 E. 性生活不受影响

16. 外阴炎病人用高锰酸钾坐浴时，高锰酸钾的浓度为

 A. 1：20   B. 1：50

 C. 1：500   D. 1：5000

 E. 1：10 000

17. 关于慢性子宫颈炎物理疗法治疗中正确的是

 A. 治疗前应肉眼检查排除子宫颈癌

 B. 物理疗法是目前疗效较好的方法

 C. 冷冻疗法术后阴道排液少

 D. 病变较深者物理治疗后需1～2周治愈

 E. 除月经期外都可进行治疗

18. 外阴炎病人坐浴时，坐浴的水温宜为

 A. 60℃   B. 50℃

 C. 40℃   D. 30℃

E. 20℃

19. 下列哪项不是滴虫阴道炎的临床表现
A. 脓性，有泡沫白带
B. 外阴部瘙痒
C. 经期后自觉症状加重
D. 阴道黏膜有散在红色斑点
E. 小阴唇内侧有白色膜状物

A₂ 型题

20. 病人，女，30 岁。主诉外阴部瘙痒，诊断为外阴炎，医生建议其坐浴，坐浴溶液应选择
A. 1：5000 高锰酸钾溶液
B. 2%～4% 碳酸氢钠溶液
C. 温开水
D. 0.1% 呋喃西林溶液
E. 0.9% 氯化钠溶液

21. 病人，女，26 岁。因旅游期间未及时清洁外阴而出现外阴炎，护士指导其坐浴的注意事项中不正确的是
A. 坐浴水温以 40℃为宜
B. 每次坐浴 20 分钟
C. 每日坐浴 2 次
D. 坐浴时将整个会阴部浸没于浸泡液中
E. 月经期坚持坐浴以增加效果

22. 病人，女，26 岁，已婚。主诉白带增多伴有鱼腥臭味，诊断为细菌性阴道病，护士对其指导，不正确的是
A. 治疗期间勤换内裤
B. 避免过频或者无保护的性生活
C. 保持外阴清洁干燥
D. 避免辛辣刺激的食物
E. 用甲硝唑期间可饮酒以增加局部血液循环

23. 病人，女，35 岁。患有糖尿病，自诉 3 日来外阴奇痒，坐卧不安并伴有尿频、尿痛，妇科检查：外阴皮肤有抓痕，阴道黏膜红肿并有白色膜状物，阴道分泌物呈豆腐渣样，其最可能患的疾病为
A. 外阴阴道假丝酵母菌病
B. 滴虫阴道炎
C. 外阴瘙痒症
D. 外阴炎
E. 前庭大腺脓肿

24. 病人，女，32 岁。因外阴奇痒伴白带增多就诊，检查后诊断为外阴阴道假丝酵母菌病，病人咨询内裤处理方法，下列合适的是
A. 食醋浸洗　　　　B. 日光暴晒

C. 煮沸消毒　　　　D. 紫外线消毒
E. 乙醇喷洒

25. 病人，女，48 岁。因胆道感染入院，应用抗生素10 日，近一周来外阴瘙痒明显，检查发现阴道黏膜发红，有白色膜状物，擦除后露出红肿黏膜面，最可能的诊断是
A. 慢性阴道炎
B. 外阴瘙痒症
C. 滴虫阴道炎
D. 外阴阴道假丝酵母菌病
E. 萎缩性阴道炎

26. 某护士在社区进行常见妇科炎症健康教育，针对外阴阴道假丝酵母菌病健康教育，说法不正确的是
A. 内裤应煮沸消毒
B. 孕妇无须治疗，选择剖宫产终止妊娠即可
C. 抗真菌药物阴道局部用药效果好
D. 治疗期间禁止进入公共游泳池
E. 性伴侣无症状者无须治疗

27. 病人，女，55 岁。因白带增多呈黄水样，门诊诊断为萎缩性阴道炎，其措施不妥的是
A. 保持外阴清洁干燥
B. 局部用抗生素
C. 口服尼尔雌醇
D. 阴道涂抹雌激素软膏
E. 乳腺癌病人增加雌激素用量以改善症状

28. 病人，女，32 岁，已婚。因白带增多伴腰酸半年，诊断为慢性子宫颈炎，护士应告知她疗效较好、疗程最短的治疗方法是
A. 子宫颈上药　　　　B. 阴道冲洗
C. 物理疗法　　　　D. 手术治疗
E. 应用抗生素

29. 病人，女，28 岁。经妇科检查发现子宫颈充血、肿大，有大量脓性白带从子宫颈口流出，诊断为急性子宫颈炎，其最有效的治疗方法是
A. 口服抗生素　　　　B. 子宫颈切除
C. 物理治疗　　　　D. 子宫切除
E. 外阴擦洗

30. 病人，女，32 岁。因白带增多半年，性交后出血2 次就诊，诊断为子宫颈息肉，其治疗下列哪项最合适
A. 电熨
B. 息肉摘除并送病理学检查
C. 局部消炎
D. 子宫颈锥形切除术

E. 微波治疗

31. 病人，女，28岁。因腹痛伴高热1日入院，诊断为急性盆腔炎，对其采取的处理中，错误的是
A. 半卧位休息
B. 补充营养及液体，纠正水电解质紊乱
C. 静脉滴注广谱抗生素
D. 做血培养、子宫颈分泌物培养及药敏试验
E. 急性期多做妇科检查以明确病情

32. 病人，女，20岁。医疗诊断：滴虫阴道炎，向护士咨询疾病相关知识，不正确的健康教育内容是
A. 病原体为阴道毛滴虫
B. 可导致不孕
C. 治疗期间禁止性生活
D. 阴道用克霉唑效果好
E. 最初治疗后的3个月内追踪复查白带

33. 病人，女，29岁。患有外阴阴道假丝酵母菌病，指导其自我护理措施中不妥的是
A. 每日清洗外阴，内裤煮沸消毒
B. 孕妇积极治疗
C. 无症状性伴侣需治疗
D. 选择棉质的透气性好的内裤
E. 阴道用药前注意手部卫生，药物放置于阴道后穹隆处

34. 病人，女，65岁。近半个月来阴道流黄水样分泌物，有时带血，经检查排除恶性肿瘤，下列哪种可能性大
A. 滴虫阴道炎   B. 萎缩性阴道炎
C. 子宫颈糜烂   D. 子宫颈息肉
E. 子宫内膜炎

35. 病人，女，30岁。婚后两年未孕，半年来白带增多伴下腹坠痛，诊断为慢性子宫颈炎，欲行物理治疗，以下错误的是
A. 物理疗法的时间应在月经干净后3～7日进行
B. 物理疗法是目前治疗效果较好的方法
C. 物理疗法前应先行子宫颈刮片细胞学检查
D. 物理治疗后禁止盆浴和性生活2个月
E. 物理疗法治疗后应每日坐浴2次

36. 病人，女，54岁。白带增多，均匀稀薄，有鱼腥臭味，阴道黏膜无明显充血，阴道pH为5。最可能的诊断是
A. 急性淋病   B. 细菌性阴道病
C. 滴虫阴道炎   D. 外阴阴道假丝酵母菌病
E. 萎缩性阴道炎

37. 病人，女，35岁。1年前诊断为盆腔炎性疾病后遗症，近期连续加班工作1周后盆腔炎急性发作，出现下腹痛伴高热，以下说法不正确的是
A. 取半卧位卧床休息
B. 给予高蛋白、高热量、高维生素流质、半流质饮食
C. 抗生素治疗为主要治疗手段
D. 可疑脓肿破裂者需立即剖腹探查
E. 增加妇科检查次数以判断病情

38. 病儿，女，2岁。近3日外阴分泌物增多伴尿频，其保姆被诊断患有淋病。护士针对病儿家属指导不妥的是
A. 保持外阴清洁
B. 给病儿穿开裆裤方便清洁外阴
C. 专物专用
D. 注意保持病儿双手清洁，避免搔抓
E. 病儿家长为病儿用药前后注意手的卫生

A₃/A₄型题

（39、40题共用题干）

病人，女，26岁。4日前发现会阴部肿块，发热2日而就诊。妇科检查：右侧小阴唇下方有一个约4cm×2cm×3cm大小的肿块，有波动感，压痛明显，局部皮肤充血。

39. 该病人最可能的诊断是
A. 前庭大腺囊肿   B. 前庭大腺脓肿
C. 外阴炎   D. 外阴脂肪瘤
E. 外阴癌

40. 针对该病人最关键的处理是
A. 门诊观察
B. 按摩会阴部，促进血液循环以利于炎症吸收
C. 中药局部热敷
D. 给予止痛
E. 脓肿切开引流并造口

（41、42题共用题干）

病人，女，35岁。已婚，患有糖尿病，不规律治疗。近半个月来外阴瘙痒明显，严重时坐卧不安，白带呈稠厚的豆渣状，检查发现阴道黏膜发红，有白色膜状物。

41. 该病人最可能的诊断是
A. 慢性阴道炎   B. 外阴瘙痒症
C. 滴虫阴道炎   D. 外阴阴道假丝酵母菌病
E. 萎缩性阴道炎

42. 在外阴阴道假丝酵母菌病治疗中，错误的是
A. 内裤、盆及毛巾应开水烫洗
B. 用抗真菌药全身用药

C. 用抗真菌药局部用药

D. 常与糖尿病并发，应同时治疗糖尿病

E. 合并妊娠时无须治疗

（43、44 题共用题干）

病人，女，48 岁。卵巢癌术后，近几日出现外阴瘙痒，白带增多伴血性，呈淡黄色。

43. 该病人最可能的诊断是

A. 慢性阴道炎 　　　　B. 外阴瘙痒症

C. 滴虫阴道炎 　　　　D. 外阴阴道假丝酵母菌病

E. 萎缩性阴道炎

44. 该病人常用的阴道药物是

A. 诺氟沙星 　　　　B. 咪康唑

C. 克霉唑 　　　　　D. 氟康唑

E. 制霉菌素

（45～47 题共用题干）

病人，女，23 岁。白带增多伴腰酸 2 个月，近日性交后出血 2 次就诊，妇科检查：子宫颈糜烂样改变，子宫体大小正常，双附件未及肿物，无压痛，子宫颈刮片巴氏Ⅱ级。

45. 此病人最适宜的治疗方法是

A. 子宫颈锥切术 　　B. 局部药物治疗

C. 全身抗炎 　　　　D. 物理治疗

E. 手术切除子宫

46. 上述治疗的最佳时机是

A. 月经来潮前 3～7 日

B. 月经来潮后 3～7 日

C. 月经干净后 3～7 日

D. 月经干净后 1～2 日

E. 月经期

47. 关于子宫颈炎的护理措施，错误的是

A. 鼓励病人定期做妇科检查

B. 做子宫颈刮片排除宫颈癌，减轻病人心理负担

C. 嘱病人保持外阴清洁

D. 治疗期间进行阴道冲洗

E. 两次月经干净后复查

（48～50 题共用题干）

病人，女，28 岁，已婚。3 日前行人工流产术后出现下腹疼痛，伴有里急后重感。查体：腹部压痛、反跳痛，宫颈举痛。

48. 该病人最可能的诊断为

A. 异位妊娠 　　　　B. 盆腔炎性疾病

C. 急性子宫颈炎 　　D. 急性阑尾炎

E. 卵巢肿瘤蒂扭转

49. 上述疾病的主要治疗手段是

A. 后穹隆切开引流 　B. 剖腹探查

C. 抗生素治疗 　　　D. 阴道灌洗

E. 手术切除

50. 该病人宜采取的体位是

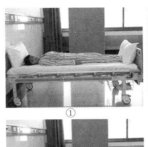 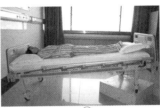
① ②

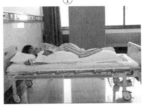 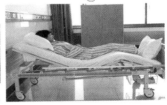
③ ④

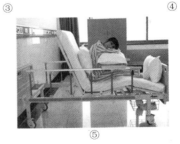
⑤

A. ① 　　　　　　　　B. ②

C. ③ 　　　　　　　　D. ④

E. ⑤

（郑长花）

第13章 生殖内分泌疾病病人的护理

第1节 异常子宫出血

一、概述 异常子宫出血，是常见的妇科症状和体征。它是指与正常月经的周期频率、规律性、经期长度、经期出血量中的任意1项不符合并且源自子宫腔的异常出血。引起异常子宫出血的原因很多，本节主要叙述排卵障碍相关的异常子宫出血。

二、分类 异常子宫出血分为"无排卵性异常子宫出血"和"排卵性异常子宫出血"两种。

无排卵性异常子宫出血常见于青春期、绝经过渡期，生育期也可发生。

排卵性异常子宫出血较无排卵性少见，多发生于生育期女性，主要包含黄体功能不足、子宫内膜不规则脱落和子宫内膜局部异常所致的异常子宫出血。

三、病因及发病机制 当机体受内部和外界各种因素，如精神紧张、营养不良、代谢紊乱、慢性疾病、环境及气候骤变、饮食紊乱、过度运动、酗酒及其他药物等影响时，可通过大脑皮质和中枢神经系统，引起下丘脑-垂体-卵巢轴之间功能调节或靶器官效应异常，导致月经紊乱。

1. 无排卵性异常子宫出血
- （1）青春期：下丘脑-垂体-卵巢轴激素间的反馈调节尚未成熟，下丘脑、垂体与卵巢间尚未建立稳定的周期性调节。
- （2）绝经过渡期：卵巢功能衰退，雌激素分泌量下降，剩余卵泡对垂体促性腺激素反应低下。
- （3）生育期：由内外环境刺激所致，如劳累、应激、流产、手术等，也可因肥胖、多囊卵巢综合征、高催乳素血症等引起持续无排卵。

2. 排卵性异常子宫出血
- （1）黄体功能不足：多种因素可造成，如卵泡期FSH缺乏，LH脉冲峰值不高，卵巢本身发育不良；有些生理性因素如初潮、分娩后、绝经过渡期也可导致。
- （2）子宫内膜不规则脱落：下丘脑-垂体-卵巢轴调节功能紊乱，引起黄体萎缩不全，内膜持续受孕激素影响，以致不能如期完整脱落。

四、临床表现

1. 无排卵性异常子宫出血 主要症状是月经紊乱，即失去正常周期和出血自限性。出血表现为月经周期紊乱，经期长短不一，出血量时多时少，出血量少者只有点滴出血，多者大量出血，不能自止，可继发贫血或休克。出血期间一般无腹痛或其他不适。

2. 排卵性异常子宫出血
- （1）黄体功能不足：月经周期缩短，月经频发，不易受孕。
- （2）子宫内膜不规则脱落（黄体萎缩不全）：月经周期正常，但经期延长，长达9~10日，出血量多且淋漓不净。
- （3）子宫内膜局部异常所致异常子宫出血：月经过多，经间期出血或经期延长，而周期持续时间正常。

五、辅助检查

1. **基础体温测定**　是诊断无排卵性异常子宫出血简单易行的方法。有排卵者基础体温呈双相曲线，无排卵者体温始终处于较低水平，呈单相曲线。黄体功能不足者呈双相型，但高温相＜11日；子宫内膜不规则脱落者呈双相型，但高温相下降缓慢。

2. **诊断性刮宫（简称诊刮）**　目的是止血和明确子宫内膜病理诊断。为确定有无排卵或黄体功能，应在经前期或月经来潮6小时内刮宫；子宫内膜不规则脱落者，需在月经第5～7日刮宫；不规则阴道流血或大量出血时，可随时刮宫。

3. **子宫颈黏液结晶检查**　子宫颈黏液月经前出现羊齿状结晶，提示无排卵。

4. **生殖内分泌测定**　通过测定血清性激素水平了解有无排卵及无排卵的病因。

5. **其他检查**　全血细胞计数、凝血功能检查、尿妊娠试验、超声检查及宫腔镜检查等。

六、治疗要点

1. **无排卵性异常子宫出血**　治疗原则：出血期止血并纠正贫血，血止后调整周期、预防子宫内膜增生和疾病复发，有生育要求者促排卵治疗。常用性激素药物止血和调整月经周期。出血期可辅以促进止血的药物。必要时手术治疗，如子宫内膜去除术、子宫切除术。

（1）青春期少女：以止血、调整月经周期为主。雌孕激素序贯疗法即人工周期法，是青春期调整月经周期的常用方法。

（2）生育期妇女：以止血、调整月经周期、促排卵为主。

（3）绝经过渡期妇女：以止血、调整月经周期、减少经量、防止子宫内膜病变为主。

2. **排卵性异常子宫出血**

（1）黄体功能不足：促进卵泡发育，刺激黄体功能和黄体功能替代。常用药物有雌激素、人绒毛膜促性腺激素和黄体酮。

（2）子宫内膜不规则脱落：促进黄体及时萎缩。常用药物有孕激素、人绒毛膜促性腺激素和复方短效口服避孕药。

锦囊妙"记"

无排卵性异常子宫出血

青春更年周期乱，经期经量不相同。

单相体温羊齿晶，诊刮宫膜无分泌。

激素止血或刮宫，预防感染多休息。

氯米芬来促排卵，雌孕序贯调周期。

七、主要护理诊断/问题

1. **疲乏**　与月经量过多、经期延长导致的贫血有关

2. **有感染的危险**　与月经量过多、经期延长导致贫血及自身抵抗力下降有关。

3. **焦虑**　与反复不规则阴道流血、担心病情及预后有关。

4. **知识缺乏**：缺乏性激素使用的相关知识。

八、护理措施

1. **一般护理**

（1）休息活动指导：出血期间充分休息，避免过度疲劳及剧烈运动。

（2）饮食指导：加强营养，可补充铁剂、维生素C和蛋白质。向病人推荐含铁丰富的食物如猪肝、蛋黄、豆角等。

2. **病情观察**　观察生命体征、子宫出血量、贫血程度、激素止血效果等。嘱病人保留出血期间使用的会阴垫及内裤，准确估计出血量。

3. **检查配合**　子宫内膜检查时取内膜的时间要正确。对通过诊刮取子宫内膜的病人要做好术前准备。无性生活史的病人做检查前要经病人或家属的知情同意。

4.治疗护理
（1）正确合理使用性激素：准时准量给药，不得随意停服或漏服。药物减量必须按医嘱规定在血止后才能开始，每3日减量一次，每次减量不超过原剂量的1/3，直至维持量。注意观察性激素的使用效果及不良反应。
（2）贫血病人的护理：遵医嘱做好配血、输血、止血等措施，维持病人正常血容量。
（3）做好围术期护理。

5.预防感染
（1）做好会阴护理，保持局部清洁，勤换会阴垫和内裤。
（2）严密观察与感染有关的症状体征，监测白细胞计数和分类。
（3）出血期间禁止性生活及盆浴。

6.心理护理　提供心理支持。

九、健康教育　出院后注意保持外阴清洁，避免盆浴，合理饮食，保证充足睡眠和愉快心情。指导合理用药、定期随访，治疗无效者要进一步检查有无器质性病变。

第2节　闭　　经

一、概述
1.原发性闭经　指年龄超过14岁，女性第二性征未发育；或年龄超过16岁，女性第二性征已发育，月经未来潮者。
2.继发性闭经　以往曾有建立正常月经，但以后因某种病理原因而月经停止6个月或按原来月经周期停经3个周期以上者。

二、病因及发病机制
1.原发性闭经　较少见，多由遗传原因或先天性发育缺陷引起。
2.继发性闭经　较多见，病因复杂。下丘脑性闭经最常见，其次为垂体、卵巢、子宫性及下生殖道发育异常闭经。

三、临床表现　主要表现为无月经或月经停止，同时出现与疾病相关的症状或体征。

四、辅助检查　辅助检查包括功能试验、激素测定、影像学检查、宫腔镜检查、腹腔镜检查，还有染色体检查等。

五、治疗要点
1.全身治疗及心理治疗　占重要地位，改善全身健康状况及心态。
2.病因治疗　积极治疗诱发闭经的原发疾病。
3.激素治疗　以补充其体内不足或拮抗过多，常用性激素及促排卵药物。
4.手术治疗。

六、护理措施
1.一般护理及心理护理。
2.做好性激素用药指导。
3.解释检查目的及注意事项，取得病人配合。

七、健康教育　指导病人合理用药、定期随访、自我监测及心理调适方法。

第3节　痛　　经

一、概述
1.定义　凡在行经前后或月经期出现下腹疼痛、坠胀，伴腰酸或其他不适，程度较重以致影响工作和生活质量称为痛经。
2.分类　痛经分为原发性和继发性两类。

二、病因及发病机制　原发性痛经与月经时子宫内膜前列腺素含量增加刺激子宫收缩有关。此外，原发性痛经还受精神、神经因素影响，恐惧、焦虑、精神过度紧张、寒冷刺激、经期剧烈活动等均可引起痛经。无排卵的增殖期子宫内膜无孕酮刺激，所含前列腺素很低，故无排卵性异常子宫出血病人一般不发生痛经。

三、临床表现

1. 症状
- （1）下腹疼痛是主要症状，呈阵发性、痉挛性疼痛。
- （2）最早出现在经前12小时，行经第一日疼痛最剧烈，持续2～3日缓解。
- （3）原发性痛经常见于青春期，多在初潮后1～2年内发病。

2. 体征　妇科检查无阳性体征。

四、辅助检查
- 1. B超检查　排除继发性痛经。
- 2. 腹腔镜、宫腔镜检查。

五、治疗要点
- 1. 重视心理治疗　说明月经时的轻度不适是生理反应，消除紧张和顾虑可缓解疼痛。
- 2. 对症治疗　腹部热敷、足够的休息和睡眠、规律而适度的锻炼、戒烟，对缓解疼痛有一定的帮助。
- 3. 药物治疗　可口服避孕药及前列腺素合成酶抑制剂缓解疼痛。

六、主要护理诊断/问题
- 1. 疼痛　与月经期子宫痉挛性收缩有关。
- 2. 恐惧/焦虑　与长期痛经所致的精神过度紧张有关。

七、护理措施

1. 一般护理
- （1）为病人提供心理支持。
- （2）介绍月经期的生理卫生知识，嘱病人注意合理休息和充足的睡眠，鼓励摄取足够的营养。

2. 用药和对症护理
- （1）症状重者按医嘱给予镇痛剂、镇静剂，但是经常服用镇痛剂的病人，应注意观察有无药物依赖症状。
- （2）口服避孕药治疗适合于要求避孕的痛经妇女。
- （3）腹部热敷和进食热的饮料可缓解疼痛。

八、健康教育　进行月经期保健教育，指导病人养成良好的生活习惯。

第 4 节　绝经综合征

一、概述　绝经综合征是指妇女绝经前后出现性激素波动或减少，引起的一系列躯体及精神心理症状。绝经分为自然绝经和人工绝经。

二、内分泌变化　绝经前后最明显变化是卵巢功能衰退，血中雌、孕激素水平下降，随后表现为下丘脑-垂体功能退化。

三、临床表现（图13-1）

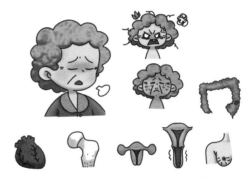

1. 近期症状
- （1）月经改变：主要症状为月经紊乱，表现为月经周期不规则、经期持续时间长及经量增多或减少。
- （2）血管舒缩症状：主要表现为潮热，是雌激素降低的特征性症状。夜间或应激状态易促发，是绝经后期妇女需要性激素治疗的主要原因。
- （3）自主神经失调症状：心悸、眩晕、头痛、耳鸣、失眠等。
- （4）精神神经症状：注意力不易集中，情绪波动大，表现为抑郁、激动易怒、记忆力减退等。

图 13-1　雌激素与症状的关系

2. 远期症状
- （1）泌尿生殖器绝经后综合征：泌尿生殖道萎缩，表现为阴道干燥、性交困难及反复阴道感染，排尿困难、尿急、尿痛等反复发生的尿路感染。
- （2）骨质疏松：雌激素缺乏导致，易发生骨折。
- （3）阿尔茨海默病。
- （4）心血管病变：绝经后易发生动脉粥样硬化、心肌梗死、高血压和脑出血。

四、辅助检查
- 1. 血清激素测定　检查血清FSH值及E_2值了解卵巢功能。
- 2. 超声检查。

五、治疗要点

1. 一般治疗
- （1）重视精神心理治疗，建立健康生活方式。
- （2）预防骨质疏松：增加日晒，补充钙剂、维生素D、降钙素。
- （3）对症治疗：镇静剂用于改善睡眠；谷维素调节自主神经功能等。

2. 激素补充治疗
- （1）适用于预防及控制围绝经期的各种症状。
- （2）禁忌证：已知或可疑妊娠，不明原因的阴道出血，已知或可疑雌激素依赖性肿瘤如乳腺癌、子宫内膜癌，严重肝肾功能障碍，血栓性疾病等。
- （3）慎用情况：子宫肌瘤、子宫内膜异位症、子宫内膜增生史、尚未控制的糖尿病及严重高血压、有血栓形成倾向等。
- （4）制剂及剂量选择：主要药物为雌激素，可辅以孕激素。剂量和用药方案要个体化，以最小剂量且有效为佳。

锦囊妙"记"

绝经综合征

潮热多汗易激动，阴道干燥性交痛。

经乱压高骨折易，可服激素与钙剂。

六、主要护理诊断/问题
- 1. 焦虑　与内分泌改变、治疗效果不佳、家庭社会环境改变有关。
- 2. 有感染的危险　与绝经期阴道、膀胱黏膜变薄有关。

七、护理措施

1. 一般护理
- （1）心理护理：告知绝经过渡期是一个正常的阶段，鼓励病人以乐观的心态适应。
- （2）饮食指导：多吃富含钙的食物，补充足够的蛋白质，鼓励多晒太阳。

2. 用药和对症护理
- （1）指导正确用药：讲解激素治疗的注意事项。
- （2）围绝经期异常阴道出血的妇女应取子宫内膜活检排除恶性病变。

八、健康教育
设立护理门诊，提供系统的绝经过渡期咨询、指导和知识教育。提供有关绝经过渡期妇女生理心理变化的知识，介绍绝经前后减轻症状的方法。

第5节　多囊卵巢综合征

一、概述　多囊卵巢综合征是常见的妇科内分泌疾病，临床上以雄激素过高的临床或生化表现、持续无排卵、卵巢多囊改变为特征，常伴有胰岛素抵抗和肥胖。

二、病因　其病因至今尚未阐明，目前研究认为可能由某些遗传因素与环境因素相互作用所致。

三、临床表现（图 13-2）

1. 月经失调　为最主要症状，多表现为月经稀发或闭经，闭经前常有经量过少或月经稀发；也可表现为不规则子宫出血。
2. 不孕　排卵障碍导致。
3. 多毛、痤疮　是高雄激素血症最常见表现。
4. 肥胖　常呈腹部肥胖型，与胰岛素抵抗、雄激素过多等有关。
5. 黑棘皮症。

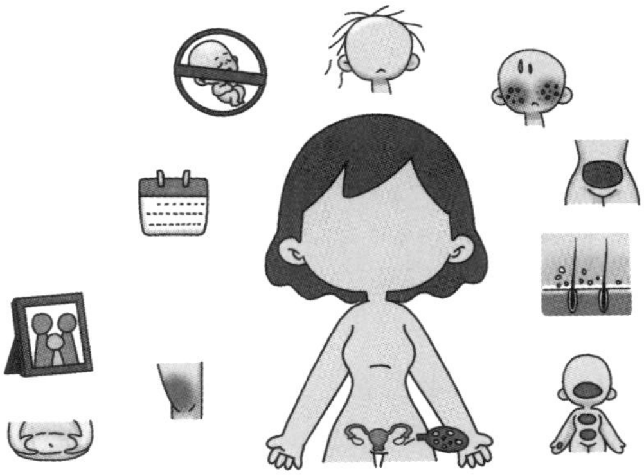

图 13-2　多囊卵巢综合征常见症状

四、辅助检查

1. 基础体温测定　表现为单相型基础体温曲线。
2. 超声检查　见卵巢增大，呈"项链征"，连续监测未见卵泡发育及排卵迹象。
3. 诊断性刮宫　在月经前数日或月经来潮 6 小时内进行，子宫内膜无分泌期变化。
4. 内分泌测定　测量血清雄激素、FSH、LH、雌激素、催乳素水平。
5. 腹腔镜检查。

五、治疗要点

1. 调整生活方式　对肥胖型病人，应控制饮食及增加运动，以降低体重和缩小腰围；可增加胰岛素敏感性，恢复排卵及生育功能。
2. 药物治疗
   - （1）调节月经周期：合理应用药物对抗雄激素，如口服避孕药、孕激素等。
   - （2）降低血雄激素水平：糖皮质类固醇、环丙孕酮、螺内酯。
   - （3）改善胰岛素抵抗：二甲双胍。
   - （4）诱发排卵：氯米芬、促性腺激素。
3. 手术治疗。

要点回顾

1. 无排卵性异常子宫出血的主要临床表现有哪些？
2. 什么是继发性闭经？
3. 原发性痛经的主要临床表现有哪些？
4. 绝经综合征的激素补充治疗有哪些禁忌证？

●○ 模拟试题栏——识破命题思路，提升应试能力 ○●

一、专业实务

A₁ 型题

1. 有排卵性异常子宫出血多见于
   A. 儿童期　　　　B. 青春期
   C. 育龄期　　　　D. 绝经过渡期
   E. 老年期
2. 最常见的异常子宫出血类型是
   A. 黄体功能不全
   B. 子宫内膜脱落不全
   C. 排卵期出血
   D. 排卵性月经过多

E. 无排卵性异常子宫出血
3. 无排卵性异常子宫出血的诱因不包括
   A. 精神紧张　　　　B. 营养不良
   C. 子宫肌瘤　　　　D. 过度劳累
   E. 气候骤变
4. 原发性闭经是指
   A. 女性年满 16 岁，女性第二性征已发育月经尚未来潮者
   B. 女性年满 17 岁，女性第二性征已发育月经尚未来潮者
   C. 女性年满 18 岁，女性第二性征已发育月经尚未

来潮者

D. 女性年满19岁，女性第二性征已发育月经尚未来潮者

E. 女性年满15岁，女性第二性征已发育月经尚未来潮者

5. 继发性闭经的病因，最常见的是

A. 子宫性闭经
B. 卵巢性闭经
C. 垂体性闭经
D. 下丘脑性闭经
E. 其他原因

6. 有关原发性痛经，错误的说法是

A. 多见于未婚或未孕妇女
B. 月经来潮前数小时即可出现
C. 生殖器官多有器质性病变
D. 伴有面色苍白出冷汗
E. 常发生在有排卵的月经周期

7. 女性绝经过渡期出现一系列性激素减少所致症状的原因是

A. 下丘脑功能衰退
B. 垂体功能衰退
C. 卵巢功能衰退
D. 子宫功能衰退
E. 肾上腺功能衰退

8. 绝经是指

A. 月经完全停止1个月以上
B. 月经完全停止1年以上
C. 月经完全停止3个月以上
D. 月经完全停止半年以上
E. 月经完全停止2年以上

9. 黄体功能不足的常见症状是

A. 月经过多
B. 月经频发
C. 月经过少
D. 月经稀发
E. 月经规则

10. 下列哪个时期出现闭经属于病理性

A. 青春期前
B. 妊娠期
C. 绝经期后
D. 生育期
E. 哺乳期

11. 多囊卵巢综合征的临床表现与下列哪项激素过高有关

A. 雄激素
B. hCG
C. 孕激素
D. FSH
E. 糖皮质激素

A₂型题

12. 病人，女，18岁。未婚，14岁初潮，月经周期不规则，2～3个月来潮一次，每次经期达10余日，量多，无痛经。医生诊断为无排卵性异常子宫出血，该少女发生此病的机制可能是

A. 子宫器质性病变
B. 下丘脑 - 垂体 - 卵巢轴尚未发育成熟
C. 卵巢功能衰退
D. 黄体功能不足
E. 闭经

13. 病人，女，27岁。月经频发，经血量正常，因婚后4年未孕来就诊。妇科检查：子宫后倾，正常大小，双附件无异常，基础体温呈双相型，为进一步明确诊断，建议病人进行诊断性刮宫的时间是

A. 月经期第6日
B. 月经期第5日
C. 月经前
D. 月经期第7日
E. 随时进行

14. 病人，女，17岁。诉经期腹痛剧烈，于月经来潮时需服镇痛剂并卧床休息。平时周期规律，基础体温呈双相型。直肠指诊：子宫前倾前屈，稍小，硬度正常，无压痛，两侧附件正常，分泌物白色。本病的影响因素中错误的是

A. 精神紧张
B. 经期剧烈运动
C. 寒冷刺激
D. 遗传因素
E. 子宫内膜异位症

15. 病人，女，50岁。近一年来月经不规律，月经量增多，经期延长，妇科检查无异常发现，血红蛋白90g/L，为排除子宫内膜恶变，应做下列哪项处理

A. 性激素测定
B. B超检查
C. 诊断性刮宫
D. 药物调整月经周期
E. 雄激素止血

16. 病人，女，30岁。第一胎产后出血达800ml，产后无乳汁分泌。现产后11个月尚未见月经来潮。自觉畏寒、周身无力，毛发脱落明显。本例属于哪类闭经

A. 子宫性闭经
B. 卵巢性闭经
C. 垂体性闭经
D. 下丘脑性闭经
E. 原发性闭经

17. 病人，女，48岁。近半年来月经紊乱，经量时多时少，医生初步诊断为无排卵性异常子宫出血，以下何种辅助检查可以确诊

A. 经前子宫颈黏液见椭圆形细胞
B. 基础体温呈双相型
C. B超检查可见子宫内膜增厚
D. 经前期诊断性刮宫，病理检查显示增殖期子宫内膜
E. 经前期妇科检查，子宫增大、变软

18. 病人，女，30岁。结婚4年未孕，月经稀发，测

基础体温呈单相型，在月经来潮前 5 日取宫颈黏液检查，结果应是

 A. 典型羊齿状结晶　　B. 无结晶形成

 C. 典型椭圆体　　　　D. 不典型椭圆体

 E. 非典型羊齿状结晶与椭圆体共存

19. 病人，女，35 岁。近半年来月经频发，初步诊断为黄体功能不足，经前 1 日诊刮子宫内膜的变化是

 A. 增殖期子宫内膜

 B. 分泌期子宫内膜

 C. 子宫内膜增生过长

 D. 萎缩型子宫内膜

 E. 子宫内膜呈现分泌不足

20. 病人，女，38 岁。近来经期延长，经量增大且淋漓不净，初步诊断为子宫内膜不规则脱落，经期第 5 日诊刮，子宫内膜的变化是

 A. 增殖期子宫内膜

 B. 子宫内膜增生过长

 C. 分泌期子宫内膜

 D. 增生期与分泌期内膜同时存在

 E. 萎缩型子宫内膜

21. 病人，女，38 岁。继发不孕，自然流产 2 次，月经规律（4～5 日 /20～23 日），经量正常，无痛经，妇科检查无异常，应首先做下列哪项检查协助诊断

 A. 子宫颈黏液检查　　B. 血 LH/FSH 测定

 C. B 超检查　　　　　D. 腹腔镜检查

 E. 基础体温测定

22. 病人，女，36 岁。继发不孕，欲测定有无排卵，下列哪项结果表示其卵巢有排卵

 A. 双相型基础体温

 B. 子宫颈黏液呈现羊齿状结晶

 C. 阴道脱落细胞涂片可见大量角化

 D. 增殖期子宫内膜

 E. 体内雌激素水平含量高

23. 病人，女，18 岁。近半年来出现月经紊乱，经期长短不一，经量时多时少，无腹痛，初步诊断为无排卵性异常子宫出血，下列哪项结果表示卵巢无排卵

 A. 阴道脱落细胞受孕激素影响

 B. 宫颈黏液呈现羊齿状结晶

 C. 分泌期子宫内膜

 D. 体内孕激素含量呈高值

 E. 双相型基础体温

24. 病人，女，30 岁。既往月经正常，近 1 年来没有来月经，经检查诊断为"继发性闭经"。关于继发性闭经，正确的是

 A. 18 岁未来潮

 B. 月经周期建立后，连续停经 1 个月

 C. 月经周期建立后，连续停经 1.5 个月

 D. 月经周期建立后，连续停经 2 个月

 E. 月经周期建立后，连续停经 6 个月

25. 病人，女，22 岁。肥胖，闭经，拟诊为多囊卵巢综合征。关于多囊卵巢综合征，B 超检查时最明显的阳性体征是

 A. 子宫明显增大

 B. 单侧卵巢增大

 C. 双侧卵巢增大及项链征

 D. 子宫与双侧卵巢均增大

 E. 阴毛稀疏

26. 病人，女，20 岁。近来月经紊乱，来院就诊，下列哪项辅助检查不能测定卵巢功能

 A. 基础体温测定

 B. 子宫颈黏液结晶检查

 C. 阴道脱落细胞涂片

 D. 输卵管通畅术

 E. 诊断性刮宫术

A_3/A_4 型题

（27、28 题共用题干）

 病人，女，48 岁。近来月经周期不定，行经 2～3 日干净，量极少，自感阵发性潮热，心悸，出汗，时有眩晕，妇科检查示子宫稍小，余无特殊。医生诊断为"绝经综合征"。

27. 该病人出现一系列症状的根本原因是

 A. 下丘脑功能衰退　　B. 垂体功能衰退

 C. 卵巢功能衰退　　　D. 子宫功能衰退

 E. 肾上腺功能衰退

28. 关于绝经综合征的病理，下列说法错误的是

 A. 雌激素的分泌逐渐停止

 B. 卵巢功能逐渐衰退

 C. 垂体分泌的 FSH、LH 均可升高

 D. 下丘脑分泌促性腺激素释放激素升高

 E. 垂体分泌促性腺激素逐渐下降

二、实践能力

A_1 型题

29. 青春期无排卵性异常子宫出血的治疗原则是

 A. 止血、减少月经量

 B. 减少月经量、调整周期

 C. 调整垂体和性腺功能

D. 止血、调整周期

E. 止血、防止子宫内膜病变

30. 青春期异常子宫出血止血最有效的药物是

    A. 雌激素

    B. 孕激素

    C. 绒毛膜促性腺激素

    D. 雄激素

    E. 前列腺素

31. 不属于无排卵性异常子宫出血特点的为

    A. 多见于育龄妇女   B. 月经周期紊乱

    C. 经期长短不一   D. 出血量多少不等

    E. 出血多者伴贫血

32. 无排卵性异常子宫出血的临床表现不包括

    A. 不规则子宫出血

    B. 贫血

    C. 基础体温呈单相型

    D. 经前子宫颈黏液出现羊齿植物叶状结晶

    E. 痛经

33. 性激素治疗的护理错误的是

    A. 严格遵照医嘱按时按量给药

    B. 指导病人正确服药

    C. 需注意肝功能监测

    D. 青春期女性可以应用雄激素

    E. 围绝经期妇女应慎用雌激素

34. 闭经病人护理措施，哪项是错误的

    A. 加强营养，增强体质

    B. 保持心情舒畅，正确对待疾病

    C. 指导合理用药

    D. 坚持轻微体育运动

    E. 坚持剧烈长跑运动

35. 原发性痛经的临床特点不包括

    A. 以下腹疼痛多见

    B. 见于青少年

    C. 呈阵发性痉挛性疼痛

    D. 腹部热敷可以缓解疼痛

    E. 经期结束前疼痛最剧烈

36. 绝经综合征常见的症状是

    A. 潮热   B. 骨质疏松

    C. 尿失禁   D. 激动易怒

    E. 月经紊乱

37. 绝经过渡期常见的临床表现不包括

    A. 潮热   B. 骨质疏松

    C. 阴道分泌物增多   D. 激动易怒

    E. 月经紊乱

38. 关于异常子宫出血，以下治疗错误的是

    A. 黄体功能不全行孕激素替代疗法

    B. 围绝经期异常子宫出血以调整月经周期，减少血量，防止子宫内膜病变为原则

    C. 绝经过渡期异常子宫出血止血给予大量雌激素

    D. 青春期异常子宫出血以止血、调整周期、促卵巢功能恢复为原则

    E. 青春期异常子宫出血调整月经周期给予雌孕激素序贯疗法

A₂型题

39. 病人，女，48岁。近一年来月经不规律，经量增多，经期延长，妇科检查无异常发现，血红蛋白80g/L，应予下列哪项处理

    A. 生殖激素测定   B. B超检查

    C. 诊断性刮宫   D. 药物调整月经周期

    E. 雄激素止血

40. 病人，女，46岁。近一年来月经不规律，月经量增多，经期延长，妇科检查：子宫不大，阴道不规则流血，首先考虑

    A. 子宫黏膜下肌瘤

    B. 子宫内膜炎

    C. 有排卵性异常子宫出血

    D. 无排卵性异常子宫出血

    E. 盆腔炎

41. 病人，女，39岁。孕3产1，自然流产后出现月经不规律，8～10日/26⁺日，基础体温呈双相型，月经第5日刮宫，内膜活检可见部分分泌期子宫内膜，应诊断为

    A. 无排卵性月经

    B. 黄体功能不全

    C. 子宫内膜不规则脱落

    D. 正常月经

    E. 不全流产

42. 病人，女，26岁。月经频发，经血量正常，因婚后3年未孕来就诊，妇科检查：子宫后倾，正常大小，双附件无异常，基础体温呈双相型，最可能的诊断是

    A. 无排卵性异常子宫出血

    B. 排卵期出血

    C. 黄体功能不足

    D. 子宫内膜不规则脱落

    E. 子宫内膜炎

43. 病人，女，24岁。结婚3年不孕，月经周期24日，经期正常，经量多，测基础体温曲线高温相

为 8 日，本例考虑为

A. 无排卵性异常子宫出血

B. 黄体功能不足

C. 子宫内膜不规则脱落

D. 属正常月经周期

E. 排卵性月经过多

44. 病人，女，18 岁。自月经初潮后月经一直不规律，医生考虑为"无排卵性异常子宫出血"，根据月经史，下列哪种情况符合其诊断

A. 周期正常，月经中期少量出血

B. 周期正常，经期延长，经血量多

C. 周期正常，经血量多

D. 周期紊乱，经期长短不一，经血量时多时少

E. 周期缩短，经血量稀少

45. 病人，女，35 岁。患有异常子宫出血，因月经过多导致贫血，以下护理措施错误的是

A. 加强营养饮食　　B. 保证充足的睡眠

C. 加强外阴护理　　D. 高热量饮食

E. 大量快速输血

46. 病人，女，18 岁。月经紊乱，经量增多，诊断为异常子宫出血，病人护理措施中错误的是

A. 加强营养　　　　B. 加强剧烈运动

C. 预防感染　　　　D. 指导性激素的应用

E. 指导病人复诊

47. 病人，女，17 岁。诉经期腹痛剧烈，于月经来潮时需服镇痛剂并卧床休息。平时周期规律，基础体温呈双相型。直肠指诊：子宫前倾前屈，稍小，硬度正常，无压痛，两侧附件正常，分泌物白色。本病最可能的诊断是

A. 子宫内膜炎　　　B. 子宫腺肌病

C. 输卵管炎　　　　D. 子宫肌瘤

E. 痛经

48. 病人，女，49 岁。自述近年月经周期不定，行经 2～3 日干净，量极少，自感阵发性潮热，心悸，出汗，时有眩晕，妇科检查示子宫稍小，余无特殊。护士应向其宣教哪项疾病的知识

A. 无排卵性异常子宫出血

B. 绝经综合征

C. 黄体萎缩延迟

D. 黄体发育不全

E. 神经衰弱

49. 病人，女，51 岁。月经紊乱 2 年，一年前曾因大量阴道流血住院一周，此次阴道流血近 20 日，经诊刮子宫内膜为不典型增生过长，最有可能的

诊断是

A. 绝经综合征　　　B. 子宫内膜不规则脱落

C. 黄体功能不足　　D. 子宫肌瘤

E. 无排卵性异常子宫出血

50. 病人，女，48 岁。诊断为异常子宫出血，在对其的护理措施中，下列哪项不恰当

A. 加强外阴护理清洁

B. 保证充足的睡眠

C. 多吃高蛋白、高维生素及含铁丰富的食物

D. 盆浴

E. 禁止使用未消毒器械做阴道检查

51. 病人，女，46 岁。以往月经规律，近两年月经不规律，且月经量增多。本次停经 2 个月余，出血 15 日，出血量仍多伴头晕。妇科检查：子宫颈光滑，子宫体前位，正常大小，附件未及，阴道内多量鲜血和血块。贫血貌。对此病人首选下列何项诊疗措施

A. 止血药加静脉应用抗生素

B. 止血药加补充铁剂

C. 大量雌激素止血并支持疗法

D. 诊断性刮宫，支持疗法

E. 大量孕激素并支持疗法

52. 病人，女，30 岁。近期由于工作压力大，频繁出差出现闭经。本例属于哪类闭经

A. 子宫性闭经　　　B. 卵巢性闭经

C. 垂体性闭经　　　D. 下丘脑性闭经

E. 原发性闭经

53. 病人，女，18 岁。未婚，于停经 2 个月后阴道出血 20 余日未净，今晨突然晕倒。平素月经周期为（10～15）日/（2～6）月。体检：血压为 90/60mmHg，脉搏 120 次/分；直肠指诊：子宫正常大小，略软，B 超子宫腔内膜线无异常，血红蛋白 50g/L，考虑此病人出血的最大可能性是

A. 黄体功能不足

B. 子宫内膜脱落不全

C. 无排卵性异常子宫出血

D. 异位妊娠

E. 不全流产

54. 病人，女，20 岁，未婚，闭经。直肠指诊：子宫偏小，附件（－），给予黄体酮 10mg 肌内注射 3 日，未见子宫出血，再给己烯雌酚 - 黄体酮治疗未引起子宫出血，其病变部位为

A. 脑垂体　　　　　B. 卵巢

C. 子宫　　　　　　D. 下丘脑

E. 肾上腺素

55. 病人，女，51岁。近来月经周期不定，自感阵发性潮热，心悸，出汗，时有眩晕，医生诊断为"绝经综合征"。针对该病人，下列护理措施中不妥的是
    A. 告知病人绝经过渡期是女性正常的生理阶段，消除病人顾虑
    B. 绝经过渡期女性易出现骨质疏松症，嘱病人减少户外活动以防骨折发生
    C. 指导病人饮食上注意补充蛋白质和富含钙食物，必要时补充钙剂
    D. 指导正确服用激素
    E. 有异常阴道出血时鼓励就诊以排除恶性病变

56. 病人，女，18岁。原发性痛经3年。月经周期30～35天，为了解排卵及黄体功能状况，自测基础如下图所示。该体温结果提示的是
    A. 有排卵，黄体功能正常
    B. 有排卵，黄体萎缩不全
    C. 无排卵，黄体功能正常
    D. 有排卵，黄体功能延长
    E. 无排卵，黄体功能不全

A₃/A₄型题

（57～59题共用题干）

病人，女，14岁。月经周期25～45日，经期7～15日，量多。贫血貌，基础体温呈单相型，无内外生殖器官器质性疾病。

57. 病人应考虑为
    A. 先兆流产　　　　B. 卵巢性闭经
    C. 异位妊娠　　　　D. 无排卵性异常子宫出血
    E. 黄体萎缩不全

58. 该病人合适的治疗是
    A. 诊断性刮宫　　　　B. 子宫切除
    C. 静脉用止血药　　　D. 雌孕激素序贯疗法
    E. 大剂量孕激素

59. 护理人员进行健康教育时，不妥的说法是
    A. 勤换内裤，保持外阴清洁干燥
    B. 多卧床休息
    C. 进食高蛋白、高维生素、富含铁剂的食物
    D. 严格遵医嘱服药，不得擅自停药
    E. 用药期间出现阴道流血是正常现象，无须处理

（60～62题共用题干）

病人，女，38岁。结婚10年不孕，月经一直不规律，临床考虑为"无排卵性异常子宫出血"。

60. 根据月经史，下列哪种情况符合其诊断
    A. 周期紊乱，经期长短不一，经血量时多时少
    B. 周期正常，经期延长，经血量多
    C. 周期正常，经血量多
    D. 周期正常，月经中期少量出血
    E. 周期缩短，经血量稀少

61. 下列何种辅助检查结果可确定诊断
    A. 基础体温呈双相型
    B. 经前宫颈黏液可见椭圆形结晶
    C. B超可见子宫内膜线增厚
    D. 经前期诊刮，病理示增殖期子宫内膜
    E. 经前期妇科检查，子宫增大变软

62. 采取何种治疗方法可达到治疗目的
    A. 诊断性刮宫术　　　B. 药物刮宫术
    C. 雌激素　　　　　　D. 氯米芬
    E. 大量止血药物

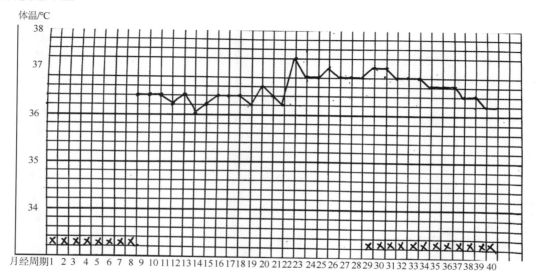

（彭慧蛟）

第14章　妊娠滋养细胞疾病病人的护理

第1节　葡　萄　胎

一、**概述**　葡萄胎是指妊娠后胎盘绒毛滋养细胞增生、间质水肿而形成大小不等的水泡，水泡间借蒂相连成串形如葡萄而得名。病变局限于子宫内，不侵入肌层，也不发生远处转移，是一种良性滋养细胞疾病，分为完全性葡萄胎和部分性葡萄胎。

二、**病因**　年龄＜20岁及＞35岁妇女妊娠发病率显著升高；既往有葡萄胎妊娠史是发生本病的高危因素；另外，营养因素、细胞遗传、不孕、流产、口服避孕药等均可能是发病的高危因素。

三、**病理生理**　病理特点：滋养细胞呈不同程度增生；绒毛间质水肿呈水泡样；间质内胎源性血管稀少或消失。

1. 完全性葡萄胎　水泡状物占满整个子宫腔，胚胎或胎儿组织缺失。
2. 部分性葡萄胎　仅部分绒毛呈水泡状，合并胚胎或胎儿组织，胎儿多已死亡或畸形。

四、**临床表现**　典型的临床表现是停经后阴道流血和子宫异常增大、变软（图14-1）。

1. 停经后阴道流血　最常见症状，病人常于停经12周左右发生不规则阴道流血，开始量少，渐增多，若大血管破裂，可造成大出血和休克；反复出血，可发生继发贫血和感染。

2. 子宫异常增大、变软　葡萄胎迅速增长及子宫腔内积血，导致病人的子宫大于停经月份，且质地变软。

3. 腹痛　葡萄胎增大迅速，子宫快速扩张，可引起阵发性下腹痛。

4. 卵巢黄素化囊肿　大量hCG刺激卵巢卵泡内膜细胞发生黄素化而造成，常为双侧，也可单侧。一般无症状，若发生蒂扭转或破裂时可发生急性腹痛。

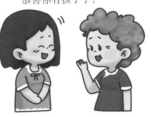

恭喜你有孩子了！

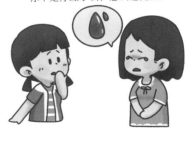

你不是停经了么？怎么还流血？

怎么还腹痛？去医院看看吧。

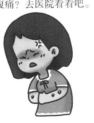

图14-1　葡萄胎的主要症状

5. 妊娠呕吐及子痫前期征象
 （1）妊娠呕吐：早、长、重，与hCG的异常升高有关。
 （2）子痫前期征象：在妊娠24周前出现。

6. 甲状腺功能亢进　可出现心动过速、皮肤潮湿和震颤，血清中T_3、T_4水平升高，但突眼少见。

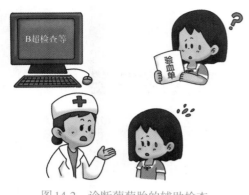

图 14-2　诊断葡萄胎的辅助检查

五、辅助检查（图 14-2）

1. 人绒毛膜促性腺激素（hCG）　病人血清 hCG 处于高值范围且持续不降或超出正常妊娠水平。

2. B 超检查　完全性葡萄胎典型超声影像学表现为增大的子宫内无妊娠囊或胎心搏动，子宫腔内充满不均质密集状或短条状回声，呈"雪花状"，水疱较大则呈"蜂窝状"。

3. 组织学检查　刮出组织送病理检查，组织学检查结果是葡萄胎的最终诊断依据。

六、治疗要点

1. 清宫　一经确诊，及时清宫。

2. 黄素化囊肿的处理　一般能自行消退，不需处理。若发生囊肿扭转应手术。

3. 预防性化疗　对有高危因素或随访困难的完全性葡萄胎病人应考虑预防性化疗，但非常规。

（1）高危因素
- 1）年龄＞40 岁。
- 2）葡萄胎清宫前 hCG 异常升高（＞100 000U/L）。
- 3）子宫明显大于孕周。
- 4）黄素化囊肿＞6cm。

（2）药物：氟尿嘧啶（5-FU）、放线菌素 D（KSM）等单药化疗。

4. 子宫切除术　不作为常规方法，年龄已近绝经、无生育要求的病人，可直接切除子宫，保留附件。

七、主要护理诊断/问题

1. 焦虑　与担心清宫手术及预后有关。

2. 有感染的危险　与长期阴道流血、贫血造成免疫力下降有关。

八、护理措施

1. 心理支持。

2. 严密观察病情　严密观察病人生命体征、阴道出血、腹痛及 hCG 等情况。

3. 预防感染　保持局部的清洁干燥。

4. 清宫术的护理
- （1）术前：配血、开放静脉通道、准备好抢救措施。
- （2）术中：观察病人反应，有无面色苍白、出冷汗、口唇发绀。
- （3）术后：每次刮宫的刮出物取材送病理检查；会阴部护理。

5. 预防性化疗的护理　按妇科肿瘤化疗病人护理。

九、健康教育

1. 营养、休息、预防感染。

2. 刮宫术后 1 个月禁止性生活；随访 1 年内避孕，首选避孕措施是避孕套，不选用宫内节育器。

3. 做好随访　第一次刮宫后，每周查一次血、尿 hCG（清晨血和尿标本），直至连续 3 次阴性，以后每月一次，共 6 个月，再每 2 个月一次共 6 个月。自第一次阴性后共计 1 年。

第 2 节　妊娠滋养细胞肿瘤

一、概述　侵蚀性葡萄胎与绒毛膜癌均属于妊娠滋养细胞肿瘤，侵蚀性葡萄胎恶性程度一般不高，大多数仅造成局部侵犯，预后较好。绒毛膜癌恶性度极高，发生转移早，死亡率高。

二、病因　侵蚀性葡萄胎全部继发于葡萄胎，多继发于葡萄胎排空后 6 个月以内。绒毛膜癌可继发于葡萄胎，也可以继发于流产、足月妊娠、异位妊娠等。

三、病理生理　侵蚀性葡萄胎显微镜下可见葡萄胎组织的滋养细胞显著增生和异型性，侵入子宫肌层，有明显出血坏死，但仍有变性或完好的绒毛结构。绒毛膜癌显微镜下可见滋养细胞高度增生和异型性，广泛侵入子宫肌层，周围大片出血、坏死，绒毛结构消失。

四、临床表现

1. 无转移滋养细胞肿瘤　阴道持续不规则出血；子宫复旧不全或不均匀增大；卵巢黄素化囊肿持续存在；腹痛及假孕症状。

2. 转移灶表现　主要经血行播散，最常见、最早的转移部位是肺，其次是阴道、盆腔、肝，脑转移较少见。出现肺转移时，病人出现咳嗽、血痰或者反复咯血、胸痛及呼吸困难；阴道转移时，局部出现紫蓝色结节，破溃后则阴道出血；脑转移为主要死因。

五、辅助检查

1. 测定血清 hCG。

2. 超声检查、X 线、CT 及磁共振检查。

3. 组织学检查。

六、治疗要点　化疗为主，手术为辅。

七、主要护理诊断/问题

1. 营养失调：低于机体需要量　与化疗所致消化道反应有关。

2. 自我形象紊乱　与化疗所致头发脱落有关。

3. 有感染的危险　与化疗引起的白细胞减少有关。

八、护理措施

1. 心理支持。

2. 严密观察病情　腹痛，阴道流血，转移症状如咯血等。

3. 配合治疗方案　手术前后护理。

4. 转移灶的护理

  （1）肺转移

    1）休息，吸氧，半坐卧位，有利于呼吸及痰的排出。

    2）遵医嘱予镇静药物以减轻症状。

    3）大咯血时应立即让病人取头低患侧卧位并保持呼吸道通畅，轻击背部，排出积血，配合医生抢救。

  （2）阴道转移

    1）卧床休息，以免引起破溃大出血。

    2）减少局部刺激，避免不必要的阴道检查，严禁阴道冲洗。

    3）配血备用。

    4）大出血时，取长纱布条压迫。

    5）预防感染。

  （3）脑转移

    1）卧床休息，严密观察"一过性症状"。

    2）配合治疗（如用药、诊断检查）。

    3）预防并发症：跌倒、吸入性肺炎、压疮等。

    4）抽搐、昏迷病人的护理。

5. 化疗的护理

  （1）化疗前准备

    1）称体重，精确计算药物用量。

    2）护士操作应严格遵循无菌技术原则和"三查七对"制度，正确溶解和稀释药物，做到现配现用。

    3）合理使用静脉血管并保护血管。

  （2）严密观察病情，观察体温变化，有无活动性出血，有无上腹痛、恶心、腹泻、血尿、皮疹、肢体麻木等症状。

5. 化疗的护理 （3）化疗不良反应的护理

1）白细胞减少的护理：按医嘱定期检测白细胞计数，如低于 $3.0 \times 10^9/L$ 应与医生联系考虑停药，采取预防感染措施，如低于 $1.0 \times 10^9/L$ 应考虑停药，遵医嘱应用抗生素、升白细胞药物。

2）消化不良反应的护理：采取有效措施，减少恶心、呕吐症状，化疗前后给予镇吐剂，合理安排用药时间；病人出现恶心、呕吐，及时清理呕吐物，协助漱口，更换污染衣被；嘱病人少量多餐，提供适合口味，清淡的菜，以增加食欲；呕吐严重者应补充液体。

3）口腔溃疡的护理：保持良好的口腔卫生，用生理盐水、硼酸水漱口；口腔溃疡严重者，遵医嘱局部或全身用药；口腔疼痛影响进食时，可在饭前15分钟给予丁卡因喷口腔止痛后进食，进食后漱口并用甲紫、锡类散或冰硼散等局部涂抹；鼓励病人进食促进咽部运动，减少咽部溃疡引起的充血、水肿、结痂。

4）脱发的护理：帮助病人面对自身形象的改变，协助选择假发、帽子等装饰物。

九、健康教育　鼓励病人进食高蛋白、高维生素、易消化的饮食。注意休息，不要过分劳累，有转移灶症状应卧床休息。注意外阴清洁，防止感染，做好避孕。出院后严密随访，至少5年，随访内容同葡萄胎。

锦囊妙"记"

随　访

葡萄胎随访共1年，侵蚀性葡萄胎、绒毛膜癌需5年，hCG是关键，首选避孕套避孕。

要 点 回 顾

1. 葡萄胎的主要临床表现是什么？
2. 葡萄胎随访的时间、主要的内容及避孕的方法是什么？
3. 侵蚀性葡萄胎及绒毛膜癌病理检查如何鉴别？

●○ **模拟试题栏——识破命题思路，提升应试能力** ○●

一、专业实务

A_1型题

1. 鉴别侵蚀性葡萄胎和绒毛膜癌，正确的是
   A. 有黄素囊肿者为侵蚀性葡萄胎
   B. 子宫标本镜下未见绒毛结构，仅能见到成团的滋养细胞者为绒毛膜癌
   C. 侵蚀性葡萄胎都有肺内转移，而绒毛膜癌无肺内转移
   D. 两者发病都可继发于足月产或流产后
   E. 葡萄胎清宫后间隔半年以上者为绒毛膜癌

2. 绒毛膜癌最常见的转移部位是
   A. 肺　　　　　　B. 肝
   C. 阴道　　　　　D. 脑
   E. 胃肠道

A_2型题

3. 病人，女，27岁。停经10周，不规则阴道流血10

天，宫底高度平脐，未闻及胎心。B超结果显示如下图，该病人可能的诊断是

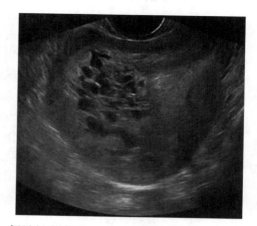

A. 侵蚀性葡萄胎　　　B. 绒毛膜癌
C. 葡萄胎　　　　　　D. 正常妊娠
E. 异位妊娠

4. 一女性停经 13 周，阴道不规则出血 7 天，行诊断性刮宫，刮出物有大小不等的水泡，水泡间借蒂相连，如下图所示，该病人最可能是

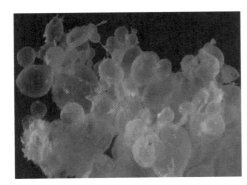

　　A. 侵蚀性葡萄胎　　　　B. 葡萄胎
　　C. 绒毛膜癌　　　　　　D. 正常妊娠
　　E. 子宫内膜癌

5. 病人，女，27 岁。停经 3 个月，不规则阴道流血 10 天，近日有恶心、频吐，子宫底高度平脐，未闻及胎心。下列哪项检查有助于诊断
　　A. 多普勒检测胎心　　　B. 腹部 CT
　　C. 妇科检查　　　　　　D. X 线腹部平片
　　E. B 超检查

6. 病人，女，40 岁。葡萄胎清宫术后 1 年，近来出现咳嗽，痰中带血，伴胸痛，该病人出现哪个部位的转移
　　A. 肺　　　　　　　　　B. 脑
　　C. 阴道　　　　　　　　D. 肾
　　E. 肝

7. 病人，女，37 岁。孕 2 产 0，因患葡萄胎住院治疗，经清宫后行各项必要化验，均在正常范围，出院后进一步检查正确的是
　　A. 出现异常情况再随诊
　　B. 定期做阴道细胞涂片检查
　　C. 定期复查血 hCG
　　D. 定期做脑部 CT 检查
　　E. 出院后休息半年可再继续妊娠

8. 病人，女，25 岁。足月妊娠产后出现咳嗽、咯血，确诊为绒毛膜癌，其病理检查为
　　A. 有绒毛结构
　　B. 絮花状
　　C. 团块状结构
　　D. 滋养细胞高度增生和异型，无绒毛结构
　　E. 滋养细胞增生

A_3/A_4 型题

（9、10 题共用题干）

　　病人，女，28 岁。孕 1 产 0，因患葡萄胎做清宫术，术后随访中 hCG 下降缓慢，始终未恢复正常。考虑为侵蚀性葡萄胎。

9. 侵蚀性葡萄胎发生时间一般在
　　A. 葡萄胎清宫后 6 个月内
　　B. 葡萄胎清宫后 1 年内
　　C. 葡萄胎清宫半年后
　　D. 葡萄胎清宫 1 年后
　　E. 葡萄胎清宫 2 年内

10. 如要确诊，应选择哪项辅助检查
　　A. 血 hCG 测定　　　　B. B 超检查
　　C. 胸部摄片　　　　　　D. CT
　　E. 组织学检查

二、实践能力

A_1 型题

11. 葡萄胎病人刮宫前，应准备好静脉通道并配血，其理由是
　　A. 防止刮宫时大出血造成休克
　　B. 刮宫中要给药
　　C. 刮宫前需要输血
　　D. 病人要求
　　E. 医生建议

12. 在下列症状和体征中不属于葡萄胎临床表现的是
　　A. 蛋白尿
　　B. 子宫比正常妊娠月份大
　　C. 停经后阴道流血
　　D. 白带增多
　　E. 卵巢黄素化囊肿

13. 配合对葡萄胎病人行吸宫术，错误的护理是
　　A. 在配血、输液下进行
　　B. 充分扩张子宫颈口
　　C. 选用大号刮匙
　　D. 常规使用缩宫素
　　E. 子宫大于 12 孕周时，常需吸刮 2 次

14. 绒毛膜癌病人化疗期间出现不良反应时不妥的护理措施是
　　A. 严密观察病人的血象变化
　　B. 严格遵守无菌操作原则进行各项治疗
　　C. 出现口腔溃疡时应选择局部或全身给药
　　D. 减少病人进食，降低咽部运动，减少咽部溃

疡引起的充血、水肿

E. 病人出现恶心、呕吐时，及时清理呕吐物

15. 绒毛膜癌病人化疗期间保护皮肤、黏膜的措施中不妥的是

A. 熟练掌握静脉穿刺技术，提高成功率

B. 选择血管时从远端开始，有计划地穿刺

C. 使用化疗药物时，应先确保静脉穿刺成功后再输注化疗药物

D. 化疗药物如出现外渗应立即停止用药，局部采取封闭疗法

E. 对血管刺激性强的化疗药物外渗时应给予热水袋局部热敷

A₂型题

16. 病人，女，49岁。因侵蚀性葡萄胎住院治疗，下列哪项属于发生阴道转移时的主要体征

A. 阴道黏膜充血水肿

B. 阴道黏膜散在出血点

C. 阴道黏膜溃疡

D. 阴道黏膜紫蓝色结节

E. 阴道黏膜出现菜花样赘生物

17. 病人，女，25岁。因绒毛膜癌入院行化疗，化疗前需要准确测量病人体重的理由是

A. 精确计算药物用量

B. 确定化疗时间

C. 精确计算病人饮食需要量

D. 精确计算补液量

E. 确定化疗的疗效

18. 病人，女，41岁。葡萄胎清宫术后3个月出现不规则阴道出血，病理见子宫肌壁内有水泡样组织，增生的滋养细胞成团块状，但绒毛结构完整，该病人的诊断是

A. 葡萄胎　　　　　B. 侵蚀性葡萄胎

C. 绒毛膜癌　　　　D. 子宫内膜异位症

E. 子宫内膜炎

19. 病人，女，49岁。因绒毛膜癌肺转移行化疗，预防病人感染的护理，错误的措施是

A. 依病情增加测体温的次数

B. 做好口腔护理

C. 关闭门窗，防止病人受凉

D. 保持皮肤清洁，防压疮

E. 白细胞计数降至$1.0×10^9$/L以下，限制探视

20. 病人，女，27岁。葡萄胎刮宫术后5个月，阴道流血不尽，时多时少，血hCG明显高于正常水平，胸部有片状阴影。最可能的诊断是

A. 再次葡萄胎　　　　B. 绒毛膜癌

C. 侵蚀性葡萄胎　　　D. 异位妊娠

E. 结核

21. 病人，女，26岁。停经9周，阴道不规则流血2周。拟诊葡萄胎后刮宫术两次，术后阴道继续出血20多天，突然下腹部剧痛，贫血，血压低，脉快，腹部叩诊移动性浊音，子宫界限不清，双侧附件有拳头大囊性包块，胸片双肺有多处小片状阴影。下列哪种可能性大

A. 输卵管妊娠破裂

B. 卵巢囊肿蒂扭转

C. 侵蚀性葡萄胎子宫穿孔

D. 卵巢肿瘤破裂

E. 黄体囊肿破裂

22. 病人，女，27岁。停经7周，阴道不规则流血10日。诊断为葡萄胎，下列哪项症状最不可能出现

A. 痰中带血

B. 贫血

C. 高血压、蛋白尿、水肿

D. 甲状腺功能亢进

E. 频吐

23. 病人，女，26岁。停经10周，阴道不规则出血15日，尿妊娠试验阳性，B超子宫腔内呈雪花状图像。下列哪项处理是错误的

A. 立即行清宫术

B. 必要时二次清宫

C. 应取近子宫壁的刮出物送检

D. 术后进行预防性子宫切除

E. 术后随访1年

24. 病人，女，30岁。停经2个月，不规则阴道流血10日，近日有恶心、频繁呕吐，子宫底高度平脐，未闻及胎心，B超子宫腔内呈雪花状图像。下列处理正确的是

A. 立即行清宫术，术前常规静脉滴注缩宫素

B. 清宫术前应配血、开放静脉、准备好抢救措施

C. 清宫术后可选用宫内节育器避孕

D. 清宫术后随访观察应自hCG第一次阴性后共计半年

E. 术后常规化疗

25. 病人，女，27岁。患良性葡萄胎，行清宫术后随访的主要目的是

A. 了解腹痛情况

B. 及早发现恶变

C. 了解盆腔恢复情况

D. 及早发现妊娠

E. 指导避孕

26. 病人，女，27 岁。停经 3 个月，阴道流血 15 日，子宫底平脐，听不到胎心，扪不到胎体，本例病人确诊后应立即采取的措施是

A. 备血，立即行清宫术

B. 输血输液

C. 静脉滴注缩宫素

D. 子宫切除后化疗

E. 立即化疗

27. 病人，女，26 岁。停经 10 周，阴道不规则出血 15 日，诊断为良性葡萄胎，立即行清宫术，病人术后首选的避孕方法是

A. 宫内节育器 　　B. 口服避孕药

C. 避孕套 　　　　D. 安全期避孕

E. 皮下埋植避孕药

28. 病人，女，25 岁。妊娠 5 个月引产后出现阴道流血、咳嗽、咯血，确诊为绒毛膜癌，对该病人饮食指导正确的是

A. 进食低脂肪、高维生素、易消化的饮食

B. 进食高蛋白、低维生素、易消化的饮食

C. 进食高热量、高维生素、一般饮食

D. 进食高蛋白、高维生素、易消化的饮食

E. 进食低蛋白、高维生素、易消化的饮食

29. 病人，女，26 岁。停经 12 周，阴道不规则流血 10 余日，量不多，暗红色，血中伴有小水泡物。妇科检查：血压 150/90mmHg，子宫体前倾，如孕 4 个月大，两侧附件可触到鹅卵大、囊性、活动良好、表面光滑的肿物。本病例最可能的诊断是

A. 双胎妊娠

B. 妊娠合并子宫肌瘤

C. 妊娠合并卵巢囊肿

D. 先兆流产

E. 葡萄胎

30. 病人，女，26 岁。停经 10 周，阴道不规则出血 15 日，诊断为良性葡萄胎，立即行清宫术，下列护理措施不妥的是

A. 术前备血

B. 术前开通静脉通道

C. 必要时静脉滴注缩宫素

D. 一边吸宫一边扩宫

E. 刮出物送病理检查

31. 病人，女，35 岁。葡萄胎清宫术后 5 个月随访期间出现咳嗽、咯血，可能的诊断是

A. 继发侵蚀性葡萄胎并肺转移

B. 继发侵蚀性葡萄胎并脑转移

C. 继发绒毛膜癌并肺转移

D. 继发绒毛膜癌并脑转移

E. 继发侵蚀性葡萄胎并肝转移

32. 病人，女，30 岁。葡萄胎清宫术后，向她进行随访指导，下列哪项是不正确的

A. 术后坚持做 hCG 定量测定，每周一次

B. 注意月经是否规律

C. 定时做妇科检查

D. 严格避孕 1 年

E. 避孕可选择宫内节育器

33. 病人，女，40 岁。绒毛膜癌肺转移大咯血，下列哪项是首要护理措施

A. 吸氧

B. 给予镇静剂

C. 立即取头低患侧卧位并保持呼吸道通畅，拍背排出积血

D. 给予化疗药

E. 为病人取半卧位

34. 病人，女，25 岁。自然分娩产后 1 周，突然大量阴道流血，检查发现子宫大而软，子宫颈口松弛，阴道及子宫颈口有血块堵塞，正确的处理措施是

A. 子宫切除

B. 行刮宫术，刮出物送病理检查以明确诊断

C. 开腹探查

D. 左侧卧位、吸氧

E. 子宫动脉结扎

A₃/A₄ 型题

（35、36 题共用题干）

病人，女，28 岁。停经 2 个月，诊断为"绒毛膜癌"，阴道检查时，发现阴道有紫蓝色结节。

35. 该病人可能发生了

A. 阴道溃疡 　　　B. 阴道血肿

C. 阴道炎 　　　　D. 阴道赘生物

E. 阴道转移

36. 护理该病人时不妥的措施是

A. 常规阴道检查

B. 配血备用

C. 大出血时，取长纱布条压迫

D. 按医嘱使用抗生素预防感染

E. 尽量卧床休息

（37～40题共用题干）

病人，女，30岁。因停经2个月出现阴道流血就诊，妇科检查：子宫颈口闭，子宫4个月妊娠大，质软，尿妊娠试验阳性。考虑为葡萄胎。

37. 葡萄胎确诊后首选的处理方法是
    A. 化疗　　　　　　　B. 清宫
    C. 抗生素控制感染　　D. 止血
    E. 放疗

38. 葡萄胎清除后，应对病人随访
    A. 1年　　　　　　　B. 2年
    C. 3年　　　　　　　D. 4年
    E. 5年

39. 最重要的随访内容是
    A. 盆腔检查　　　　　B. B超检查
    C. 血、尿hCG测定　　D. 血常规
    E. X线检查

40. 葡萄胎清除术后首选采取的避孕措施为
    A. 宫内节育器避孕　　B. 口服紧急避孕药

C. 安全期避孕　　　　D. 药物避孕
    E. 避孕套避孕

（41、42题共用题干）

病人，女，30岁。停经3个月，不规则阴道流血10日，近日有恶心、频吐，宫底高度平脐，未闻胎心，妊娠试验（+），B超子宫腔内呈雪花状图像。

41. 最可能的诊断是
    A. 双胎妊娠先兆流产
    B. 急性羊水过多
    C. 葡萄胎
    D. 子宫肌瘤合并妊娠
    E. 过期流产

42. 其处理哪项是正确的
    A. 常规输血
    B. 立即清宫
    C. 术前常规用缩宫素以减少出血
    D. 2周后行第二次刮宫
    E. 抗感染后治疗

（赵国玺）

第15章 子宫内膜异位症及子宫腺肌病病人的护理

考点提纲栏——提炼教材精华，突显高频考点

第1节 子宫内膜异位症

一、概述

1. **定义** 子宫内膜组织（腺体和间质）出现在子宫体以外的部位时，称为子宫内膜异位症，简称内异症（图15-1）。
2. **部位** 内异症以盆腔脏器和壁腹膜多见，以卵巢、子宫骶韧带最常见。
3. **好发年龄** 多发生于生育年龄，以25～45岁妇女常见。

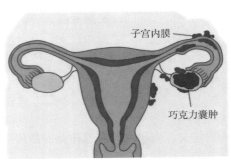

图15-1 子宫内膜异位症

二、病因 异位子宫内膜来源至今尚未阐明。

1. **目前主要学说** 异位种植学说；体腔上皮化生学说；诱导学说。
2. **可能的发病因素** 遗传、免疫、炎症等因素。

三、病理改变

1. 异位子宫内膜随卵巢激素的变化而发生周期性出血，导致纤维组织增生、粘连。
2. 卵巢内异位内膜因反复出血形成囊肿，内含暗褐色陈旧血，称卵巢巧克力囊肿。
3. 子宫腺肌病异位内膜在子宫肌层多呈弥漫性生长、子宫呈均匀性增长或呈局限性生长形成结节称子宫腺肌瘤。

四、临床表现

1. **症状**
   （1）下腹痛和痛经：继发性痛经，进行性加重是典型症状。经期第一天最剧烈。
   （2）不孕：内异症病人不孕率高达40%。
   （3）性交不适：月经来潮前性交痛最明显。
   （4）月经异常：可有经量增多、经期延长、痛经或淋漓不净或经前点滴出血。
   （5）其他特殊症状：周期性疼痛、出血和肿块相应症状。
2. **体征**
   （1）子宫体多后倾固定，盆腔触痛性结节，附件触及囊实性包块，活动度差。
   （2）病变累及直肠、阴道，可在阴道后穹隆触及触痛明显或直接看到局部隆起的小结节或紫蓝色斑点。

五、辅助检查

1. **B超检查** 有助于明确病变部位。
2. **血清CA125和人附睾蛋白4（HE4）测定** 有助于监测病情变化。
3. **腹腔镜检查** 是目前诊断子宫内膜异位症的最佳方法。

> **锦囊妙"记"**
>
> **子宫内膜异位症**
> 继发痛经是异位，腹腔镜检为最佳。

六、治疗要点 根据病人的年龄、症状、病变部位、分期、病变的活动性、有无生育要求等综合考虑选择治疗方法。主要有药物治疗、手术治疗（腹腔镜首选），腹腔镜确诊、手术＋药物为内异症的金标准治疗。

七、主要护理诊断/问题

1. 焦虑　与不孕、病程长及药物副作用有关。
2. 慢性疼痛　与异位内膜出血刺激有关。

八、护理措施

1. 一般护理　做好心理和经期护理。
2. 病情观察　观察疼痛程度、月经异常情况等。
3. 用药护理　遵医嘱指导病人正确使用缓解疼痛药物和性激素类药物，观察药物治疗的效果及副作用。
4. 手术护理　术前进行皮肤准备、阴道准备、肠道准备、饮食准备、配血；术后按妇科手术护理常规护理。

九、健康教育

1. 有规律的体育锻炼，可降低雌激素水平，降低发病危险性。
2. 月经期避免剧烈运动、性交、妇科检查、盆腔手术操作。
3. 避免多次的子宫腔手术操作。
4. 药物治疗期间，定期复查肝功，坚持按医嘱用药。

第2节　子宫腺肌病

一、概述

1. 定义　当子宫内膜腺体及间质侵入子宫肌层时，称子宫腺肌病（图15-2）。
2. 好发年龄　多发生30～50岁妇女。

二、病因　子宫腺肌病常见于多次妊娠及分娩、人工流产、慢性子宫内膜炎、高水平雌孕激素刺激者。

三、病理改变　子宫腺肌病异位内膜在子宫肌层多呈弥漫性生长、子宫呈均匀性增长或呈局限性生长形成结节称子宫腺肌瘤。

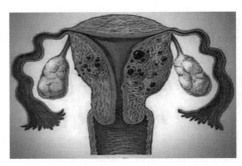

图15-2　子宫腺肌病

四、临床表现

1. 症状
   - （1）经量增多：发生率为40%～50%。
   - （2）经期延长。
   - （3）逐渐加重的进行性痛经（图15-3）。
2. 体征
   - （1）子宫均匀增大或局限性隆起。
   - （2）子宫质硬有压痛。

五、辅助检查

1. 影像学检查　有助于了解病灶情况。
2. 术后病理学检查　可明确疾病性质。

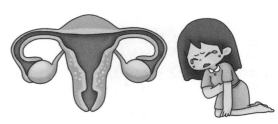

图15-3　子宫腺肌病导致痛经

六、治疗　根据病人的年龄、症状、有无生育要求选择治疗。

1. 对于症状较轻、有生育要求及近绝经期病人可试用达那唑、孕三烯酮等药物治疗。
2. 年轻希望生育的子宫腺肌瘤病人可行病灶切除术。
3. 症状严重、无生育要求或药物治疗无效病人可行全子宫切除术。

要点回顾

子宫内膜异位症典型症状有哪些？

模拟试题栏——识破命题思路，提升应试能力

一、专业实务

A₁型题

1. 子宫内膜异位症最常见的侵犯部位是
   A. 子宫肌层　　　　　B. 阴道后穹隆
   C. 卵巢　　　　　　　D. 盆腔腹膜
   E. 直肠子宫陷凹

A₂型题

2. 病人，女，30岁。有痛经病史，并进行性加重，伴有月经过多，为明确诊断，目前临床上选用的最可靠的方法是
   A. B超检查　　　　　B. 诊断性刮宫
   C. 腹腔镜检查　　　　D. 妇科检查
   E. 子宫输卵管造影

二、实践能力

A₁型题

3. 子宫内膜异位症的健康教育不正确的是
   A. 经期尽量不做妇科检查
   B. 输卵管通畅试验应于经前3～7日进行
   C. 经期避免剧烈运动
   D. 子宫颈管粘连引起经血潴留，及时手术治疗
   E. 多次妊娠、流产、剖宫产为可能诱因

4. 子宫内膜异位症病人最典型的症状是
   A. 继发性痛经，进行性加重　B. 月经紊乱
   C. 白带增多　　　　　　　　D. 腹部包块
   E. 继发性贫血

5. 子宫腺肌病严重者首选的治疗方法是
   A. 化疗　　　　　　　B. 手术治疗
   C. 放射治疗　　　　　D. 内分泌治疗
   E. 免疫治疗

A₂型题

6. 病人，女，33岁。已婚，未育，继发性痛经，呈进行性加重，腰骶及下腹部疼痛。医生诊断为子宫内膜异位症，护士指导采取期待治疗，病人随访时间是
   A. 2个月随访1次　　B. 8个月随访1次
   C. 3～6个月随访1次　D. 1年随访1次
   E. 2年随访1次

7. 病人，女，35岁。孕1产0，子宫内膜异位症病史1年。病人咨询时，护士解释不正确的是
   A. 异位内膜具有远处转移和种植的能力，属恶性病变
   B. 输卵管通液或经血潴留引起子宫内膜碎片逆流为可能诱因

C. 症状轻，随访观察
D. 性激素治疗至少连续用药6个月
E. 药物治疗无效，可手术治疗

8. 病人，女，31岁。有子宫内膜异位症病史，建议她婚后尽早妊娠，这是因为
   A. 妊娠可暂时阻止疾病发展
   B. 妊娠后病变组织坏死而症状缓解
   C. 母乳喂养婴儿可分散对痛经的注意力
   D. 分娩后人工喂养婴儿可缓解痛经
   E. 妊娠子宫增大可分解粘连而不再痛经

9. 病人，女，30岁。以子宫内膜异位症收治入院。护士在向病人健康教育时。告知预防子宫内膜异位症的发生，月经期错误的做法是
   A. 保持外阴清洁　　B. 热敷下腹部
   C. 禁食刺激性食物　D. 性生活
   E. 避免寒冷刺激

10. 病人，女，29岁。孕1产0，既往月经规律。3年前人工流产手术后出现痛经并逐渐加重，未避孕而未再孕。妇科检查：子宫体后倾固定，正常大小，盆腔后部扪及触痛性结节。目前最主要的护理问题是
    A. 体温过高　　　　B. 营养失调
    C. 焦虑　　　　　　D. 慢性疼痛
    E. 组织完整性受损

A₃/A₄型题

（11～13题共用题干）

病人，女，32岁。已婚，子宫内膜异位症2年，护士就子宫内膜异位症做了详细的介绍。

11. 病人对子宫内膜异位症的理解哪项是错误的
    A. 经期避免剧烈运动
    B. 经前禁做输卵管通畅检查
    C. 腹腔镜是治疗子宫内膜异位症最好的方法，可以多做几次
    D. 子宫内膜异位症是良性病变
    E. 口服避孕药可降低子宫内膜异位症的发病风险

12. 目前病人最佳的治疗方法是
    A. 口服避孕药　　　B. 腹腔镜切除异位病灶
    C. 口服止痛药　　　D. 尽早妊娠
    E. 激素疗法

13. 子宫内膜异位症与子宫腺肌病病因不同，但均受哪种激素影响
    A. 雌激素　　B. 孕激素　　　C. 雄激素
    D. 黄体激素　E. 胎盘激素

（彭从霞）

第16章　妇科肿瘤病人的护理

考点提纲栏——提炼教材精华，突显高频考点

第1节　子宫颈癌

一、概述　子宫颈癌是最常见的妇科恶性肿瘤。

二、病因　子宫颈癌主要致病因素为高危型人乳头瘤病毒（HPV）。与女性过早性生活（初次性生活＜16岁）、早婚、早育、多婚、多产、多个性伴侣、性伴侣为高危男子（HPV感染、阴茎癌、前列腺癌）、吸烟、服用免疫抑制剂、经济状况低下、种族和地理因素等因素有关。

三、病理生理

1. 好发部位　移行带（原始鳞-柱上皮交界和生理性鳞-柱上皮交界间）。
2. 发展过程　子宫颈上皮内瘤变（CIN）Ⅰ、CINⅡ、CINⅢ、原位癌、浸润癌。
3. 鳞癌最常见（80%～85%）。
4. 转移途径主要为直接蔓延和淋巴转移，晚期可能发生血行转移。

四、临床表现

1. 症状　早期无明显症状，随病情发展出现以下表现。
   - （1）阴道流血：最常见为接触性出血，可见性交后或妇科检查后出血。
   - （2）阴道排液：白色或血性，稀薄如水样或米泔样，有腥臭。
   - （3）晚期癌症状：晚期病人可出现严重腰骶部或坐骨神经痛、下肢水肿，浸润膀胱、直肠可出现相应的症状。长期消耗出现恶病质。
2. 体征　随着病情发展可呈现不同生长类型，晚期病人病灶有时浸润达盆壁，形成冰冻骨盆。

五、辅助检查

1. 子宫颈刮片细胞学检查　是子宫颈癌筛查的主要方法：可选用巴氏涂片五级分级法或液基细胞涂片TBS分类法。
2. 子宫颈及子宫颈管活组织检查　是确诊子宫颈癌最可靠的方法。

> **锦囊妙"记"**
>
> **子宫颈癌的辅助检查**
>
> 刮片作筛查，确诊靠活检。

六、治疗要点　根据病人的年龄、临床分期、全身情况、生育需求、医疗条件、经济状况等综合考虑制订个体化治疗方案，采取以手术和放疗为主，化疗为辅的综合治疗。

七、主要护理诊断/问题

1. 恐惧　与担心危及生命有关。
2. 疼痛　与肿瘤晚期侵犯或压迫盆腔神经等有关。
3. 低于机体需要量　与疾病消耗等有关。
4. 有感染的危险　与出血、手术、放疗、化疗、机体抵抗力下降有关。

八、护理措施

1. 心理支持。

2. 一般护理　做好饮食、活动等指导。

3. 手术前后护理　术前：①备皮范围——上自剑突下，下至两侧大腿上1/3及会阴部的皮肤，两侧至腋中线，注意脐窝部清洁。②指导呼吸锻炼、盆底肌肉收缩训练。③阴道准备。④肠道准备。术后：留置导尿管7～14天。观察尿量、质、色，以判断有无输尿管及膀胱的损伤。其间每日擦洗尿道口及导尿管2次，每周更换尿袋。拔除导尿管当日测残余尿量，小于100ml为合格，大于100ml或者病人自己无法自主排尿，需重新留置导尿管。

4. 晚期子宫颈癌的对症护理
（1）子宫颈癌大出血：报告医生，配合抢救，以明胶海绵及纱布条填塞阴道止血。
（2）有大量米汤样或恶臭脓样阴道排液：用1∶5000高锰酸钾溶液擦洗会阴和阴道。
（3）持续性腰骶部或腰腿痛者可适当选用止痛剂。
（4）有贫血、感染、消瘦、发热等：应预防肺炎、压疮；按医嘱应用抗生素治疗。

九、健康教育

1. 预防子宫颈癌宣教　提倡HPV疫苗注射，减少发病相关高危因素，每1～2年定期筛查以早发现、早诊断、早治疗。

2. 防病毒感染　注意锻炼身体，合理饮食，性生活卫生。

3. 随访指导　出院后按时随访。
（1）随访时间：第1年内，出院后1个月首次随访，以后每2～3个月复查1次。第2年每3～6个月复查1次。第3～5年，每半年复查1次。第6年开始，每年复查1次。如有不适随时就诊。
（2）随访内容：盆腔检查、阴道脱落细胞检查、血常规、X线检查。

第2节　子宫肌瘤

一、概述　子宫肌瘤是子宫平滑肌及结缔组织增生而形成的女性生殖器官最常见的良性肿瘤。多见于育龄期妇女。

二、病因与分类

1. 病因　子宫肌瘤的发生可能与肌瘤组织对雌激素高度敏感，以及孕激素刺激肌瘤生长有关。

2. 按肌瘤生长的部位分　子宫体肌瘤（最常见）和子宫颈肌瘤。

3. 按肌瘤与子宫肌层的位置关系分　肌壁间肌瘤（最常见）、浆膜下肌瘤和黏膜下肌瘤（图16-1）。

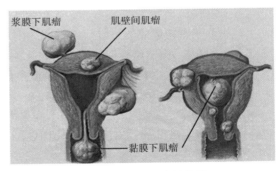

图16-1　子宫肌瘤的分类

三、病理生理

1. 实质性，表面光滑，表面有一层假包膜。

2. 肿瘤常见变性有玻璃样变、囊性变、红色变（多见于妊娠期和产褥期）、钙化及肉瘤变。

四、临床表现　主要与肌瘤类型、生长部位和有无变性有关。

1. 月经改变　为最常见症状，多见于黏膜下肌瘤和大的肌壁间肌瘤，表现为经量增多，经期延长。

2. 下腹部包块　因偶然发现腹部有块状物而就诊。

3. 白带增多　肌壁间肌瘤使子宫腔面积增大，腺体分泌物增多，以致白带增多。

4. 腹痛、腰酸、下腹坠胀　浆膜下肌瘤发生蒂扭转时出现急性腹痛。

5. 压迫症状　压迫膀胱引起尿频、排尿障碍；压迫直肠引起便秘、排便困难。

6. 不孕或流产。

7. 继发性贫血。

五、辅助检查 常用诊断检查方法首选 B 超，还可用宫腔镜、腹腔镜协助诊断。

六、治疗要点 根据病人年龄、症状、肌瘤大小、肌瘤位置、生育要求，选用随访观察、药物治疗或手术治疗。

七、主要护理诊断/问题

1. 知识缺乏　缺乏子宫肌瘤治疗、护理相关知识。
2. 焦虑　与担心病情、手术、预后有关。
3. 有感染的危险　与失血、手术、抵抗力降低有关。
4. 潜在并发症：贫血。

八、护理措施

1. 一般护理　舒适清洁的环境、充足的休息、营养支持。食用含铁丰富的食物。
2. 心理护理。
3. 药物治疗的护理　观察疗效、药物副作用，定期随访。
4. 手术治疗的护理　术前护理、术后护理。
5. 预防感染的护理。
6. 健康教育。

九、健康教育

1. 预防措施　宣传月经的有关知识、正确使用雌激素和定期妇科检查等。
2. 出院指导　加强营养，适当活动，若术后 7～8 天出现少量阴道流血，多为阴道残端肠线吸收所致，出血不多者暂时观察。手术后 1 个月常规复查，术后 3 个月内禁止性生活和重体力劳动，指导避孕措施，按时随访。

第 3 节　子宫内膜癌

一、概述 子宫内膜癌（子宫体癌），发生于子宫内膜层，以腺癌为主，是女性生殖道三大恶性肿瘤之一，老年妇女多见。

二、病因 分为 Ⅰ 型和 Ⅱ 型，Ⅰ 型是雌激素依赖型，易发生于肥胖、高血压、糖尿病和未婚、不孕及绝经延迟的妇女；Ⅱ 型是非激素依赖型，少见。

三、病理 大体分为局灶型和弥散型。病理特点：以腺癌为主。

四、临床表现 90% 的病人出现阴道流血或阴道排液。

1. 阴道流血　主要表现为绝经后出现阴道流血；未绝经者表现为月经紊乱。
2. 阴道排液　黄水样或血水样白带，合并感染则为脓血性，有恶臭味。
3. 晚期症状　疼痛（下腹部、腰骶部）、恶病质等。
4. 体征　早期妇科检查无明显异常，随着病情发展，子宫增大、质地变软，绝经后子宫不萎缩。

五、辅助检查

1. 分段诊断性刮宫　确诊子宫内膜癌最常用的方法。病理学结果是确诊的依据。
2. 其他检查　B 超检查用于与子宫肌瘤的鉴别，宫腔镜检可直视病变并取活检。CT、MRI 用于治疗前评估。

六、治疗原则

1. 根据肿瘤累及范围、组织学类型，结合病人年龄、全身情况等决定治疗方案。
2. 手术治疗是首选的治疗方法，根据高危因素辅助放射治疗、药物治疗。

七、主要护理诊断/问题

1. 焦虑/恐惧　与担心危及生命、预后有关。
2. 低于机体需要量　与疾病消耗等有关。
3. 有感染的危险　与抵抗力降低、阴道出血、手术、放疗、化疗有关。

八、护理措施

1. 心理支持。
2. 治疗护理 对于采用不同治疗方法的病人，实施相应的护理措施。

  孕激素治疗护理：用于保留生育功能的早期病人及晚期或复发病人的综合治疗，以高效、大剂量、长期应用为宜，至少应用12周。有水钠潴留或药物性肝炎等副作用，有血栓史的病人慎用。

九、健康教育

1. 中年妇女每年定期防癌检查1次，高危妇女应接受进一步防癌指导。
2. 医生指导下正确使用激素，并加强用药期间的监护和随访。
3. 围绝经期月经紊乱及绝经后不规则阴道流血者，需做诊断性刮宫。
4. 随访指导。术后2年内，每3～6个月1次；第3～5年，每6～12个月复查1次。

第4节 卵巢肿瘤

一、概述 卵巢肿瘤可发生于任何年龄，是女性生殖器常见肿瘤。卵巢恶性肿瘤是女性生殖器三大恶性肿瘤之一。病死率居妇科恶性肿瘤首位。

二、病因 可能与遗传、年龄、生育史、高胆固醇饮食、持续排卵及内分泌因素有关。

三、组织学分类

1. 上皮性肿瘤 为最常见卵巢肿瘤，分良性、交界性及恶性肿瘤。
2. 生殖细胞肿瘤 来源于生殖细胞，可发生于任何年龄。其中畸胎瘤分为成熟畸胎瘤和未成熟畸胎瘤，前者是常见的卵巢良性肿瘤，后者是恶性肿瘤。
3. 性索间质肿瘤 其中卵泡膜细胞瘤为良性肿瘤，多发生于绝经后，具有内分泌功能，分泌雌激素，有女性化作用。
4. 转移性肿瘤 为胃肠道、生殖道、乳腺等原发肿瘤转移形成。

四、临床表现

1. 卵巢良、恶性肿瘤的区别 见表16-1。

表 16-1 卵巢良、恶性肿瘤的区别

分类	卵巢良性肿瘤	卵巢恶性肿瘤
年龄	生育年龄	幼女、青少年、绝经后妇女
病史	病程长、逐渐长大	病程短，长大迅速
体征	单侧多、包膜完整、活动好；囊性，表面光滑，多无腹水	双侧多、固定，实性或囊实性，表面结节状，常伴腹水，多为血性
一般情况	良好，多无不适	晚期出现腹胀、腹痛、腹水，食欲缺乏，消瘦、发热，呈现恶病质
B超	液性暗区，有间隔光带边缘清晰	液性暗区内见杂乱光团、光点，肿块周界不清
肿瘤标志物	多阴性或低值	常阳性，高水平上升

2. 并发症
  （1）蒂扭转：卵巢肿瘤最常见的并发症，也是妇科常见的急腹症之一，主要表现为突然发生一侧下腹剧痛，确诊后立即手术切除。
  （2）破裂：分为外伤性破裂和自发性破裂，破裂后引起剧烈腹痛及腹膜刺激征。
  （3）感染：常见于肿瘤蒂扭转和破裂。
  （4）恶变。

五、辅助检查

1. B超检查 是诊断卵巢肿瘤最主要的手段。
2. 肿瘤标志物 CA125用于病情监测和疗效评估。

六、治疗要点 一旦发现，应行手术治疗。

$$\begin{cases} 1.良性卵巢肿瘤 & 确诊后尽早手术。\\ 2.恶性卵巢肿瘤 & 以手术为主，辅以化疗。 \end{cases}$$

七、主要护理诊断/问题

$$\begin{cases} 1.焦虑/恐惧 & 与担心危及生命、预后有关。\\ 2.低于机体需要量 & 与恶性肿瘤慢性消耗等有关。\\ 3.有感染的危险 & 与机体抵抗力低、手术等有关。 \end{cases}$$

八、护理措施

1. 心理支持。

2. 围术期护理 巨大卵巢肿瘤病人，术后压迫腹部，防止腹压骤降导致休克。

3. 卵巢癌并发腹水病人的护理
$$\begin{cases} （1）大量腹水者宜采取半卧位，吸氧，以减轻呼吸困难。定期测量体重、腹围，记出\\ \quad\quad 入量，以提供治疗依据。\\ （2）做好放腹水的护理配合：术前备好用物。放腹水时，严密观察病情，一次放腹水\\ \quad\quad 不超过3000ml，以免腹压骤降引起休克。放完后用腹带包扎腹部。 \end{cases}$$

4. 腹腔化疗护理 配药及治疗时注意做好防护，防止药液外渗。腹腔注药后协助病人变换体位，使药物充分接触腹腔。严密观察化疗药物的毒性作用。

九、健康教育

$$\begin{cases} 1.提高妇女保健意识 & 育龄妇女每年进行妇科检查，高危人群加强随访。\\ 2.定期随访 & 术后1年内，每月1次；术后第2年，每3个月1次；术后第3～5年，每3～6个月1次；5年以\\ & 上者，每年1次。 \end{cases}$$

要点回顾

1. 子宫肌瘤常见的症状有哪些？
2. 子宫颈癌的筛查方法及确诊方法是什么？
3. 子宫内膜癌常用有价值的诊断方法是什么？
4. 卵巢肿瘤的并发症有哪些？

●○ 模拟试题栏——识破命题思路，提升应试能力 ○●

一、专业实务

A₁型题

1. 子宫肌瘤分为黏膜下肌瘤、浆膜下肌瘤、肌壁间肌瘤，这种分类方法是
   A. 按临床症状严重程度分类
   B. 按查体所见子宫肌瘤大小分类
   C. 按子宫肌瘤的数目分类
   D. 按子宫肌瘤与子宫内膜的关系分类
   E. 按肌瘤与子宫肌层的关系分类

2. 女性生殖器最常见的恶性肿瘤是
   A. 子宫颈癌　　　　B. 子宫内膜癌
   C. 输卵管癌　　　　D. 绒毛膜癌
   E. 卵巢癌

3. 恶性卵巢肿瘤的主要转移途径是
   A. 直接蔓延和腹腔种植
   B. 腹腔种植

   C. 淋巴转移
   D. 血行转移
   E. 血行与淋巴转移为主

4. 子宫颈癌最重要的转移途径是
   A. 血行转移
   B. 淋巴转移和血行转移
   C. 直接蔓延和淋巴转移
   D. 播散种植
   E. 淋巴、血行转移为主

5. 子宫肌瘤发病可能的相关因素是
   A. 早婚早育，性生活紊乱
   B. 高血压、糖尿病、肥胖
   C. 体内雌激素水平过高
   D. 饮食环境
   E. 环境因素

6. 确定子宫内膜癌的最可靠依据是

A. 症状

B. 体征

C. 子宫颈刮片

D. 分段诊断性刮宫，组织病理学检查

E. 经子宫颈取子宫腔分泌物涂片找癌细胞

A₂型题

7. 病人，女，58岁。已绝经多年，几个月来常有少量不规则出血，来院检查诊断为子宫内膜癌。下述**不是**该病特点的是

A. 生长缓慢　　　　B. 转移较晚

C. 绝经后妇女多见　　D. 疼痛出现较早

E. 预后较好

8. 病人，女，39岁。医生诊断：子宫肌瘤，护士告知可能与女性激素刺激子宫肌瘤细胞核分裂，促进肌瘤生长有关，此激素是

A. 雌激素　　　　　B. hCG

C. 雄激素　　　　　D. 肾上腺素

E. 黄体生成素激素

9. 病人，女，50岁。绝经2年后出现阴道流血已近1个月，查子宫颈光滑，子宫饱满，两侧附件未触及，为明确诊断宜选择

A. 分段诊刮

B. 盆腔检查

C. 阴道后穹隆涂片细胞学检查

D. 子宫颈刮片细胞学检查

E. 阴道检查后取子宫颈活检

10. 病人，女，30岁。阴道分泌物增多5个月，近1个月出现血性白带，检查子宫颈糜烂样改变、触之易出血，子宫正常大小，两侧附件正常。为确诊，要做的检查是

A. 子宫颈碘试验　　B. 诊断性刮宫

C. 子宫颈刮片　　　D. 宫腔镜检查

E. 子宫颈活检

11. 病人，女，57岁。绝经3年，阴道少量不规则出血2个月，经检查诊断为子宫内膜癌，下列哪项**不是**该病的特点

A. 预后较好

B. 常见于绝经后妇女

C. 生长缓慢

D. 血行转移是主要的转移途径

E. 转移较晚

A₃/A₄型题

（12～14题共用题干）

　　病人，女，47岁。已婚，近3个月性生活后有

阴道流血，妇科检查初步考虑子宫颈癌。

12. 作为初步筛查，应采取的辅助检查是

A. 白带检查　　　　B. 子宫颈刮片

C. 诊断性刮宫　　　D. 阴道镜检查

E. 腹部X线检查

13. 为确定诊断，首选的辅助检查是

A. 宫腔镜　　　　　B. B超检查

C. 子宫颈活检　　　D. 阴道镜

E. 腹部X线检查

14. 病人的子宫颈涂片细胞检查提示巴氏Ⅱ级是

A. 炎症　　　　　　B. 正常

C. 高度可疑癌　　　D. 癌

E. 可疑癌

（15～17题共用题干）

　　病人，女，56岁。绝经8年出现阴道不规则流血。妇科检查：子宫颈光滑，阴道黏膜菲薄，子宫体稍大，质软，活动良，附件（－）。

15. 初步诊断子宫内膜癌，最支持诊断的体征为

A. 56岁　　　　　　B. 绝经后阴道不规则流血

C. 子宫体大　　　　D. 阴道黏膜菲薄

E. 子宫颈光滑

16. 为进一步确诊，需做的检查项目是

A. 细致的双合诊　　B. 子宫颈细胞学检查

C. 分段诊刮　　　　D. 子宫颈刮片

E. 三合诊

17. 经检查确诊为子宫内膜癌Ⅰ期，首选的治疗是

A. 化学疗法

B. 手术和放射疗法相结合

C. 子宫全切术

D. 放射疗法

E. 孕激素疗法

二、实践能力

A₁型题

18. 子宫内膜癌首选的治疗方法是

A. 化疗　　　　　　B. 手术治疗

C. 放射治疗　　　　D. 内分泌治疗

E. 免疫治疗

19. 妇科下腹部手术的术前护理哪项**错误**

A. 手术消毒范围上界至脐下，下界为耻骨联合，至两侧腋中线

B. 消毒从手术中心至两侧，再上下部

C. 消毒液最后消毒脐孔及周围皮肤

D. 术前1日肥皂水灌肠1～2次

E. 术前1日进行皮肤准备

20. 子宫内膜癌最典型的临床表现为
   A. 绝经后不规则阴道出血
   B. 贫血、消瘦
   C. 下腹及腰骶部疼痛
   D. 白带稍多伴阴道痒
   E. 下腹部可触及包块

21. 卵巢肿瘤最常见的并发症是
   A. 囊肿破裂　　　　 B. 感染
   C. 蒂扭转　　　　　 D. 恶性变
   E. 肿瘤远处转移

22. 子宫颈癌最早出现的临床症状为
   A. 阴道接触性出血
   B. 阴道多量出血
   C. 阴道排出脓性臭味白带
   D. 腰骶部剧痛
   E. 高热、尿频

23. 黏膜下肌瘤最常见的临床表现是
   A. 下腹包块
   B. 痛经
   C. 月经量增多或经期延长
   D. 白带过多
   E. 腰酸，下腹坠胀

24. 子宫肌瘤继发贫血最常见于
   A. 浆膜下肌瘤　　　 B. 黏膜下肌瘤
   C. 肌瘤囊性变性　　 D. 肌瘤红色变性
   E. 肌壁间肌瘤

25. 宫颈癌根治术后可以拔除导尿管的时间是术后
   A. 1～2 日　　　　　 B. 3～4 日
   C. 6～8 日　　　　　 D. 7～14 日
   E. 2 周以后

A₂ 型题

26. 病人，女，36 岁。诊断为卵巢肿瘤，拟定明日早上手术，今晚突发卵巢肿瘤蒂扭转，其最初典型临床表现是
   A. 突然发生一侧剧烈腹痛
   B. 可叩出移动性浊音
   C. 白细胞总数明显上升
   D. 频繁呕吐
   E. 发热达 39℃

27. 病人，女，38 岁。确诊患有子宫肌瘤，病人定于周四上午在连续硬膜外麻醉下行次全子宫切除术，周三需做的术前准备不包括
   A. 皮肤准备
   B. 测量生命体征

C. 抽血做血型及交叉配血试验
   D. 心理护理
   E. 留置导尿管

28. 病人，女，42 岁。已婚已育，因月经周期缩短、经期延长及经量增多 1 年就诊。查子宫颈光滑，子宫体如妊娠 3 个月大，表面凹凸不平，质硬。恰当的处理办法是
   A. 随访观察　　　　 B. 雄激素治疗
   C. 肌瘤剔除术　　　 D. 次全子宫切除术
   E. 全子宫切除术

29. 病人，女，45 岁。接触性出血 20 日，白带米汤样，有恶臭，子宫颈呈糜烂样改变，有 4cm×3cm 的质地脆赘生物，易出血。子宫大小正常，触诊及双附件（－）。最可能的诊断是
   A. 子宫颈息肉　　　 B. 子宫颈糜烂
   C. 子宫颈癌　　　　 D. 子宫颈结核
   E. 子宫颈绒癌

30. 病人，女，60 岁。主诉绝经 10 年之后，重现阴道流血，妇科检查：子宫稍大，较软，附件（－）。首要怀疑的疾病是
   A. 萎缩性阴道炎　　 B. 卵巢浆液性囊腺瘤
   C. 子宫颈糜烂　　　 D. 子宫内膜癌
   E. 子宫肌瘤

31. 病人，女，35 岁。患"子宫肌瘤"入院，准备在硬膜外阻滞麻醉下做"次全子宫切除术"。在术前 1 日的准备中，不正确的是
   A. 皮肤准备
   B. 晚饭减量，进软食，午夜后禁食
   C. 睡前予肥皂水灌肠
   D. 晚上可口服镇静催眠药
   E. 阴道冲洗并在子宫颈、穹隆部涂 1% 甲紫

32. 病人，女，40 岁。诊断为子宫黏膜下肌瘤继发贫血，血红蛋白 60g/L，肌瘤未凸出子宫口。恰当的处理应为
   A. 观察随访　　　　 B. 大剂量雌激素
   C. 大剂量孕激素　　 D. 子宫全切除术
   E. 放射治疗

33. 病人，女，34 岁。1 年来月经增多，有血块。近 2 个月伴头晕、眼花。妇科检查：子宫增大如妊娠 3 个月，质硬，表面不平，两侧附件正常。此病人可能患哪种疾病
   A. 慢性盆腔炎　　　 B. 慢性子宫颈炎
   C. 子宫肌瘤　　　　 D. 月经失调
   E. 子宫内膜癌

34. 病人，女，59岁。绝经6年后出现阴道流血，妇科检查：子宫颈光滑，子宫增大，质软，双侧附件未扪及包块，其可能的疾病首先考虑是
    A. 子宫颈癌　　　　　B. 子宫内膜癌
    C. 卵巢颗粒细胞瘤　　D. 子宫肌瘤
    E. 卵巢囊腺瘤

35. 病人，女，39岁。因子宫肌瘤行子宫全切术，护士为其进行健康教育，告知病人术后阴道残端肠线吸收可致阴道少量出血，上述现象在术后几日出现
    A. 1～2日出现　　　　B. 3～4日出现
    C. 5～6日出现　　　　D. 7～8日出现
    E. 9～10日出现

36. 病人，女，43岁。诊断为子宫颈癌，行广泛子宫切除术加盆腔淋巴结清扫术，术后对该病人的健康教育，下列哪项是错误的
    A. 注意性生活卫生，预防病毒感染
    B. 在医生的指导下逐渐恢复性生活
    C. 定期进行普查，每1～2年普查1次
    D. 术后1年内第1个月进行第1次随访，以后每2～3个月复查1次
    E. 术后3个月内禁止性生活

37. 病人，女，50岁。子宫肌瘤手术后，护士为其做出院指导时告知病人术后按时随访，首次随访时间是
    A. 术后2个月　　　　B. 术后1个月
    C. 术后6个月　　　　D. 术后1年
    E. 术后3个月

38. 病人，女，50岁。不规则阴道流血、流液半年。检查：子宫颈为菜花样组织，子宫体大小正常，活动差，考虑为子宫颈癌，应进行哪项检查
    A. 子宫颈刮片细胞学检查
    B. 阴道镜检查
    C. 分段诊刮
    D. 子宫颈和子宫颈管活组织检查
    E. 碘试验

39. 病人，女，50岁。诊断为子宫颈癌。向护士询问自己为什么会得子宫颈癌，护士向其宣教，子宫颈癌的病因是
    A. 子宫颈持续感染HPV
    B. 过早性生活
    C. 多产
    D. 不洁性生活
    E. 早婚

40. 病人，女，30岁。诊断为卵巢癌，今日手术，术后需保留导尿管，护士正确的护理应为
    A. 2日擦洗尿道口及导尿管1次
    B. 每日擦洗尿道口及导尿管3次
    C. 每日擦洗尿道口及导尿管2次
    D. 每日擦洗尿道口及导尿管4次
    E. 隔日擦洗尿道口及导尿管1次

41. 病人，女，50岁。体检B超发现子宫黏膜下肌瘤，询问护士该肌瘤最常见的临床表现，护士告知
    A. 下腹部包块　　　　B. 不孕
    C. 腰酸　　　　　　　D. 月经量增多
    E. 白带增多

42. 病人，女，45岁。诊断为子宫颈癌。今日行手术，护士在做饮食指导时告知病人
    A. 手术当日流食，次日可以进食半流食
    B. 手术当日禁食，次日可以进流食
    C. 手术当日及次日均禁食
    D. 手术当日禁食，次日可以进流食
    E. 手术后禁食3日，静脉补充能量

A₃/A₄型题

（43～45题共用题干）

病人，女，62岁。绝经12年，近3个月阴道出血2次，每次持续4日；妇科检查：外阴、阴道无萎缩，子宫颈光滑，子宫前位，正常大小，右侧附件区10cm×5cm×3cm的肿物，质地中等，光滑、实性，活动良好，无腹水，全身淋巴结无转移。

43. 最可能的诊断为
    A. 子宫内膜癌　　　　B. 卵巢颗粒细胞瘤
    C. 卵巢无性细胞瘤　　D. 卵巢畸胎瘤
    E. 卵巢睾丸母细胞瘤

44. 最恰当的治疗为
    A. 全子宫加双附件加大网膜切除术
    B. 全子宫加双附件切除术
    C. 右侧附件切除术
    D. 放疗为主
    E. 化疗加放疗

45. 辅助治疗应加用
    A. 化疗　　　　　　　B. 放疗
    C. 雌激素治疗　　　　D. 雄激素治疗
    E. 孕激素治疗

（46、47题共用题干）

病人，女，27岁。未婚，否认有性生活史，体检发现左侧卵巢囊肿4年，未予以处理。早晨锻炼时突感左下腹剧烈疼痛，伴恶心和呕吐。

46. 该病人最可能的诊断是
    A. 卵巢囊肿蒂扭转　　B. 异位妊娠
    C. 子宫破裂　　　　　D. 卵巢囊肿恶变
    E. 急性阑尾炎

47. 目前该病人最合适的处理是
    A. 不予处理，观察病情
    B. 做胃镜明确诊断
    C. 若腹痛不缓解需行急诊剖腹探查
    D. 化疗
    E. 给予高蛋白、高维生素易消化清淡饮食

（48～50题共用题干）

病人，女，50岁。不规则阴道流血，性生活时亦容易出血，脓血性阴道排液半年。检查：子宫颈为菜花样组织，子宫增大，变软，活动差，考虑为子宫颈癌。

48. 为确诊子宫颈癌，应进行哪项检查
    A. 子宫颈刮片细胞学检查
    B. 阴道镜检
    C. 分段诊刮
    D. 子宫颈和子宫颈管活组织检查
    E. 碘试验

49. 宫颈癌最常见的早期症状是
    A. 接触性出血　　　B. 阴道大出血
    C. 绝经后出血　　　D. 血性白带
    E. 阴道水样排液

50. 下列护理措施中哪项不正确
    A. 鼓励病人树立战胜疾病的信心
    B. 每日为其进行阴道冲洗
    C. 补充营养增强机体抵抗力
    D. 保持外阴清洁
    E. 协助病人做好相关辅助检查

（51、52题共用题干）

病人，女，56岁。绝经5年，阴道浆液血性分泌物伴臭味4个月。检查：子宫颈正常大、光滑，子宫稍大、稍软。

51. 为确诊选择的辅助检查方法是
    A. 阴道分泌物细胞学检查
    B. 子宫颈刮片检查癌细胞
    C. 碘试验后行子宫镜检查
    D. 分段刮宫活组织检查
    E. 子宫颈黏液检查

52. 其首选的治疗方法是
    A. 孕激素治疗　　　B. 放射治疗
    C. 化学药物治疗　　D. 手术治疗
    E. 手术及化学药物治疗

（53～55题共用题干）

病人，女，14岁。无意中扪及右下腹有一块状物。今晨排便后突然发生右下腹剧痛伴恶心呕吐，体温37.3℃。检查右下腹部确有一压痛明显肿块，其下极压痛更甚。

53. 该病人最可能的临床诊断是
    A. 子宫浆膜下肌瘤扭转
    B. 盆腔炎包块
    C. 卵巢肿瘤合并感染
    D. 卵巢肿瘤蒂扭转
    E. 卵巢肿瘤破裂

54. 为确诊最有价值的辅助检查方法是
    A. 检查白细胞总数及分类
    B. 检测血中乳酸脱氢酶值
    C. X线腹部摄片
    D. B超检查盆腹腔
    E. 血常规

55. 一经确诊，最恰当的处理是
    A. 大剂量抗生素治疗
    B. 抗结核和抗炎治疗
    C. 立即手术
    D. 先抗炎待病情稳定行手术治疗
    E. 化学药物治疗

（彭　霞）

第17章　生殖器官损伤病人的护理

考点提纲栏——提炼教材精华，突显高频考点

第1节　子宫脱垂

一、概述　子宫从正常位置沿阴道下降或脱出，当子宫颈外口达坐骨棘水平以下，甚至子宫全部脱出阴道口以外，称子宫脱垂。子宫脱垂常伴阴道前后壁膨出。

二、病因
1. 分娩损伤　是最主要的发病因素。
2. 产后过早参加重体力劳动。
3. 衰老、盆底组织松弛。
4. 咳嗽、肥胖、便秘腹腔内压力增加。

三、临床表现
1. 症状　轻度病人一般无症状。重度脱垂有腰骶部痛或下坠感及外阴"肿物"脱出。

2. 体征　以病人平卧用力向下屏气时子宫下降的程度，分为3度。
- （1）Ⅰ度
  - 1）轻型：子宫颈外口距处女膜缘＜4cm，未达处女膜缘。
  - 2）重型：子宫颈已达处女膜缘，阴道口可见子宫颈。
- （2）Ⅱ度
  - 1）轻型：子宫颈脱出阴道口，子宫体仍在阴道内。
  - 2）重型：部分子宫体脱出阴道口。
- （3）Ⅲ度：子宫颈与子宫体全部脱出阴道口外。

四、治疗要点
1. 非手术治疗　使用子宫托；盆底肌肉（肛提肌）锻炼；积极治疗咳嗽、便秘等疾病，改善全身情况等。
2. 手术治疗　对脱垂超出处女膜的有症状的病人适用于手术治疗，治疗应个性化。

五、主要护理诊断/问题
1. 焦虑　与长期的子宫脱出影响正常生活及担心手术效果有关。
2. 慢性疼痛　与子宫下垂牵拉韧带、子宫颈，阴道壁溃疡有关。

六、护理措施
1. 心理护理　讲解疾病知识和预后，协助病人早日康复。

2. 一般护理
- （1）及早就医，及时将脱出物回纳，避免过久的摩擦。病情重，不能回纳者需卧床休息，减少下地活动次数、时间。
- （2）保持外阴部的清洁、干燥，每日使用流动的清水进行外阴冲洗，禁止使用酸性或碱性等刺激性药液。若出现溃疡需遵医嘱于冲洗后涂抹溃疡油；有感染时，需遵医嘱使用抗生素。
- （3）冲洗后嘱病人更换干净的棉质内裤，或用清洁的卫生带、丁字带有效地支托下垂的子宫，避免或减少摩擦。
- （4）使用纸垫时需选择吸水性、透气性均佳的用品。
- （5）进食高蛋白、高维生素的饮食，促进溃疡面愈合，增加机体抵抗力。

3. 子宫托的使用 选择合适的型号、正确放置子宫托、保持子宫托及阴道的清洁。子宫托应间断性取出、清洗并重新放置。上托后，分别于第1、3、6个月时到医院检查1次，以后每3～4个月到医院检查1次。

4. 手术前护理 同妇科外阴、阴道手术护理。

七、健康教育

1. 术后要坚持做盆底肌肉锻炼，使松弛的盆底组织逐渐恢复张力。

2. 术后3个月避免增加腹压及负重，禁性生活3个月。术后建议规律随访终生，及时发现复发、处理手术并发症。

锦囊妙"记"

子宫脱垂病人苦，常见病因是产伤；

临床分度有五型，块物脱出是主诉；

平卧屏气检查准，阴道脱出常相伴；

轻型应用子宫托，重型要把手术做；

手术前后重护理，盆底锻炼要加强；

积极防治慢性病，莫要腹压过度强。

第2节 尿　　瘘

一、概述

1. 定义 尿瘘是指生殖道与尿道之间形成异常通道，尿液自阴道排出，不能控制。

2. 常见的为膀胱阴道瘘和输尿管阴道瘘。

二、病因

1. 尿瘘的病因很多，以产伤最常见。

2. 妇科手术损伤。

3. 其他因素 外伤、放射治疗后、膀胱结核、晚期生殖泌尿系肿瘤等。

三、临床表现

1. 漏尿（图17-1）产后或盆腔手术后出现阴道无痛性持续性流液。

2. 外阴瘙痒及疼痛。

3. 尿路感染 病人有尿频、尿急、尿痛及下腹部不适等。

四、辅助检查

1. 亚甲蓝试验。

2. 靛胭脂试验。

3. 膀胱镜、输尿管镜检查。

4. 静脉肾盂造影。

5. 肾图。

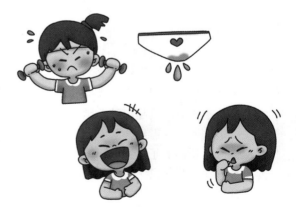

图17-1 漏尿的诱发因素

五、治疗要点 手术修补为主要治疗方法。非手术治疗仅限于分娩或手术后1周发生的膀胱阴道瘘和输尿管小瘘孔。直接损伤的尿瘘应尽快手术修补；其他原因所致的尿瘘应等待3个月，待组织水肿消退、局部血液供应恢复正常后再行手术。

六、主要护理诊断/问题

1. 皮肤完整性受损 与尿液刺激所致外阴炎有关。

2. 社交孤独 与长期漏尿，不愿与人交往有关。

3. 自我形象紊乱 与长期漏尿引起精神压力有关。

七、护理措施

1. 心理护理　讲解有关疾病的知识和手术前后的注意事项。

2. 适当体位　应根据病人瘘孔的位置选择体位。

3. 保证液体入量　应嘱咐病人多饮水，一般每日入量不要少于3000ml。必要时遵医嘱静脉输液。达到稀释尿液、自动冲洗膀胱的目的，减少漏出的尿液对病人皮肤的刺激。

4. 做好术前准备
- （1）按一般外阴、阴道手术术前准备。
- （2）协助病人每日用低浓度的消毒液坐浴，常用的有1：5000的高锰酸钾和0.02%的碘伏溶液等。
- （3）外阴局部有湿疹的病人，可在坐浴后进行红外线灯照射治疗，然后涂氧化锌软膏，使局部干燥。按医嘱使用抗生素治疗。
- （4）老年妇女和闭经者遵医嘱术前1周开始服用雌激素，或阴道局部应用含雌激素的软膏，以促进术后阴道上皮生长，有利于伤口的愈合。

5. 术后护理
- （1）按一般外阴、阴道手术术后护理。
- （2）应根据病人瘘孔的位置选择体位，膀胱阴道瘘中如瘘孔在膀胱后底部者，应取俯卧位；瘘孔在侧面者应取健侧卧位，使瘘孔居于高位。
- （3）保留导尿管者，应注意保持导尿管的通畅，并做好保留导尿管病人的护理；一般情况导尿管要保留10～14日，拔管后协助病人每1～2小时排尿一次。
- （4）术后加强盆底肌肉锻炼，同时预防咳嗽、便秘等使腹压增加的因素及避免增加腹压的动作。

要点回顾

1. 子宫脱垂的分度有哪些？

2. 尿瘘的主要病因有哪些？

模拟试题栏——识破命题思路，提升应试能力

一、专业实务

A₁型题

1. 最常见发生尿瘘的原因是
- A. 产伤及妇科手术损伤
- B. 长期安放子宫托
- C. 放射性损伤
- D. 膀胱结核
- E. 感染

2. 下列哪项不是子宫脱垂的病因
- A. 分娩损伤
- B. 产后过早从事重体力劳动
- C. 长期腹压增加
- D. 盆底组织松弛
- E. 营养不良

3. 有利于尿瘘病人康复的因素是
- A. 便秘
- B. 慢性咳嗽
- C. 少饮水
- D. 采取瘘孔高于尿液液面的体位

- E. 久蹲

A₂型题

4. 病人，女，40岁。孕4产3，诊断子宫脱垂。病人向护士咨询导致子宫脱垂的原因，下列哪项是子宫脱垂的主要原因
- A. 盆底组织先天发育不良
- B. 长期放置子宫托
- C. 慢性咳嗽
- D. 盆腔巨大肿瘤
- E. 分娩损伤

5. 病人，女，32岁。孕2产2，阴道产钳分娩，软产道裂伤。产后引起尿漏并发症的主要原因是
- A. 产褥期腹压增加　　B. 无菌技术不严格
- C. 产伤　　　　　　　D. 营养不良
- E. 产后没及时排尿

6. 病人，女，36岁。骑自行车致阴部损伤手术修补后，外阴部出现不自主流液。手术后可能发生的是
- A. 小阴唇裂伤　　　　B. 尿瘘
- C. 阴道前庭损伤　　　D. 前庭大腺肿大及出血

E.阴蒂损伤

二、实践能力

A₁型题

7.子宫脱垂Ⅰ度轻型是指
  A.子宫颈外口距处女膜缘＜4cm，未达处女膜缘
  B.子宫颈已达处女膜缘，阴道口可见子宫颈
  C.子宫颈脱出阴道口，子宫体仍在阴道内
  D.部分子宫体脱出阴道口
  E.子宫颈及子宫体全部脱出阴道口外

8.子宫脱垂Ⅱ度轻型是指
  A.子宫颈外口距处女膜缘＜4cm，未达处女膜缘
  B.子宫颈已达处女膜缘，阴道口可见子宫颈
  C.子宫颈脱出阴道口，子宫体仍在阴道内
  D.部分子宫体脱出阴道口
  E.子宫颈及子宫体全部脱出阴道口外

9.子宫脱垂Ⅲ度是指
  A.子宫颈外口距处女膜缘＜4cm，未达处女膜缘
  B.子宫颈已达处女膜缘，阴道口可见子宫颈
  C.子宫颈脱出阴道口，子宫体仍在阴道内
  D.部分子宫体脱出阴道口
  E.子宫颈及子宫体全部脱出阴道口外

A₂型题

10.病人，女，32岁。孕2产2，因急产，阴道严重裂伤行修补术。产后病人大便时间宜控制在术后
  A.1日　　　　　　B.3日
  C.5日　　　　　　D.7日
  E.9日

11.病人，女，32岁。因妇科手术损伤膀胱，行尿瘘修补术后，下列哪项护理内容是错误的
  A.术后第一日可用1：5000氯己定100ml冲洗阴道
  B.10～14日才能拔除导尿管
  C.术后3～5日拔除导尿管
  D.术后3个月内忌性交
  E.术后加强盆底肌肉组织的锻炼，同时预防使腹压增加的因素

12.病人，女，29岁。产钳分娩损伤尿道，尿瘘修补术后保留导尿管的时间为
  A.4～5日　　　　B.6～7日
  C.8～12日　　　　D.10～14日
  E.15～16日

13.病人，女，48岁。孕3产1，主诉腰骶部酸痛，有下坠感。妇科检查：病人平卧向下屏气用力，发现子宫颈外口在处女膜缘，可回纳。诊断其子宫脱垂为

A.Ⅰ度轻型　　　　B.Ⅰ度重型
C.Ⅱ度轻型　　　　D.Ⅱ度重型
E.Ⅲ度

14.病人，女，37岁。孕4产3，4年前阴道产钳分娩，诊断Ⅱ度重型子宫脱垂。现入院手术治疗，请问术后应采取的体位是
  A.头高脚低位　　　B.半卧位
  C.平卧位　　　　　D.侧卧位
  E.胸膝位

15.病人，女，25岁。孕1产1，臀位产。病人产后不能自主排尿，有尿液自阴道流出。请问该病人最可能发生了以下哪种并发症
  A.尿失禁　　　　　B.尿瘘
  C.尿潴留　　　　　D.阴道壁膨出
  E.尿路感染

16.病人，女，68岁。子宫Ⅱ度脱垂合并阴道前后壁膨出。行阴道子宫全切术加阴道前后壁修补术。术后护理措施正确的是
  A.术后3日行盆浴
  B.术后进少渣半流食8日
  C.留置导尿管3～5日
  D.术后平卧位1日，次日起半卧位
  E.术后每日测生命体征2次至正常

17.病人，女，38岁。孕4产2，主诉腰骶部酸痛，有下坠感。诊断Ⅰ度子宫脱垂。护士在预防子宫脱垂的健康教育中，下列说法错误的是
  A.积极开展计划生育
  B.提高接生技术
  C.产褥期增加腹压活动
  D.加强营养，增强体质
  E.执行妇女劳保条例

18.病人，女，39岁。确诊为子宫颈癌，经检查盆腔粘连严重，妇科手术时医生为该病人在手术前放入输尿管导管最主要的目的是
  A.保持会阴部清洁干燥
  B.收集尿标本进行细菌培养
  C.测定残余尿
  D.避免术中误伤膀胱
  E.避免术后泌尿系统感染

A₃/A₄型题

（19、20题共用题干）

病人，女，39岁。孕3产3，2年前产钳分娩，长时间站立、下蹲后腰背酸痛有下坠感，清洗外阴可触及一肿物。妇科检查：可见子宫颈已脱出阴道

口，子宫体仍在阴道内。

19. 该病人应诊断为子宫脱垂几度
    A. 子宫脱垂Ⅰ度轻型
    B. 子宫脱垂Ⅰ度重型
    C. 子宫脱垂Ⅱ度轻型
    D. 子宫脱垂Ⅱ度重型

E. 子宫脱垂Ⅲ度

20. 护士指导病人盆底肌肉组织锻炼的方法为
    A. 收缩肛门运动　　B. 仰卧起坐
    C. 上肢运动　　　　D. 下肢运动
    E. 俯卧撑

（彭从霞）

第18章 不孕症病人的护理及辅助生殖技术

▬▬▬ 考点提纲栏——提炼教材精华，突显高频考点 ▬▬▬

第1节 不 孕 症

一、**定义** 女性无避孕性生活至少12个月而未孕，称为不孕症。对男性则称为不育症。不孕症分为原发性和继发性两大类，既往从未有过妊娠史，未避孕而从未妊娠者为原发性不孕；既往有过妊娠史，而后未避孕连续12个月未孕者称继发性不孕。

二、**病因分类** 夫妇任何一方或双方，有全身性或性器官疾病者，均能导致不孕。

（一）女方因素

　1. 盆腔因素　是我国女性不孕症，特别是继发性不孕症最主要的原因，约占全部不孕因素的35%。具体病因包括①输卵管病变、盆腔粘连、盆腔炎症及其后遗症；②子宫体病变；③子宫颈因素；④子宫内膜异位症；⑤先天发育畸形。

　2. 排卵障碍　占女性不孕因素的25%～35%。常见病因包括①下丘脑病变；②垂体病变；③卵巢病变；④其他内分泌疾病。

（二）男方因素

　1. 精液异常　先天或后天原因所致精液异常。

　2. 男性性功能障碍。

　3. 其他　如免疫因素等。

（三）不明原因性不孕　缺乏性生活的基础知识及精神因素；免疫因素等。

三、**辅助检查** 通过检查找出不孕原因是诊断不孕症的关键。

（一）男方检查

　1. 全身及生殖系统检查。

　2. 精液分析　是不孕不育夫妇首选的检查项目。正常精液量为2～6ml，pH为7.0～7.8，在室温中放置5～30分钟内完全液化，精子密度（20～200）$\times 10^9$/L，精子活率>50%，正常精子占66%～88%。

（二）女方检查

　1. 全身及生殖系统检查。

　2. 卵巢功能检查　包括排卵监测及黄体功能检查，如基础体温测定、B超监测卵泡发育、基础激素水平测定。

　3. 输卵管通畅检查　子宫输卵管造影是评价输卵管通畅度的首选方法。

　4. 宫腔镜及腹腔镜检查。

　5. 性交后精子穿透力试验　上述检查未见异常时进行性交后试验。每高倍视野内有20个活动精子为正常。

四、**治疗要点** 针对不孕症的病因进行处理，根据具体情况选择辅助生殖技术。

锦囊妙"记"

不孕症治疗

消除焦虑戒烟酒，生活规律体质增。

性交应在排卵期，子宫后位臀抬起。

宫口狭窄扩宫颈，发育不良调周期。

畸形闭锁施手术，炎症粘连对因治。

克罗米芬促排卵，促性腺素高效剂。

五、主要护理诊断/问题

1. 知识缺乏：缺乏生育与不孕的相关知识。
2. 自尊紊乱　与繁杂的检查及疗效不佳有关。
3. 社交孤立　与缺乏家人的支持，不愿与人交流有关。

六、护理措施

1. 向妇女解释诊断性检查可能引起的不适。
2. 教会妇女在月经周期的正确时间服药；及时报告用药的不良反应；指导妇女在妊娠后立即停药。
3. 教会妇女提高妊娠率的技巧。
4. 讲解人工辅助生殖技术的内容和方法。

第2节　辅助生殖技术

一、定义

1. 辅助生殖技术也称为医学助孕，指在体外对配子和胚胎采用显微操作等技术，帮助不孕妇女受孕的一组方法。包括人工授精、体外受精-胚胎移植及其衍生技术等。
2. 人工授精（AI）是将精子通过非性交方式注入女性生殖道内，使其受孕的一种技术。**按精液来源不同分为丈夫精液人工授精（AIH）和供精者精液人工授精（AID）。**
3. 体外受精-胚胎移植（IVF-ET）技术指从女性卵巢内取出卵子，在体外与精子发生受精并培养 3～5 日，再将发育到卵裂球期或囊胚期阶段的胚胎移植到子宫腔内，使其着床发育成胎儿的全过程，俗称"试管婴儿"。

二、并发症

1. 卵巢过度刺激综合征（OHSS）。
2. 多胎妊娠。
3. 流产。

三、护理措施

1. 在用药过程中注意观察病情变化情况，重度 OHSS 住院病人每 4 小时测量生命体征，记录出入量，每日测量体重和腹围。注意识别继发于 OHSS 的严重并发症如卵巢破裂或蒂扭转、肝功能损害、肾功能损害，甚至肾衰竭、血栓形成、成人呼吸窘迫综合征等。
2. 对三胎及以上妊娠者，教育其在早期进行选择性胚胎减灭术。加强多胎妊娠产前检查的监护，提前住院观察，足月后尽早终止妊娠。

四、健康教育　教育妇女采取各项预防措施预防自然流产、指导合理用药、避免早产及预防相关疾病等。

要点回顾

1. 常见不孕症的原因有哪些？
2. 卵巢功能检查有哪些？
3. 常见辅助生殖技术有哪些？

●○ **模拟试题栏——识破命题思路，提升应试能力** ○●

一、专业实务

A₁型题

1. 不孕症的定义是
   A. 女性无避孕性生活至少12个月而未孕
   B. 既往从未有过妊娠史，未避孕而从未妊娠者
   C. 既往有过妊娠史，而后未避孕连续12个月未孕者
   D. 夫妇同居婚后12个月未孕，一方有无法纠正的解剖生理缺陷者
   E. 夫妇同居婚后12个月未孕，一方有解剖生理缺陷者，经治疗后可纠正

2. 属于辅助生殖技术的是
   A. 人工授精
   B. 输卵管造影
   C. 选择性胚胎减灭术
   D. 输卵管通液
   E. 输卵管吻合

3. 试管婴儿是指
   A. 经人工授精后出生的婴儿
   B. 经体外受精-胚胎移植（IVF-ET）出生的婴儿
   C. 在试管内生长的婴儿
   D. 经促排卵治疗后怀孕生育的婴儿
   E. 所有由辅助生殖技术而获得的婴儿

A₂型题

4. 病人，女，34岁。孕1产0，流产后多年未孕，向护士咨询引起不孕的因素，护士应告知其不孕的病因最常见的是
   A. 无排卵　　　　　B. 输卵管因素
   C. 子宫黏膜下肌瘤　D. 子宫颈细长，子宫颈炎
   E. 子宫内膜异位症

5. 病人，女，36岁。向护士咨询人工受孕技术，下列不适合选择体外受精-胚胎移植的情况是
   A. 女性双侧输卵管切除
   B. 女性双侧输卵管阻塞
   C. 急性子宫内膜炎
   D. 男性弱精症
   E. 免疫性不孕

6. 病人，女，32岁。孕2产2，婚后2年未孕，有正常的性生活，下列有关不孕症的叙述错误的是
   A. 女性无避孕性生活至少12个月而未孕
   B. 不孕症检查时只需女方检查即可
   C. 女性不孕以输卵管因素最为常见
   D. 治疗原则以对因治疗为主

   E. 指导病人预测排卵期性交可提高受孕概率

7. 病人，女，26岁。婚后两年未孕，经检查，不孕因素为输卵管轻度粘连，今来医院咨询做输卵管通液术的时间，正确的是
   A. 月经第2～3日　　B. 月经来潮前1日
   C. 排卵期　　　　　D. 月经干净后3～7日
   E. 月经来潮第1日

8. 病人，女，28岁。婚后3年未孕，今来医院进行卵巢功能检查，下列哪项不是卵巢功能的检查方法
   A. 基础体温测定
   B. 输卵管通液术
   C. 阴道脱落细胞检查
   D. 激素测定
   E. 子宫颈黏液检查

9. 某妇女，23岁，今来医院进行婚检，护士向其解释最易受孕时间，以下哪项是正确的
   A. 月经第2～3日　　B. 月经来潮前1日
   C. 月经来潮第1日　D. 月经干净后3～7日
   E. 排卵期

A₃/A₄型题

（10、11题共用题干）

病人，女，27岁。婚后3年未孕。16岁初潮，月经正常，经检查为双侧输卵管堵塞。

10. 该病人应选择的助孕技术是
    A. 丈夫精液人工授精
    B. 供精者精液人工授精
    C. 单精子注射
    D. 配子输卵管内移植
    E. 体外受精-胚胎移植

11. 该病人不孕的因素最可能的是
    A. 心理压力　　　　B. 精神因素
    C. 子宫因素　　　　D. 输卵管因素
    E. 免疫因素

（12、13题共用题干）

病人，女，27岁。婚后3年未孕。16岁初潮，月经周期1～3个月不等，经期3～5日，量中等，无痛经史。夫妇双方检查示：男方精液常规正常，女方阴道通畅，子宫大小正常，活动度正常，双附件区未扪及明显异常。基础体温呈单相型。

12. 该病人不孕的因素最可能的是
    A. 子宫因素　　　　B. 精神因素
    C. 免疫因素　　　　D. 无排卵

E. 附件炎

13. 检查有无排卵最简单的方法是

 A. 诊断性刮宫　　B. 阴道侧壁涂片

 C. 子宫颈黏液检查　　D. 激素水平测定

 E. 基础体温测定

二、实践能力

A₁ 型题

14. 教会病人提高妊娠率的技巧以下错误的是

 A. 戒烟、戒酒，注意营养

 B. 在性交前、中、后使用阴道润滑剂

 C. 选择适当的日期性交

 D. 在性交后不要立即如厕

 E. 减轻压力

15. 对应用辅助生殖技术治疗不孕症病人的健康教育，下列错误的是

 A. 预防流产

 B. 在预产期前提前结束妊娠

 C. 合理用药

 D. 预防相关疾病

 E. 减轻心理压力

A₂ 型题

16. 一对不孕不育夫妇来医院咨询。对该夫妇的指导，以下不正确的是

 A. 使夫妇双方了解受孕的知识

 B. 夫妇双方因素都可导致不孕

 C. 先从女方开始不孕原因检查

 D. 心理因素也可影响受孕

 E. 男方因素所致不孕仅占30%

17. 病人，女，30岁。婚后有正常性生活，未避孕，12个月未孕，关于指导其服药下列不正确的是

 A. 教会妇女正确的服药时间

 B. 指导妇女要长期服药直到分娩

 C. 及时报告药物的不良反应

 D. 指导妇女发生妊娠后立即停药

 E. 指导妇女注意药物不良反应

18. 病人，女，31岁。婚后同居3年未孕。夫妇双方前来咨询预测排卵期的方法，若病人既往月经规律，下列哪种方法不可取

 A. 下次月经来潮前14日为排卵期

 B. 基础体温测定

C. 子宫颈黏液检查

D. 诊断性刮宫

E. B 超检查

19. 一对夫妇，婚后同居4年未孕。若男方精液常规检查正常，女方基础体温呈双相型，为确定病因，女方应做哪项检查

 A. 诊断性刮宫　　B. 输卵管通畅试验

 C. 宫腔镜检查　　D. 卵巢功能检查

 E. 甲状腺功能检查

20. 病人，女，28岁。妇科检查见子宫颈光滑，子宫大小正常，子宫旁左侧及后方有粘连及压痛，右侧附件可扪及。则该病人治疗措施首选

 A. 人工周期　　B. 口服促排卵药

 C. 子宫颈扩张　　D. 输卵管通液

 E. 肌内注射黄体酮

21. 病人，女，29岁。婚后2年未孕，有正常的性生活，向护士咨询人工受孕技术，下列哪项是不适合胚胎移植的情况

 A. 子宫内膜结核

 B. 盆腔炎性疾病后遗症

 C. 输卵管阻塞

 D. 子宫颈肥大

 E. 子宫颈息肉

A₃/A₄ 型题

（22、23 题共用题干）

 病人，女，30岁。婚后3年未孕，经促排卵治疗后，病人出现腹部胀痛、腹水，经B超检查，卵巢直径明显增大。

22. 该病人诊断可能是

 A. 药物性肝炎

 B. 卵巢肿瘤

 C. 卵巢过度刺激综合征

 D. 异位妊娠

 E. 卵巢肿瘤蒂扭转

23. 对于上述病例，下列哪项护理措施是错误的

 A. 每4小时测量生命体征

 B. 不必记录出入量

 C. 每日测量体重和腹围

 D. 注意识别继发的各种并发症

 E. 在用药过程中注意观察病情变化

（张翠红）

第19章　计划生育及妇女保健

考点提纲栏——提炼教材精华，突显高频考点

第1节　避孕方法及护理

一、概述　避孕是用药物、器具等方法使妇女暂时不受孕。常用的避孕方法有工具避孕和药物避孕。

二、工具避孕　工具避孕是利用器具阻止精子和卵子相结合或通过改变子宫腔内环境达到避孕目的的方法。

（一）宫内节育器　宫内节育器（IUD）避孕是目前我国育龄妇女的主要避孕措施。

1. 种类 { （1）惰性宫内节育器。
（2）活性宫内节育器：带铜宫内节育器、药物缓释宫内节育器。

2. 避孕原理　对精子和胚胎的毒性作用、干扰着床、抑制排卵（图19-1）。

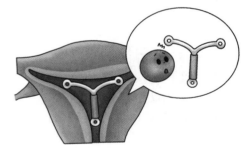

图19-1　宫内节育器避孕

3. 禁忌证 {
（1）妊娠或妊娠可疑。
（2）生殖道急性炎症。
（3）人工流产出血多。
（4）生殖器官肿瘤。
（5）生殖器官畸形如纵隔子宫、双子宫等。
（6）子宫颈内口过松、陈旧性子宫颈裂伤或子宫脱垂。
（7）严重的全身性疾病。
（8）子宫腔深度＜5.5cm或者＞9cm。
（9）近3个月有月经失调、阴道不规则流血。
（10）铜过敏史。

4. 放置时间 {
（1）月经干净后3～7日无性交。
（2）人工流产术后可立即放置。
（3）阴道分娩后42日，恶露已净，子宫复旧正常大小。
（4）含孕激素宫内节育器在月经第4～7日放置。
（5）自然流产于转经后放置，药物流产于2次正常月经后放置。
（6）哺乳期排除早孕者。
（7）性交后5日内放置为紧急避孕方法。

5. 术前准备 {
（1）手术器械、敷料。
（2）护士应向受术者介绍避孕机制、手术简要过程及术中配合要求，解除其思想顾虑。
（3）受术者测试体温正常（2次＞37.5℃暂不放置）、排空膀胱、签手术同意书。

6. 术后健康教育 {
（1）术后休息3日，1周内避免重体力劳动，禁止性生活和盆浴2周。
（2）3个月内每次行经或排便时注意有无节育器脱出。
（3）术后1、3、6、12个月进行随访，以后每年1次。
（4）保持外阴清洁、干燥，术后可能有少量阴道流血及腹部轻微不适，如有发热、腹痛、阴道流血较多或有异味分泌物等应随时就诊。

7. 宫内节育器取出适应证
- （1）计划再生育或已无性生活不再需避孕者。
- （2）放置期限已满需更换者。
- （3）绝经过渡期停经1年。
- （4）改用其他避孕措施或绝育者。
- （5）有并发症及副作用，经治疗无效。
- （6）带器妊娠，包括子宫内和子宫外妊娠。

8. 取出时间
- （1）月经干净后3～7日。
- （2）带器早期妊娠行人工流产同时取出。
- （3）带器异位妊娠。
- （4）子宫不规则出血。

9. 护理要点　术后休息1日，2周内禁止性生活和盆浴，保持外阴清洁。

（二）阴茎套　阴茎套也称避孕套，为男性避孕工具，作为屏障阻止精子进入阴道而达到避孕目的，既可避孕又能防止性病传播（图19-2）。

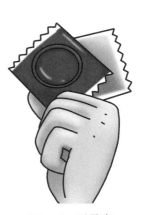

图19-2　避孕套

三、药物避孕　国内应用的避孕药为人工合成的甾体激素避孕药。避孕药具有安全、有效、经济、简便等优点，是育龄妇女采取的主要避孕措施之一。

1. 作用机制　干扰下丘脑-垂体-卵巢轴的正常功能以抑制排卵；改变子宫颈黏液性状，改变子宫内膜形态，改变输卵管功能，干扰受精卵着床。

2. 适应证　凡要求避孕的健康育龄妇女，无禁忌证者均可选用。

3. 禁忌证　①严重心血管疾病；②血栓性疾病；③急、慢性肝炎或肾炎；④部分恶性肿瘤、癌前病变；⑤内分泌疾病如糖尿病、甲亢病人；⑥哺乳期妇女；⑦产后未满6个月或月经未来潮者；⑧年龄＞35岁的吸烟女性；⑨有严重偏头痛，反复发作者；⑩精神病病人。

4. 用药注意事项
- （1）服用短效口服避孕药时不能间断，若漏服必须在12小时内补服。
- （2）停用长效避孕药时，应在停药后改用短效口服避孕药3个月以免引起月经紊乱。

5. 药物不良反应
- （1）类早孕反应：轻者一般不需处理，坚持服药数月后可自行消失，重者可予口服维生素B₆、甲氧氯普胺等。
- （2）月经改变：月经不规则、经期缩短、经量减少、痛经症状减轻或消失。但也可发生闭经、突破性出血。
- （3）体重增加、皮肤色素沉着：一般不需处理，如症状显著者改用其他避孕措施。

6. 其他避孕方法
- （1）紧急避孕
  - 1）适应证：无防护的性生活、避孕失败者或遭到性强暴后3～5日，为防止非意愿妊娠而采取的避孕方法。
  - 2）方法：①带铜宫内节育器（放置时间为无防护的性生活后5日内）；②紧急避孕药物（一般在无防护的性生活后3日内口服紧急避孕药）。
- （2）安全期避孕（自然避孕）：排卵期前后4～5日为易受孕期，其余时间则不易受孕，被视为安全期。
- （3）免疫避孕法：导向药物避孕和抗生育疫苗等，目前正在研究中。

第2节　避孕失败的补救措施及护理

一、早期妊娠终止方法及护理　妊娠早期采用人工方法终止妊娠称为早期终止妊娠，亦称人工流产。它是避孕失败的补救措施。可分为手术流产和药物流产两种方式。

1. 手术流产
 （1）适应证：妊娠14周内自愿要求终止妊娠而无禁忌证者；各种疾病不宜妊娠者。
 （2）禁忌证
  1）生殖器官急性炎症。
  2）各种疾病的急性期。
  3）全身情况不良，不能耐受手术者。
  4）术前相隔4小时测体温2次≥37.5℃者。
 （3）手术方式
  1）负压吸引术：适用于孕10周以内者（图19-3）。
  2）钳刮术：适用于孕11～14周者（图19-4）。

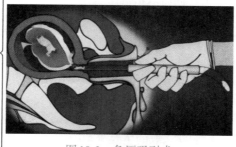
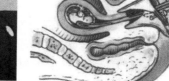

图19-3 负压吸引术   图19-4 钳刮术

 （4）并发症：人工流产综合征、出血、子宫穿孔、漏吸、吸宫不全、感染、羊水栓塞。
 （5）护理措施
  1）术前介绍手术过程及术中配合要求，解除其思想顾虑。
  2）术中严密观察受术者一般情况，对精神紧张者给予安慰；配合医生做好并发症的防治。
  3）术后嘱其在观察室休息1～2小时，注意观察腹痛及阴道流血情况。
 （6）健康教育
  1）保持外阴清洁，1个月内禁止性生活和盆浴。
  2）吸宫术后休息2周；钳刮术后休息2～4周；1个月后随访；有腹痛或出血多者，应随时就诊。
  3）指导合理避孕。
  4）告知受术者术后阴道出血应少于月经量，若血量多、出血时间长、腹痛、发热等随时就诊。

2. 药物流产 也称药物抗早孕。目前米非司酮与米索前列醇配伍为最佳方案。
 （1）适应证：妊娠7周内，B超确定为子宫内妊娠，自愿采用药物流产而无禁忌证的健康妇女。
 （2）禁忌证：严重心、肝、肾疾病病人，肾上腺疾病、糖尿病、青光眼、胃肠功能紊乱及其他内分泌疾病等。
 （3）注意事项：药物流产有产后出血时间过长和出血量多等不良反应，用药后应住院留观。若流产失败，应及时行人工流产终止妊娠；不全流产者需急诊刮宫并给予抗生素预防感染。

二、中期妊娠终止方法及护理 用人工方法终止中期妊娠的方法称为中期妊娠引产。在妊娠13～14周期间常用钳刮术，妊娠15～24周常用引产术，包括依沙吖啶引产和水囊引产两种。

1. 依沙吖啶引产
 （1）作用机制：依沙吖啶是一种强力杀菌剂。在无菌操作下进行羊膜腔穿刺，将依沙吖啶注入羊膜腔内，使胎儿中毒死亡。成功率一般为90％～100％。
 （2）适应证：妊娠13周至不足28周要求终止而无禁忌证者；母体患严重疾病，不宜继续妊娠者；畸胎等。
 （3）禁忌证：严重的全身性疾病；术前24小时内，相隔4小时测体温2次超过37.5℃；各种炎症感染；前置胎盘；对依沙吖啶过敏者。

1. 依沙吖啶引产

（4）术前准备
- 1）用物准备。
- 2）孕妇准备：①身心评估；②协助完成各项常规辅助检查；③术前 3 日禁止性生活，每日冲洗阴道 1 次；④排空膀胱，送至手术室。

（5）术中注意事项
- 1）给药量：一般剂量为 50～100mg，不要超过 100mg。
- 2）子宫腔内羊膜腔外注药，必须稀释，浓度不能超过 0.4%。
- 3）穿刺针如向外溢血或抽出血液时应向深部进针或向后退针，如仍有血，则应更换穿刺部位。
- 4）严格无菌操作。

（6）护理措施
- 1）心理护理。
- 2）穿刺过程中，注意观察孕妇有无呼吸困难、发绀等羊水栓塞症状。
- 3）用药后应定时测量生命体征，严密观察并记录宫缩、胎心、胎动消失时间及阴道流血等情况。
- 4）引产期间，孕妇应尽量卧床休息，防止突然破水。
- 5）按正常分娩接生，产后仔细检查胎盘胎膜是否完整，有无软产道裂伤，胎盘胎膜排出后常规行清宫术。注意观察产后宫缩、阴道流血、排尿情况及有无感染征象。
- 6）若用药 5 日后仍未临产者即为引产失败，联系医生及家属，协商再次给药或改用其他方法。

（7）健康教育
- 1）产后立刻采取退奶措施。
- 2）术后一个月内禁止性生活及盆浴，并为其提供避孕指导。

2. 水囊引产

（1）作用机制：是将消毒后的水囊置于子宫壁和胎膜之间，囊内注入一定量的生理盐水，使子宫膨胀，子宫内压力增高，激发宫缩，促使妊娠物排出。成功率为 90%。

（2）适应证：中期妊娠要求终止而无禁忌证者；因患各种疾病不宜妊娠者。

（3）禁忌证：同依沙吖啶引产，还包括子宫瘢痕、子宫颈或子宫发育不良、前置胎盘者。

（4）术前准备：受术者的准备及器械、敷料准备同依沙吖啶引产。

（5）操作步骤
- 1）孕妇排尿后取膀胱截石位，常规消毒、铺巾。
- 2）暴露子宫颈，消毒子宫颈、阴道，并用扩宫器扩张子宫颈达 8～10 号。
- 3）用敷料镊将水囊送入子宫腔，直到整个水囊全部放入。
- 4）缓慢注入 300～500ml 生理盐水并加入数滴亚甲蓝以利识别羊水或注射液，折叠导尿管，扎紧后放入阴道穹隆部。
- 5）取水囊：出现规律宫缩时即取出水囊。一般无论有无宫缩，水囊放置时间最长不应超过 48 小时。

（6）注意事项
- 1）放置时不得触碰阴道壁，放置后尽量卧床休息。
- 2）水囊引产失败后，取出水囊，休息 72 小时，改用其他方法终止妊娠。
- 3）如有体温超过 38℃、畏寒等不适，立即取出水囊，遵医嘱给予足量抗生素。

锦囊妙"记"　　**终止妊娠的方法及适用时间**

7 周以内药物流产（米非司酮＋米索前列醇），小于 10 周负压吸引术，11～14 周钳刮术，15～24 周引产（依沙吖啶、水囊）。

第 3 节　绝　　育

绝育是用手术或药物的方法使人达到永久不生育的目的。女性绝育的主要方法是输卵管绝育术，可选经腹输卵管绝育术或经腹腔镜输卵管绝育术。

一、经腹输卵管绝育术

1. 适应证
（1）已婚妇女，夫妇双方同意，要求手术而无禁忌证者。
（2）患有严重的全身性疾病不宜生育者。
（3）患有严重的遗传性疾病及精神分裂症不允许生育者。

2. 禁忌证
（1）各种疾病的急性期，全身健康情况不良，不能胜任手术者。
（2）腹部皮肤感染、内外生殖器炎症。
（3）患有严重的神经衰弱或神经症者。
（4）24小时内2次体温达到或超过37.5℃者。

3. 手术时间　月经干净后3～7日内；正常分娩后48小时内；哺乳期或闭经妇女应排除妊娠后。

4. 术前准备
（1）进行全面身心评估，协助医生完成各项常规辅助检查。
（2）详细询问病史，严格掌握手术适应证及禁忌证。
（3）排空膀胱，测生命体征。
（4）按妇科腹部手术要求准备皮肤，进行普鲁卡因皮试。
（5）术前一餐禁食。

5. 护理措施
（1）协助医生选择恰当的手术时间，做好术前准备。
（2）术后嘱其平卧位休息，密切观察血压、脉搏、腹痛情况及有无内出血征象。
（3）注意观察伤口有无渗血，保持伤口敷料清洁、干燥，以免感染。

6. 健康教育
（1）鼓励病人术后卧床4～6小时后可起床活动，促进身体康复。
（2）出院后休息3～4周，1个月内禁止性生活，术后1个月复查。

二、经腹腔镜输卵管绝育术

1. 适应证　同经腹输卵管绝育术。
2. 禁忌证　患有腹腔粘连、心肺功能不全、膈疝等，其他同经腹输卵管绝育术。
3. 手术时间　同经腹输卵管绝育术。
4. 术前准备　术前晚行肥皂水灌肠，术前6小时禁饮食，受术者排空膀胱后进入手术室，取头低臀高仰卧位。其余同经腹输卵管绝育术。
5. 术后护理　术后静卧4～6小时后下床活动，严密观察受术者体温、血压、脉搏、腹痛情况及有无腹腔内出血或脏器损伤的征象。经腹腔镜行输卵管结扎术简单易行、安全、效果好。

第4节　妇女保健

1. 妇女病普查普治
（1）目的：定期普查，做到三早（早发现、早诊断、早治疗），提高妇女的生活质量。
（2）时间：已婚育龄妇女，每1～2年普查一次，重点为常见病和良恶性肿瘤；老年妇女，每年普查一次，以防癌为重点。
（3）防癌普查最常用的方法：子宫颈刮片细胞学检查。

2. 劳动保护
（1）月经期：避免高空、低温、冷水和国家规定的第三级体力劳动强度的劳动。
（2）孕期：指导受孕时机，女性21～29岁为佳，男性23～30岁为佳。怀孕后的女职工在劳动时间进行产前检查，应当算作劳动时间；不得在正常劳动日以外延长劳动时间；怀孕满7个月后不得上夜班；在劳动时间内应适当安排一定的休息时间。
（3）产褥期：产假根据最新的劳动法，各地区不一致。

（4）哺乳期：哺乳时间为1年，每班劳动时间内给予2次哺乳时间，每次30分钟；哺乳期内不得安排夜班劳动和加班。

2. 劳动保护

（5）围绝经期：围绝经期女职工应该得到社会广泛的体谅和关怀。经医疗保健机构诊断为围绝经期综合征者，经治疗效果不佳，已不适应现任工作时，应暂时安排其他适宜的工作。

（6）其他：妇女应遵守国家计划生育法规，但也有不育的自由；各单位对妇女应定期进行以防癌为主的妇女病普查、普治；女职工的劳动负荷，一般单人不得超过25kg，两人抬运总重量不得超过50kg。

要点回顾

1. 宫内节育器的避孕原理有哪些？
2. 口服避孕药的用药不良反应有哪些？
3. 终止妊娠的方法及适用时间是什么？

●○ 模拟试题栏——识破命题思路，提升应试能力 ○●

一、专业实务

A₁型题

1. 下列避孕原理为抑制排卵的是
   A. 药物避孕　　　　B. 安全期避孕
   C. 避孕套　　　　　D. 宫内节育器
   E. 阴道隔膜

2. 我国现阶段已婚女性最常用的避孕方法是
   A. 避孕套　　　　　B. 宫内节育器
   C. 口服避孕药　　　D. 阴道隔膜
   E. 缓释系统避孕药

3. 在下列避孕方法中，失败率较高的是
   A. 避孕套　　　　　B. 阴道隔膜
   C. 安全期避孕　　　D. 宫内节育器
   E. 避孕药

4. 宫内节育器的避孕原理，正确的是
   A. 抑制卵巢排卵
   B. 阻止精子进入子宫腔及输卵管
   C. 干扰受精卵着床
   D. 干扰下丘脑-垂体-卵巢轴
   E. 改变子宫颈黏液性状

5. 可选用人工流产吸宫术终止妊娠的是
   A. 9周　　　　　　B. 11周
   C. 14周　　　　　D. 15周
   E. 24周

6. 不属于青春期保健重点的是
   A. 合理营养　　　　B. 健康教育
   C. 预防意外　　　　D. 计划免疫
   E. 法制教育

7. 避孕原理错误的是
   A. 药物避孕可阻碍受精，不会抑制排卵
   B. 经阴道给药的外用避孕药杀伤精子
   C. IUD干扰受精卵着床
   D. 避孕套阻止精子和卵子相遇
   E. 结扎输卵管使精子和卵子不能相遇

8. 关于宫内节育器放置，错误的是
   A. 术前体温＜37.5℃
   B. 哺乳期结束时放置
   C. 人工流产术后即可放置
   D. 剖宫产术后半年放置
   E. 产后42日放置

9. 下列情况下，可以行输卵管结扎术的是
   A. 腹部皮肤有感染者
   B. 严重的神经症者
   C. 24小时内有2次体温达到或超过37.5℃
   D. 病人全身性疾病不宜生育者
   E. 各种疾病的急性期

10. 输卵管结扎部位是输卵管的
    A. 间质部　　　　　B. 峡部
    C. 壶腹部　　　　　D. 伞部
    E. 漏斗部

11. 社区健康宣教，正确指导IUD的取出的时间和条件，首选的是
    A. 绝经半年者　　　B. 阴道炎
    C. 带器妊娠　　　　D. 节育器无移位者
    E. 轻微下腹坠胀

12. 《中华人民共和国劳动法》规定，女性哺乳期的

哺乳时间为

A. 4个月   B. 6个月

C. 8个月   D. 10个月

E. 12个月

13. 妇产科医护人员进入社区进行健康宣教，其宣教妇女普查普治的意义是

A. 制订治疗措施   B. 降低发病率

C. 提高治愈率   D. 维护妇女健康

E. 制订预防措施

14. 评价妇女健康状况，其临床产科中最常用的妇女健康状况指标是

A. 产前检查率

B. 剖宫产率

C. 孕产妇死亡率，围产儿死亡率

D. 产后检查率

E. 产后出血防治率

15. 某单位组织妇女普查，在下列检查方法中，妇科防癌普查最常用的方法是

A. 双合诊   B. 阴道分泌物悬滴检查

C. B超   D. 阴道镜检查

E. 宫颈刮片细胞学检查

16. 护士在为社区人群进行健康宣教，在下列人群中，可以指导其应用口服避孕药进行避孕的是

A. 患有严重心血管疾病病人

B. 乳房有肿块者

C. 甲状腺功能亢进者

D. 患有慢性肝炎者

E. 产后8个月妇女

A_2型题

17. 某妇女，30岁，已有2女，身体健康，前来咨询最适宜放置宫内节育器的时间是

A. 月经干净后10～14日

B. 人工流产术后子宫腔深度＜9cm放置

C. 产后一般满30日

D. 剖宫产后2个月

E. 哺乳期随时都可以放置

18. 大学生性健康教育课堂中，一大学生提问避孕及防止性传播疾病最符合的措施是

A. 皮下埋植药物

B. IUD

C. 阴道隔膜加杀精药

D. 安全期避孕法

E. 避孕套加避孕药膏

19. 某妇女，33岁，孕2产2，准备行宫内节育器放

置术进行避孕，下列哪项不是放置宫内节育器的禁忌证

A. 轻度贫血   B. 急性盆腔炎

C. 月经过频   D. 生殖道肿瘤

E. 宫颈口过松

20. 某妇女，37岁，孕3产2，现妊娠18周。来院要求终止妊娠，下列最适宜的方法是

A. 负压吸宫术

B. 口服药物流产

C. 静脉滴注缩宫素

D. 乳酸依沙吖啶羊膜腔内注射

E. 水囊引产

21. 某妇女，35岁，孕2产2，两年前顺产一男婴，今来咨询实施输卵管结扎术的最佳时间，以下正确的是

A. 月经来潮之前3～7日

B. 月经来潮第3～7日

C. 月经干净后3～7日

D. 人工流产术后3～7日

E. 正常分娩后3～7日

22. 某妇女，34岁，孕3产2，今来院要求做绝育手术，下列最适宜的方法是

A. 药物避孕   B. 宫内节育器

C. 输卵管结扎术   D. 免疫避孕

E. 输精管结扎术

23. 某妇女，32岁，孕6个月来院检查，下列有关妊娠期健康教育，正确的是

A. 孕妇应保证每日有1小时以上睡眠时间

B. 孕妇睡眠时应取右侧卧位

C. 孕妇应避免家务劳动

D. 孕妇每日应有1小时左右的午休时间

E. 孕妇应勤洗澡，为防止摔伤应盆浴

24. 某妇女，30岁，孕1产1，足月产后3个月，下列有关哺乳期妇女保健的陈述，不妥的是

A. 哺乳时限为1年

B. 每班工作有两次哺乳时间

C. 单胎每次哺乳时间为1小时

D. 未满周岁婴儿的女工不安排夜班

E. 未满周岁婴儿的女工不安排加班

25. 某妇女，27岁。半年前足月顺产一男婴。停止哺乳后，因月经量过多，口服短效避孕药物。现该病人将避孕方法改为放置宫内节育器，放置时间是在月经干净后

A. 11天   B. 10天

C. 9天   D. 8天

E. 7天

A₃/A₄型题

（26、27题共用题干）

 某妇女，36岁，孕2产2，正常分娩后2小时。

26. 其向护士咨询输卵管结扎术的时间，护士回答正确的是

 A. 阴道分娩后48小时内

 B. 阴道分娩后即可

 C. 阴道分娩后3日

 D. 阴道分娩后7日

 E. 阴道分娩后42日

27. 下列哪项不是输卵管结扎术的禁忌证

 A. 各种疾病的急性期

 B. 全身健康情况不良，不能胜任手术者

 C. 腹部皮肤感染或内外生殖器炎症者

 D. 患有严重的神经症

 E. 24小时内1次体温达37.5℃或以上者

（28、29题共用题干）

 某妇女，29岁，妊娠35日，因身体原因想中断妊娠。

28. 目前最适宜的方法是

 A. 负压吸宫术+钳刮术

 B. 药物流产

 C. 静脉滴注缩宫素

 D. 依沙吖啶引产

 E. 钳刮术

29. 目前药物流产的最佳方案是

 A. 米非司酮与米索前列醇配伍

 B. 雌孕激素联合治疗

 C. 雌孕激素序贯治疗

 D. 大剂量孕激素疗法

 E. 米非司酮顿服法

二、实践能力

A₁型题

30. 以下与放置宫内节育器无关的症状为

 A. 子宫内膜炎   B. 腰酸腹坠

 C. 经期延长   D. 体重增加

 E. 子宫穿孔

31. 对于放置宫内节育器术中及术后的处理应除外

 A. 术中随时观察受术者的情况

 B. 嘱受术者如有出血多、腹痛、发热等情况随时就诊

 C. 1周内禁止性生活

 D. 术后1周内避免重体力劳动

 E. 术后2周内禁盆浴

32. 吸宫术后注意事项，不正确的是

 A. 术毕，应在休息室休息1～2小时

 B. 1周或阴道流血未尽前禁止盆浴

 C. 1个月内禁止性交

 D. 保持外阴清洁

 E. 持续阴道流血10日以上，须及时复诊

33. 宫内节育器放置术后不正确的健康教育内容是

 A. 术后保持外阴清洁

 B. 术后出现腹痛、发热是正常现象，无须处理

 C. 术后1周内避免重体力劳动

 D. 术后2周内禁止性生活

 E. 术后3个月内行经期或大便时注意有无节育器脱落

34. 放置宫内节育器后禁止性生活的时间为

 A. 1周   B. 2周

 C. 1个月   D. 3个月

 E. 6个月

35. 短效口服避孕药的用法正确的是

 A. 自月经周期的第4日起每晚1片

 B. 若漏服1片于次晨补服2片

 C. 自月经周期的第5日起每晚2片

 D. 连服一个月不能间断

 E. 自月经周期的第5日起每晚1片

36. 葡萄胎清宫术后采取的避孕措施为

 A. 放置宫内节育器 B. 口服紧急避孕药

 C. 安全期避孕   D. 药物避孕

 E. 避孕套避孕

A₂型题

37. 某妇女，27岁，因工作忙漏服口服避孕药，补服时间为

 A. 2小时内   B. 4小时内

 C. 8小时内   D. 12小时内

 E. 24小时内

38. 某妇女，44岁，近来月经紊乱，咨询避孕措施，应指导其选用

 A. 宫内节育器   B. 口服避孕药

 C. 避孕套   D. 安全期避孕

 E. 注射避孕针

39. 某妇女，30岁，剖宫产术后2个月，母乳喂养。社区护士家访时，产妇希望了解避孕方式的相关知识，该护士介绍目前最适宜的避孕方法是

 A. 放置宫内节育器 B. 安全期避孕

C. 口服短效避孕药　　D. 绝育手术

E. 避孕套避孕

40. 某妇女，28岁，孕3产2，现有1子1女，顺产后4个月，哺乳期，进行计划生育措施指导不正确的是

A. 药物避孕　　　　　B. 宫内节育器避孕

C. 避孕套避孕　　　　D. 输卵管结扎术

E. 哺乳期闭经仍有妊娠可能

41. 某妇女，35岁，急性病毒性肝炎妇女，今日来咨询避孕方法，作为护士，你应建议其最好选择下列哪种避孕方法

A. 安全期避孕　　　　B. 使用避孕套

C. 放置宫内节育器　　D. 口服短效避孕药

E. 体外排精法

42. 某妇女，27岁，已婚未孕。来社区中心咨询可采用的避孕方法，社区护士向其指导的内容应除外

A. 应用避孕套　　　　B. 应用阴道隔膜

C. 安全期避孕　　　　D. 应用长效避孕药

E. 进行输卵管结扎

43. 某妇女，28岁，人工流产术后15日仍有较多量阴道流血，应首先考虑是

A. 子宫穿孔　　　　　B. 子宫复旧不良

C. 吸宫不全　　　　　D. 子宫内膜炎

E. 盆腔炎

44. 病人，女，28岁。自诉长期痛经，护士建议她采用的最佳避孕方法是

A. 安全期避孕法　　　B. 口服避孕药

C. 输卵管结扎术　　　D. 避孕套避孕

E. 阴道隔膜避孕

45. 病人，女，25岁。妊娠45天，拟行吸宫术，护士向该女士进行的术后宣教中正确的是

A. 阴道流血期间每日坐浴

B. 有腹痛或出血多者，应随时就诊

C. 休息1个月

D. 1周内禁止盆浴

E. 2周内禁止性生活

46. 病人，女，29岁。半年前足月顺产一男婴。停止哺乳后，因月经量过多，口服短效避孕药物。关于此类药物的副作用，正确的宣教内容是

A. 长期用药体重会减轻

B. 若类早孕反应轻则不需处理

C. 漏服药引起阴道流血时需立即停药

D. 一般服药后月经周期不规则，经量减少

E. 紧急避孕药属于短效避孕药，副作用很大

47. 病人，女，32岁。半年前足月顺产一女婴。停止哺乳后，因月经量过多，口服短效避孕药物。现该病人将避孕方法改为放置宫内节育器，放置时间是在月经干净后

A. 11天　　　　　　　B. 10天

C. 9天　　　　　　　 D. 8天

E. 7天

A₃/A₄型题

（48、49题共用题干）

某妇女，33岁，因放置IUD后月经过多欲改用短效口服避孕药物。

48. 下述哪种情况适合选择短效口服避孕药物

A. 有严重全身性疾病

B. 子宫肌瘤

C. 严重精神病

D. 月经稀少

E. 月经过多

49. 服药过程中的注意事项不正确的是

A. 妥善保管药物，防止儿童误服

B. 药物受潮后不宜使用

C. 按时服药，漏服后及时补服

D. 如计划再生育，停药后即可再孕

E. 停用长效避孕药后需改服短效避孕药6个月

（50、51题共用题干）

病人，女，28岁。孕2产1，孕8周，今来医院行人工流产术。

50. 关于人工流产术，正确的说法是

A. 妊娠10周以内行钳刮术

B. 妊娠14周以内行吸宫术

C. 子宫过软者，术前应肌内注射麦角新碱

D. 术后应检查吸出物中有无妊娠物，并注意数量是否与妊娠月份相符

E. 吸宫过程出血多时，应及时增大负压迅速吸刮

51. 关于术后护理措施以下选项中错误的是

A. 术后1个月内禁止盆浴

B. 保持外阴清洁

C. 术后6个月内禁止性生活

D. 术后休息1～2小时，无异常即可离院

E. 若有明显腹痛持续10日以上，应随时到医院就诊

（52、53题共用题干）

病人，女，32岁。因停经55日行人工流产术，术中病人突然出现面色苍白，出汗，心动过缓，血压下降。

52. 最可能的原因是

　　A. 羊水栓塞　　　　B. 人工流产综合征

　　C. 子宫穿孔　　　　D. 吸宫不全

　　E. 休克

53. 护理措施不正确的是

　　A. 暂停手术

　　B. 静脉注射阿托品 0.5～1mg

　　C. 吸宫时负压不超过 500mmHg

　　D. 安慰病人，缓解紧张情绪

　　E. 尽快吸出宫内妊娠产物

（54、55 题共用题干）

　　病人，女，29 岁。已婚，生育史：2-0-1-1，宫内节育器避孕，因"停经 46 天，阴道少量流血 1天伴下腹隐痛 6 小时"就诊。体检：神智清，心肺（一），生命体征正常，尿妊娠试验阳性。

54. 为确定诊断，除了妇科检查之外，此时最有价值的辅助检查是

　　A. 血常规　　　　　B. 腹部 X 线摄片

　　C. 阴道后穹隆穿刺　D. B 超

　　E. 腹腔镜检查

55. 若确定是宫内妊娠，最合适的处理措施是

　　A. 黄体酮保胎治疗

　　B. 药物流产

　　C. 取环后行人工流产负压吸引术

　　D. 水囊引产术

　　E. 取环后继续保胎治疗

（彭从霞）

第20章 妇产科常用护理技术

第1节 会阴擦洗/冲洗

一、目的 清除会阴部分泌物，保持会阴及肛门部清洁，促进舒适和会阴伤口愈合；防止生殖系统、泌尿系统逆行感染。

二、适应证 适用于长期卧床、妇产科腹部手术留置导尿管的病人，会阴、阴道手术后，产后一周内产妇，产后会阴有伤口者。

三、物品准备 药液500ml（1：5000高锰酸钾溶液；0.02%聚维酮碘溶液等）；会阴擦洗盘（无菌碗内盛棉球数个、无菌镊子2把、干纱布2块、无菌干棉球2～3个、弯盘1个、一次性垫巾、一次性手套）。

四、操作方法

1. 将用物带至床旁，告知病人目的、方法，以取得配合。

2. 嘱病人排空膀胱。

3. 遮挡病人，护士戴一次性手套，铺一次性垫巾于病人臀下。

4. 协助病人取屈膝仰卧位，脱去一侧裤腿，暴露会阴部。

5. 擦洗
- （1）夹取数个大棉球放入治疗碗内，倒入适量的擦洗液，用镊子取浸透药液的大棉球，进行擦洗。
- （2）擦洗顺序：第一遍自上而下，自外向内，初步清除会阴部的分泌物和血迹。第二遍以伤口为中心，自内向外，自上而下或者以会阴伤口为中心向外擦洗。最后擦洗肛门及肛门周围。
- （3）一个棉球限用一次，可根据病人情况增加擦洗次数，直至擦洗干净，最后用干棉球或纱布擦干。
- （4）如需进行冲洗者，需另备冲洗壶和便盆，调节好冲洗液的温度。冲洗时用无菌纱布堵住阴道口，以免污水进入阴道，引起逆行感染。

6. 擦洗完毕，撤去用物，协助病人穿好裤子，采取舒适卧位。

7. 清理用物，脱手套，洗手。

五、护理要点

1. 擦洗动作轻稳，擦洗顺序清楚。

2. 擦洗时观察会阴部及会阴伤口周围组织有无红肿、分泌物及其性质和伤口愈合情况。发现异常及时记录并向医生汇报。

3. 对有留置导尿管者，应注意导尿管是否通畅，避免脱落或打结。

4. 注意最后擦洗有伤口感染的病人，以避免交叉感染。

5. 擦洗溶液温度适中，冬天注意保暖。

第2节 阴道、子宫颈上药

一、目的 将药物涂抹到阴道壁或子宫颈，进行局部治疗。

二、适应证 各种阴道炎、子宫颈炎及术后阴道残端炎。

三、物品准备 阴道灌洗用物一套，干棉球、长头棉签、药品及一次性手套一双。

四、操作方法 上药前可先用长头棉签拭去子宫颈黏液或炎性分泌物，使药物直接接触炎性组织。根据病情及药物的不同性状采用以下方法。

1. 阴道后穹隆塞药 常用于滴虫阴道炎、外阴阴道假丝酵母菌病、萎缩性阴道炎及慢性子宫颈炎等病人的治疗。常用药物有甲硝唑丸剂和栓剂等。可教会病人自行放置，于临睡前洗净双手或戴无菌手套用示指将药物沿阴道后壁向后推进，直至示指完全进入为止。

2. 喷雾器上药 阴道用的各种粉剂，如磺胺嘧啶、土霉素、呋喃西林等药物，可用喷雾器将药物均匀地喷在炎症组织表面。

3. 子宫颈棉球上药 适用于急性或亚急性炎症伴有出血者。常用药物有抗生素药液和止血粉等。先将带尾线的大棉球蘸上药液和药粉，再将棉球置于子宫颈处，将棉球尾线留于阴道外，并用胶布固定于阴阜侧上方。嘱病人放药12～24小时后牵引棉球尾线自行取出棉球。

4. 局部用药 包括非腐蚀性药物和腐蚀性药物，常用于治疗子宫颈炎症和阴道炎病人。

五、护理要点

1. 上非腐蚀性药物时，应转动阴道窥器，使阴道四壁均能涂上药物。

2. 局部应用腐蚀性药物时，要注意保护好阴道壁及正常的组织。上药前应将干纱布或干棉球垫于阴道后壁及阴道后穹隆，以免药物下流灼伤正常组织。药物涂好后用干棉球吸干，应立即如数取出所垫纱布或棉球。

3. 经期或子宫出血者不宜阴道给药。

4. 上药期间禁止性生活。

5. 给未婚妇女上药时不用阴道窥器，用长头棉签涂抹或用手指将药片推入阴道。

6. 子宫颈棉球上药者，放药完毕切记嘱病人按时取出阴道内的棉球。

锦囊妙"记" 擦洗、消毒顺序不相同：擦洗由外后至内，消毒由内后至外。

第3节 会阴红外线照射

一、目的 促进会阴局部血液循环，促使炎症局限或消散，减轻疼痛，利于脓肿局限、吸收及会阴伤口愈合。

二、适应证 产后会阴水肿、会阴血肿、会阴伤口硬结及早期感染者。

三、物品准备

1. 一次性治疗巾1块、消毒液适量、长头棉签一包。

2. 红外线灯（图20-1）。

四、操作方法

1. 向病人说明照射的目的以取得配合。

2. 嘱病人排空膀胱，取膀胱截石位暴露外阴部。

3. 给病人臀下垫无菌会阴垫。

4. 行会阴擦洗，清洁外阴局部伤口的污迹。

5. 将红外线灯放置于两腿之间进行照射，距离一般如下：功率500W以上，灯距应在50～60cm；功率250～300W，灯距在30～40cm；功率200W以下，灯距在20cm左右。

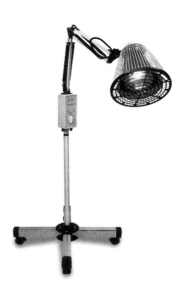

图20-1 红外线灯

五、护理要点

1. 每次照射20～30分钟，每日1或2次。
2. 照射完毕，整理用物及床单位。
3. 治疗时护士要注意观察，以免烫伤。
4. 嘱病人在照射过程中如有感觉过热、心慌、头晕等反应时，应停止照射。
5. 行红外线照射治疗应在产后24小时后。

要点回顾

1. 会阴擦洗顺序有哪些要求？
2. 阴道炎的病人进行阴道放药的方法是什么？
3. 产妇会阴侧切术后多长时间可行红外线照射治疗？

●○ 模拟试题栏——识破命题思路，提升应试能力 ○●

一、专业实务

A₁型题

1. 会阴热敷的温度一般为
   A. 30～35℃   B. 35～38℃
   C. 35～41℃   D. 41～48℃
   E. 45～58℃

2. 会阴湿热敷时不妥的做法是
   A. 可选择50%硫酸镁作为湿敷溶液
   B. 湿热敷溶液的温度一般选择60℃左右
   C. 每次热敷时间为20～30分钟，2～3次/日
   D. 热敷面积一般为病损范围的2倍
   E. 热敷过程中应注意观察局部有无发红，以防烫伤

3. 会阴局部进行热敷，每次热敷时间为
   A. 3～5分钟   B. 6～10分钟
   C. <20分钟   D. 20～30分钟
   E. >30分钟

4. 关于阴道上药不正确的是
   A. 月经期禁做
   B. 上药期间禁止性生活
   C. 药物应均匀涂抹于患处
   D. 应用腐蚀性药物应注意保护正常组织
   E. 宫颈棉球上药后嘱病人48小时取出棉球

5. 阴道炎的病人放药的位置是
   A. 阴道前穹隆   B. 阴道后穹隆
   C. 阴道上端   D. 阴道中部
   E. 阴道内

A₂型题

6. 产妇经阴道分娩，产后护士为其进行会阴擦洗，第二遍先擦洗的是

   A. 尿道口   B. 阴道口
   C. 大阴唇   D. 小阴唇
   E. 阴阜

7. 护士为产后第三天的产妇进行会阴部红外线照射，特别要注意的是
   A. 预防感染   B. 预防烫伤
   C. 照射时间   D. 照射范围
   E. 病人的体位

A₃/A₄型题

（8、9题共用题干）

   病人，女，38岁。诊断为外阴阴道假丝酵母菌病，护士为其进行阴道放药。

8. 病人应该采取什么体位
   A. 侧卧位   B. 仰卧位
   C. 膀胱截石位   D. 俯卧位
   E. 仰卧位，抬高臀部

9. 给病人上药的时间最好是
   A. 晨起   B. 洗澡前
   C. 洗澡后   D. 睡前
   E. 晚餐后

二、实践能力

A₁型题

10. 会阴擦洗时不正确的做法是
    A. 擦洗溶液可选择1∶5000高锰酸钾溶液或0.02%碘伏溶液
    B. 屏风遮挡病人以保护隐私
    C. 第一遍擦洗顺序是自上而下，由外向内，初步清除会阴部的分泌物和血迹
    D. 第二遍擦洗顺序是自上而下，由内向外，最

后擦净伤口

    E. 每擦洗一个病人后护理人员应清洁双手，防止交叉感染

A₂型题

11. 病人，女，30岁。孕1产0，因行剖宫产需进行术前准备，护士准备给其插入导尿管，但病人不同意。此时护士应

    A. 请病人自行排尿，解除膀胱压力

    B. 请示护士长改用其他办法

    C. 请家属协助劝说

    D. 耐心解释，讲清导尿的重要性，并用屏风遮挡

    E. 报告医生择期手术

12. 病人，女，35岁。因外阴阴道假丝酵母菌病使用阴道栓剂进行治疗，疗程为连续7日。使用第3天时，病人月经来潮，应该建议病人

    A. 继续按原方案完成疗程

    B. 带无菌手套放药，完成疗程

    C. 暂停用药，月经干净后复诊

    D. 暂停用药，月经干净后继续完成疗程后复诊

    E. 立即就诊，更改治疗方案

13. 产妇顺产后第2天，会阴水肿，给予红外线照灯治疗，护士给产妇的宣教，不妥的是

    A. 双脚分开，保持姿势

    B. 如果感觉太烫，可以自行把灯挪远一点

    C. 照灯过程中不要睡觉

    D. 每天照射1～2次，每次20～30分钟

    E. 如果有任何不舒服，及时按床头铃通知护士

A₃/A₄型题

（14、15题共用题干）

    李女士，孕26周，出现外阴瘙痒，阴道分泌物增多，分泌物白色稠厚，呈豆腐渣样。

14. 李女士可能的诊断是

    A. 细菌性阴道病

    B. 妊娠的正常变化

    C. 滴虫阴道炎

    D. 非特异性阴道炎

    E. 外阴阴道假丝酵母菌病

15. 适宜的治疗、护理措施是

    A. 口服抗真菌药物

    B. 孕期不宜用药，继续观察

    C. 阴道使用抗真菌药物

    D. 进行阴道冲洗

    E. 进行会阴擦洗

（彭　霞）

第21章 妇产科常用诊疗方法及手术病人的护理

第1节 阴道分泌物悬滴检查

一、**适应证** 检测阴道炎症的病原体。

二、**物品准备** 阴道窥器1个，长头棉签2根，干燥玻片、无菌手套、0.9%氯化钠溶液、10%氢氧化钾溶液、0.5%聚维酮碘。

三、**操作方法**

1. 核对，解释操作目的及配合方法。
2. 病人排空膀胱，取膀胱截石位。
3. 将1～2滴0.9%氯化钠溶液或10%氢氧化钾溶液滴在玻璃片上。
4. 用阴道窥器打开阴道，用长头棉签取少量阴道分泌物涂于玻璃片上。

四、**护理要点**

1. 告知病人取分泌物前24～48小时避免性生活、阴道灌洗及上药。
2. 取分泌物时不涂润滑剂。
3. 0.9%氯化钠溶液用于检测滴虫，10%氢氧化钾溶液用于检测假丝酵母菌。
4. 月经期避免进行检查。有异常阴道流血的病人需要检查时，戴无菌手套，消毒后进行。
5. 分泌物取出后及时送检。
6. 若怀疑滴虫感染，标本注意保暖。

第2节 阴道及子宫颈细胞学检查

一、**概述** 阴道及子宫颈细胞学检查是一种简便、经济、病人无痛苦的检测方法。

二、**适应证**

1. 协助诊断阴道、子宫颈、子宫腔、输卵管等部位的肿瘤。
2. 卵巢功能检查、月经紊乱者、异常闭经者。
3. 子宫颈炎症者。
4. 子宫颈癌筛查。

三、**禁忌证** 生殖器官急性炎症期禁止此项检查。

四、**物品准备** 阴道窥器、子宫颈刮匙、清洁玻片、0.9%氯化钠溶液、棉签、装固定液的小瓶、一次性手套。

五、**操作方法** 根据不同的目的，采用不同的涂片方法。

1.阴道涂片
（1）阴道侧壁刮片法：用于已婚妇女，使用木制小刮板在阴道侧壁上1/3处轻轻刮取，动作轻柔，以免将深层细胞混入而影响诊断。
（2）棉签采取法：用于幼女及未婚者。

2. 子宫颈刮片法　为早期发现子宫颈癌的重要方法。

3. 液基薄层细胞学检查　为早期发现子宫颈癌的重要方法。

4. 子宫腔吸引涂片　疑有子宫腔恶性病变者，可采用子宫腔吸引涂片。

六、检验结果及临床意义

1. 测定雌激素对阴道上皮的影响程度　如果卵巢功能低落，出现底层细胞。轻、中、高度低落者底层细胞分别占20%以下、20%～40%、40%以上。

2. 宫颈细胞学诊断标准及临床意义
- （1）巴氏5级分类如下。
  - Ⅰ级：正常的阴道涂片，细胞形态及核质比例正常。
  - Ⅱ级：炎症，细胞核普遍增大。
  - Ⅲ级：可疑癌，细胞核增大（核异质）。
  - Ⅳ级：高度可疑癌，细胞具有恶性改变。
  - Ⅴ级：癌细胞。
- （2）TBS分类法：包括标本满意度评估和细胞形态特征的描述性诊断，包括良性细胞学改变、不典型鳞状上皮细胞（ASC）、低级别鳞状上皮内病变（LSIL）、高级别鳞状上皮内病变（HSIL）、腺上皮细胞异常、其他恶性肿瘤细胞。

第3节　子宫颈活体组织检查

一、概述　子宫颈活体组织检查（简称子宫颈活检）是确诊子宫颈病变性质的一种临床上常用的方法。

二、适应证

1. 子宫颈涂片检查结果疑有子宫颈癌时或肉眼观察有可疑病灶。
2. TBS分类异常或可疑者。
3. 阴道镜检查提示异常者。

三、操作方法

1. 钳取法。
2. 诊断性锥形切除术。

四、护理要点

1. 术前准备
- （1）讲解手术的目的、过程，以取得配合。
- （2）月经期或近月经期，不宜进行活检。
- （3）生殖器急性炎症者，应治愈后方可活检。

2. 术中配合　注明钳取部位，确定病变所在；标本瓶注明标记、取材部位；陪伴病人，给予心理支持。

3. 术后健康教育
- （1）24小时后取出带尾棉球或纱布卷，如出血多，应及时就诊。
- （2）术后保持外阴清洁，避免性生活和盆浴1个月，防止感染。

第4节　诊断性刮宫术

一、概述　诊断性刮宫是刮取子宫内膜组织做病理学检查，以明确诊断及治疗。

二、适应证

1. 异常子宫出血或阴道排液。
2. 判断月经失调的类型。
3. 不孕症了解有无排卵。
4. 子宫腔内有组织残留、反复或多量异常出血者。

三、操作方法

1. 评估病人全身情况，测量生命体征，询问阴道出血的时间和量。

2. 向病人说明诊断性刮宫的目的和意义，手术方法、时间及配合要点。

3. 嘱病人排空膀胱，取膀胱截石位，常规消毒外阴和阴道，铺无菌巾。

4. 术者进行双合诊检查，了解子宫的屈向、大小及附件的情况。

5. 暴露子宫颈，清除阴道分泌物，重新消毒子宫颈及宫颈管，用子宫颈钳夹住子宫颈下唇，固定子宫颈，用探针探查子宫腔。

6. 按子宫的屈向，用子宫颈扩张器逐号扩张宫颈管，直至能进入中号刮匙。

7. 将刮匙顺子宫屈向送入至子宫底部，从子宫前壁、侧壁、后壁、底部依次刮取组织。

8. 不同的刮宫目的，刮宫的部位和侧重点不同。
- （1）闭经怀疑为结核性子宫内膜炎者，应注意刮取两侧子宫角部组织。
- （2）分段诊刮：先用小刮匙刮取子宫颈内组织，然后再刮取子宫腔组织，将刮取组织分别送检。
- （3）不孕症为确定病人有无排卵或者明确黄体功能，应在月经来潮前1～2日或者月经来潮6小时内刮宫；为确定是否子宫内膜不规则脱落，需要在月经第5～7日刮宫；尽快减少大量出血，除外器质性疾病，可随时刮宫。
- （4）子宫异常出血怀疑癌变者，随时可行诊刮，刮宫时应小心轻刮。若刮取物经肉眼检查高度疑为癌组织时，只要刮出部分组织够病理检查即可，不必全面刮宫，以防子宫穿孔、出血或癌组织扩散；若未见明显癌组织，则应全面刮宫，防止漏诊。

9. 将刮出物放入盛有固定液的标本瓶中送病理检查。

四、注意事项

1. 术后严密观察病人有无腹痛和阴道出血情况，1小时后方可离院。

2. 嘱病人注意保持外阴清洁、禁止性生活和盆浴2周，1周后来医院复查并了解病理检查结果。

第5节　输卵管通畅检查

一、概述　输卵管通畅检查是检查输卵管是否通畅，了解子宫腔和输卵管腔的形态及输卵管的阻塞部位的方法，主要有输卵管通液术及子宫输卵管造影术。

二、适应证

1. 不孕症，男方精液正常，疑有输卵管阻塞者。

2. 检验或评价各种绝育手术、输卵管再通术或输卵管成形术的效果。

3. 对轻度粘连的输卵管有疏通作用。

三、禁忌证

1. 生殖器官急性炎症或慢性盆腔炎急性或亚急性发作者。

2. 月经期或有不规则阴道流血者。

3. 可疑妊娠者。

4. 有严重心、肺疾病的病人。

5. 体温高于37.5℃。

四、护理要点

1. 术前准备
- （1）月经干净后3～7日，术前3日禁性生活。
- （2）术前半小时肌内注射阿托品0.5mg解痉。
- （3）输卵管碘油造影术者，术前做碘过敏试验。
- （4）病人排空膀胱。
- （5）准备通液的液体（常为生理盐水）：接近体温。

2. 术中护理 {
（1）病人取膀胱截石位，常规消毒、铺巾。
（2）在通液过程中，随时了解病人的感受，观察病人下腹部疼痛的性质、程度，如有异常应及时处理。
（3）在碘油造影过程中注意观察病人有无过敏症状。
（4）注入液体时，子宫颈导管紧贴子宫颈外口，防止液体外漏，导致注入液体压力不足。
}

3. 术后护理 {
（1）通畅术后 2 周内禁止性生活和盆浴。
（2）手术后按医嘱使用抗生素。
}

第 6 节 阴道后穹隆穿刺术

一、概述 直肠子宫陷凹是盆腔最低部位，腹腔中如有游离的血液、渗出液、脓液，常积聚于此。阴道后穹隆与直肠子宫陷凹紧邻，在无菌情况下以长针头从阴道后穹隆刺入盆腔，取得标本，以协助诊断的方法称为阴道后穹隆穿刺术（图 21-1）。

二、适应证
1. 疑有腹腔内出血。
2. 疑有盆腔内积液、积脓。
3. 盆腔肿块位于直肠子宫陷凹内，需明确诊断。
4. 超声引导下行输卵管妊娠部位注药。
5. 超声引导下经阴道后穹隆穿刺取卵。

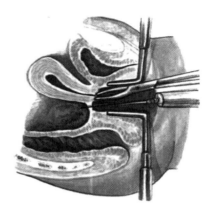

图 21-1 阴道后穹隆穿刺术

三、操作方法
1. 病人排尿后取膀胱截石位，常规消毒，铺巾。
2. 用阴道窥器暴露子宫颈及阴道后穹隆，再次消毒。
3. 用子宫颈钳夹持子宫颈后唇向前牵引，以充分暴露阴道后穹隆，再次消毒。
4. 5～10ml 注射器接上腰椎穿刺针，于子宫颈阴道黏膜交界下方 1cm 后穹隆中央部位与子宫颈平行的方向刺入，当针穿过阴道后壁有落空感时，表示进入直肠子宫陷凹，穿刺深度 2～3cm，抽取满足检查需要的液体量。
5. 拔出针头，观察局部有无出血，出血时用纱布压迫止血，取出窥器。

四、注意事项
1. 操作中注意观察病人病情变化，如有面色苍白、血压下降等，应及时抢救。
2. 穿刺时注意进针方向、深度，避免误伤子宫及直肠。如有误入直肠，应立即拔出针头，重新消毒，更换针头和注射器后再穿刺。
3. 抽出物如为血液，可静置 5 分钟，血液凝固者为血管内血液，则应改变穿刺部位、方向，重新穿刺。若血液不凝固，提示为腹腔内出血。若抽出液为浅红色稀薄液，多为盆腔炎症渗出液。若抽出物为脓液，则可做涂片、染色后显微镜下检查，并送细菌培养及药敏试验。

第 7 节 内 镜 检 查

内镜检查已成为目前妇产科临床诊断与治疗的常用技术。临床上常用的内镜检查有阴道镜检查、宫腔镜检查和腹腔镜检查。

一、阴道镜检查
1. 概述 阴道镜检查是利用阴道镜将子宫颈的阴道部黏膜放大 5～40 倍，来观察宫颈异常上皮细胞、异形血管及早期癌变，以便准确选择可疑部位做子宫颈活体组织检查。

2. 适应证
 - （1）子宫颈细胞学检查异常者。
 - （2）HPV检查16或18型阳性者，或其他高危HPV阳性持续1年以上。
 - （3）可疑外阴皮肤病变。
 - （4）子宫颈、阴道及外阴病变治疗后复查。

3. 注意事项
 - （1）在检查前24小时内禁性生活、阴道检查、冲洗、上药等。
 - （2）使用阴道窥器时不蘸润滑剂，以免影响观察。
 - （3）术后嘱病人休息，如有标本做好标记，及时送检。

二、宫腔镜检查

1. 概述　宫腔镜检查是利用宫腔镜直接观察子宫颈管及子宫腔的情况，用于指导诊刮、活检和疾病治疗。

2. 适应证　子宫异常出血、可疑子宫腔粘连及畸形、可疑妊娠物残留、影像学检查提示子宫腔内占位病变、原因不明的不孕或反复流产、宫内节育器异常、宫腔内异物。

3. 禁忌证　急性或亚急性生殖道炎症、近期有子宫穿孔史或手术史者、子宫颈瘢痕不能充分扩张、子宫颈浸润癌、严重心肺或血液疾病者。

4. 注意事项
 - （1）一般选择在月经干净后5～7日进行检查。
 - （2）术前详细评估病人的身体情况，排除禁忌证。
 - （3）术中注意病人的情绪反应，关心病人，消除其紧张、恐惧心理。
 - （4）宫腔镜检查的并发症有子宫裂伤、子宫穿孔、感染等。在术中、术后应密切观察，如有异常应及时处理。
 - （5）术后嘱病人按医嘱使用抗生素3～5日，告知病人宫腔镜检查后3～7日有可能有少量血性分泌物，须保持会阴清洁。
 - （6）检查后2周内禁止性生活和盆浴。

三、腹腔镜检查

1. 概述　腹腔镜检查是将腹腔镜自脐部插入盆、腹腔内观察病变的部位、形态，必要时取组织送病理学检查，以明确诊断的方法。

2. 适应证　急腹症、盆腔包块、子宫内膜异位症、原因不明的腹痛、不孕症、计划生育并发症等。

3. 禁忌证　严重心肺疾病不能耐受检查者、严重凝血功能障碍、绞窄性肠梗阻、大的腹壁疝或膈疝、腹腔内大出血。

4. 护理要点
 - （1）术前准备
   - 1）评估病人的身心状况，向病人讲解腹腔镜检查的目的、操作步骤、术中配合及注意事项等，配合手术。
   - 2）排空膀胱，取膀胱截石位，进行检查时病人臀部抬高15°～25°。
   - 3）腹部常规消毒，范围与一般腹部手术相同，皮肤切口局部选用相应的麻醉方式。
 - （2）术中配合
   - 1）随CO_2气体进入腹腔，将病人改为臀高头低位，并按医生要求及时更换所需体位。
   - 2）严密观察病人的生命体征，如有异常及时处理。
   - 3）陪伴病人，并指导病人与医生的配合。
 - （3）术后护理
   - 1）卧床休息30分钟，询问病人感受，注意观察生命体征，有无并发症的出现，发现异常及时汇报医生处理。
   - 2）向病人解释可能因腹腔残留气体而感肩痛及上肢不适等症状，会逐渐缓解。2周内禁止性生活。如有发热、出血、腹痛等应及时到医院就诊。
   - 3）遵医嘱使用抗生素。
   - 4）观察脐部伤口的情况，鼓励病人每日下床活动。
   - 5）嘱其按时复查。

第8节　会阴切开缝合术

一、适应证

1. 初产妇会阴体较长或会阴部坚韧，有撕裂可能者。
2. 经阴道助产者。
3. 产妇、胎儿异常需要缩短第二产程者。
4. 早产，预防早产儿颅内出血。

二、操作方法

1. 会阴侧切缝合术。
2. 会阴正中切开缝合术。

三、护理要点

1. 操作前应解释并征得产妇与家属的同意。
2. 术后指导产妇健侧卧位，保持外阴部清洁、干燥，术后3日内每日行会阴冲洗2次，排便后及时清洗会阴。
3. 注意观察会阴切口有无渗血、红肿、硬结及脓性分泌物，若有异常及时通知医生处理。
4. 会阴切口肿胀并伴有明显疼痛时，选用50%硫酸镁湿热敷。
5. 会阴切口一般3～5日拆线。

第9节　胎头吸引术

　　胎头吸引术是指将胎头吸引器置于胎头上，形成负压后吸住胎头，通过牵引帮助胎儿娩出的手术。

一、适应证

1. 胎头拨露于会阴部达30分钟，胎儿尚未娩出者。
2. 妊娠合并心脏病、妊娠期高血压疾病、继发性宫缩乏力或胎儿窘迫，需要缩短第二产程。
3. 有剖宫产史或子宫有瘢痕，不宜过分屏气用力者。

二、禁忌证

1. 有严重头盆不称、产道阻塞或畸形。
2. 胎位异常。
3. 宫口未开全或胎头未达到阴道口者。

三、护理要点

1. 向产妇解释操作目的，以取得配合。
2. 检查吸引器装置无漏气，负压适当。
3. 牵引时间不应超过10分钟，牵引如有滑脱，可重新放置，但不超过2次。
4. 检查软产道并及时缝合。
5. 新生儿护理
（1）做好新生儿抢救的准备。
（2）观察产瘤、头皮血肿及头皮损伤情况。
（3）新生儿静卧24小时，避免搬动，出生后3日内禁止洗头。
（4）遵医嘱予新生儿维生素K_1肌内注射，防止出血。

第10节　产　钳　术

　　产钳术是用产钳牵拉胎头以娩出胎儿的手术。

一、适应证

> 1. 同胎头吸引术。
> 2. 臀先露后胎头娩出困难者。
> 3. 剖宫产出胎头困难者。

二、禁忌证

> 1. 有严重头盆不称者。
> 2. 子宫口未开全或胎膜未破者。
> 3. 胎头颅骨最低点在坐骨棘水平或坐骨棘以上，有明显头盆不称。
> 4. 确定为死胎、胎儿畸形者，应行穿颅术，避免损伤产妇软产道。

三、护理要点　同胎头吸引术。

第11节　人工剥离胎盘术

人工剥离胎盘术是指胎儿娩出后，术者用手剥离并取出滞留于宫腔内胎盘的手术。

一、适应证

> 1. 胎儿娩出后，胎盘部分剥离引起子宫大量出血者。
> 2. 胎儿娩出后30分钟，胎盘尚未剥离者。

二、护理要点

> 1. 术前向产妇解释操作目的，取得其配合；并做好输液输血准备。
> 2. 密切观察产妇生命体征。
> 3. 严格执行无菌操作规程，动作应轻柔，切忌粗暴，尽量一次进入子宫腔，不可多次进出。若剥离确实有困难，应考虑可能有胎盘植入，切不可强行剥离。
> 4. 剥离胎盘后观察子宫收缩及阴道出血情况，及时按摩子宫并遵医嘱使用宫缩剂。
> 5. 认真检查取出的胎盘、胎膜，若有少量胎盘缺损，可用大刮匙轻刮1周。
> 6. 术后注意观察有无发热、阴道分泌物异常等，可遵医嘱用抗生素预防感染。

第12节　剖宫产术

剖宫产术指经腹壁切开子宫取出成活胎儿及其附属物的手术。主要手术方式有子宫下段剖宫产、子宫体部剖宫产和腹膜外剖宫产。

一、适应证

> 1. 产力异常　子宫收缩乏力、发生滞产经处理无效者。
> 2. 产道异常　骨盆狭窄或畸形、软产道阻塞。
> 3. 胎儿方面　胎位异常、巨大儿等。
> 4. 妊娠合并症及并发症　妊娠合并心脏病、重度子痫前期及子痫、胎盘早剥、前置胎盘。
> 5. 其他　过期妊娠、高龄初产、生殖道修补术后。

二、麻醉方式　多采用持续硬膜外麻醉，特殊情况用全身麻醉，也可采用局部麻醉。

三、护理要点

1. 术前护理
> （1）测量生命体征，了解胎儿情况及产程进展。
> （2）按医嘱予术前准备（禁食禁水、备皮、药敏试验、留置导尿管、交叉配血、术前用药等）。

2. 术中护理配合 { （1）密切观察产妇生命体征，协助产妇取适当体位。
（2）按医嘱输液、输血，配合医生完成手术。

3. 术后护理 {
（1）按腹部手术常规护理。
（2）术后24小时密切观察子宫收缩及阴道流血情况，遵医嘱使用缩宫剂。
（3）留置导尿管：术后导尿管留置24小时，做好皮肤护理，勤翻身；导尿管拔除后，注意观察产妇排尿情况，鼓励下床活动。
（4）外阴清洁：每日会阴擦洗2次。
（5）健康教育：饮食指导，母乳喂养及乳房护理指导，产后保健康复指导，术后6周内禁止性生活，至少避孕2年，产后42日到医院做产后健康检查等。

要点回顾

1. 早期发现及确诊子宫颈癌的方法是什么？
2. 阴道后穹隆穿刺术有何临床意义？
3. 如何正确选择会阴侧切术后的卧位及会阴冲洗措施？
4. 剖宫产术后健康教育措施有哪些？

●○ 模拟试题栏——识破命题思路，提升应试能力 ○●

一、专业实务

A₁ 型题

1. 确诊子宫颈癌最可靠的辅助检查方法是
   A. 子宫颈刮片细胞学检查
   B. 碘试验
   C. 子宫颈和子宫颈管活组织检查
   D. 阴道镜检查
   E. B超

2. 目前诊断子宫内膜异位症的最佳方法是
   A. 双合诊检查 　　　 B. 阴道B超
   C. 腹腔镜检查 　　　 D. 分段诊断性刮宫
   E. 盆腔X线摄片

3. 阴道及子宫颈细胞学检查的禁忌证是
   A. 异常闭经 　　　 B. 子宫颈炎症
   C. 子宫颈癌筛选 　　　 D. 子宫腔占位病变
   E. 月经期

4. 下列关于剖宫产术的适应证错误的是
   A. 骨盆狭窄 　　　 B. 头盆不称
   C. 横位 　　　 D. 产力异常经处理无效者
   E. 胎头已拨露，胎儿窘迫

A₂ 型题

5. 产妇，35岁，孕1产0，孕39周，诊断为妊娠期糖尿病。子宫口开全，枕左前位，宫缩间隔2分钟，持续50秒，胎心128次/分钟，羊水Ⅰ度污染，S⁺³，行会阴侧切+胎头吸引助产分娩一男活婴，对该新生儿护理不正确的是

A. 检查新生儿头皮血肿并做好护理
B. 每日沐浴以促进血肿消退
C. 静卧3日，头偏向一侧
D. 密切观察神色、面色、呼吸、心率、哭声等情况
E. 遵医嘱肌内注射维生素K₁和青霉素，以预防颅内出血及感染

6. 产妇，33岁，孕4产2，孕39周，半小时前娩出一个男性活婴，阴道流血300ml，无胎盘剥离征象，按医嘱行人工胎盘剥离术。请问下列关于人工胎盘剥离术适应证错误的是
   A. 胎儿娩出已达30分钟胎盘未娩出者
   B. 胎儿娩出后短时间内，阴道流血已达200ml以上者，但胎盘未能自然娩出者
   C. 胎盘滞留
   D. 胎盘植入
   E. 胎儿娩出后经按压子宫底及予缩宫素处理，胎盘没有完全剥离排出者

7. 产妇，32岁，孕1产0，孕39周，子宫口开全1小时，枕左前位，宫缩间隔2分钟，持续50秒，胎心128次/分，羊水清，S⁺⁴，行会阴侧切分娩一男活婴，关于会阴切开缝合术的适应证说法错误的是
   A. 早产者
   B. 第一产程胎儿窘迫者
   C. 妊娠合并心脏病者
   D. 会阴水肿者
   E. 胎头吸引术者

8. 产妇，31岁，孕1产0，孕40周，子宫口开全1小时，枕左前位，宫缩间隔2分钟，持续50秒，胎心率138次/分，羊水清，S⁺⁴，行会阴侧切分娩一个男性活婴，会阴缝合术后，为了解缝线有无穿过直肠黏膜和有无阴道血肿，常规行

A. 腹部检查　　　　　B. 阴道检查

C. 子宫颈检查　　　　　D. 子宫体检查

E. 直肠指诊

9. 产妇，28岁，孕2产1，孕38周，子宫口开全1小时，枕左前位，宫缩间隔2分钟，持续50秒，胎心率140次/分，羊水清，S⁺⁴，行会阴侧切分娩一男活婴，正常会阴伤口拆线一般在术后

A. 3～5日　　　　　B. 5～7日

C. 7～9日　　　　　D. 9～10日

E. 12日

10. 产妇，29岁，孕2产0，孕39周，子宫口开全1小时，骶左前位，宫缩间隔2分钟，持续50秒，胎心率140次/分，羊水清，S⁺⁴，关于臀位助产不妥的是

A. 须行会阴切开术

B. 胎儿全部由接产者按分娩机制协助娩出

C. 脐部娩出后，应尽快娩出头部，不得超过8分钟

D. 后出头有困难者可用产钳助产

E. 检查新生儿有无产伤

11. 产妇，35岁，孕1产0，孕39周，诊断为妊娠高血压疾病。子宫口开全1小时，枕左前位，宫缩间隔2分钟，持续50秒，胎心率118次/分，羊水Ⅰ度污染，S⁺⁴，此时应采取的措施是

A. 人工破膜　　　　　B. 会阴侧切

C. 静脉滴注缩宫素　　D. 剖宫产术

E. 低位产钳助术

12. 产妇，30岁，孕1产0，孕41周，临产宫口开全1小时，枕左前，胎心率108次/分，羊水Ⅲ度污染，S⁺³，此时应采取的处理是

A. 静脉滴注缩宫素　　B. 等待自然分娩

C. 胎头吸引术助产　　D. 行剖宫产术

E. 人工破膜

A₃/A₄型题

（13～15题共用题干）

产妇，27岁，孕1产0，孕38周，临产10小时，子宫口开全47分钟，胎膜已破，羊水Ⅱ度污染，胎头拨露，胎心率105次/分，S⁺³，行产钳术助产，娩出一女婴，体重2980g。15分钟后胎盘自行娩出，子宫间歇性出血总计345ml。检查胎盘、胎膜完整，子宫体软。按摩子宫后好转，出血量减少，子宫颈及阴道伤口出血量少。

13. 该产妇行产钳助产的原因是

A. 第一产程延长　　　B. 第二产程延长

C. 早产　　　　　　　D. 胎儿窘迫

E. 孕妇生命受到威胁

14. 该产妇应采取的护理措施是

A. 立即使用抗生素　　B. 立即给予静脉输血

C. 加强子宫收缩　　　D. 采取中凹卧位

E. 缝合子宫颈及阴道伤口

15. 产后出血是指胎儿娩出后24小时内，阴道分娩者出血量达到

A. 100ml　　B. 200ml　　　C. 300ml

D. 400ml　　E. 500ml

二、实践能力

A₁型题

16. 关于阴道后穹隆穿刺术说法不正确的是

A. 操作中注意观察病人病情变化

B. 穿刺时如有误入直肠，应立即拔出针头，直接重新穿刺

C. 血液凝固者为血管内血液

D. 血液不凝固，提示为腹腔内出血

E. 浅红色稀薄液，多为盆腔炎症渗出液

17. 用胎头吸引术助产时，全部牵引时间不宜超过

A. 5分钟　　　　　　B. 10分钟

C. 12分钟　　　　　　D. 20分钟

E. 30分钟

18. 剖宫产的适应证不包括

A. 妊娠合并糖尿病　　B. 骨盆狭窄

C. 巨大儿　　　　　　D. 前置胎盘

E. 妊娠合并心脏病

19. 在妇科常用特殊检查中，防癌普查最常用的检查方法是

A. 双合诊　　　　　　B. 阴道分泌物悬滴检查

C. B超　　　　　　　D. 阴道镜检查

E. 子宫颈刮片检查

A₂型题

20. 病人，女，36岁。孕2产1，继发性不孕2年，请问下列可以进行输卵管通液术的是

A. 慢性盆腔炎急性发作

B. 输卵管再通术后

C. 外阴阴道假丝酵母菌病未治愈

D. 月经第2日

E. 功能失调性子宫出血伴心力衰竭

21. 病人，女，36岁。孕2产1，停经47天，尿妊娠

试验阳性，因右下腹痛急诊入院，妇科检查子宫颈举摆痛，阴道后穹隆饱满，欲行阴道后穹隆穿刺术。请问阴道后穹隆穿刺术的适应证不包括

A. 疑有盆腔积液者

B. 疑有盆腔积脓者

C. 原因不明的腹痛病人

D. 腹水原因待查者

E. 疑有异位妊娠者

22. 病人，女，35 岁。因 2 次人工流产后 5 年不孕，痛经 3 年就诊，欲行腹腔镜检查。请问妇科腹腔镜检查的适应证不包括

A. 放环后可疑子宫穿孔

B. 不孕症

C. 原因不明的急性下腹痛

D. 腹部巨大肿瘤的诊断

E. 诊断不清的盆腔包块

23. 产妇，32 岁，孕 1 产 0，孕 39 周，宫口开全 1 小时，枕左前位，宫缩间隔 2 分钟，持续 50 秒，胎心 128 次 / 分，羊水清，S^{+4}，行会阴侧切分娩一男活婴，以下护理措施哪项不妥

A. 大便后应擦洗外阴

B. 每日用 0.05% 聚维酮碘棉球擦洗外阴 2 次

C. 有红肿可用 50% 硫酸镁湿敷

D. 伤口化脓要延期拆线

E. 伤口正常 3～5 日拆线

24. 产妇，32 岁，孕 1 产 0，孕 39 周，宫口开全 1 小时，枕左前位，宫缩间隔 2 分钟，持续 50 秒，胎心 108 次 / 分，羊水清，S^{+3}，按医嘱行会阴侧切 + 胎头吸引术，术中配合哪项不正确

A. 记录吸引持续时间，一般不超过 10 分钟

B. 协助外阴消毒

C. 用注射器抽出空气 200～250ml

D. 观察宫缩及胎心情况

E. 做好新生儿复苏的准备

25. 产妇，39 岁，孕 2 产 1，孕 40 周，持续性枕左后位，宫口开大 6cm，活跃期停滞，宫缩间隔 2 分钟，持续 50 秒，胎心率 148 次 / 分，按医嘱行剖宫产术，术后预防感染的护理措施错误的是

A. 每日阴道冲洗一次

B. 术后 2～3 日更换腹部切口敷料

C. 观察腹部切口、体温、子宫复旧及阴道分泌物等情况

D. 指导病人加强营养，提高机体免疫力

E. 遵医嘱使用抗生素

26. 产妇，38 岁，孕 3 产 1，孕 39 周，持续性枕右后位，宫口开大 6cm，活跃期停滞，宫缩间隔 2 分钟，持续 50 秒，胎心率 138 次 / 分，按医嘱行剖宫产术，术后疼痛护理不妥的是

A. 如为阵发性宫缩痛为正常现象

B. 必要时给予镇痛剂

C. 解释疼痛的原因

D. 腹部可系腹带

E. 肛门排气前可予牛奶

27. 病人，女，36 岁。子宫颈糜烂样改变，子宫颈脱落细胞检查巴氏 III 级，为其预约阴道镜检查，正确的护理是

A. 嘱病人检查前 8 小时禁止性生活

B. 嘱病人检查前 12 小时禁止性生活

C. 嘱病人检查前 24 小时禁止性生活

D. 嘱病人检查前充盈膀胱

E. 检查时用碘伏棉球擦净宫颈

28. 病人，女，40 岁。停经 60 天，尿妊娠检查试验（−），大量阴道出血伴中度贫血，最佳的治疗方案为

A. 刮宫　　　　　　B. 输血

C. 切除子宫　　　　D. 大量输液

E. 大剂量止血药

29. 病人，女，54 岁。因阴道炎及慢性子宫颈炎行阴道及子宫颈细胞学检查，关于阴道及子宫颈细胞学检查的描述，以下错误的是

A. 阴道涂片一般在阴道后穹隆处取分泌物

B. 阴道涂片可用于了解卵巢或胎盘的功能

C. 子宫颈刮片是筛查早期子宫颈癌的重要方法

D. 子宫颈管刮片用于了解子宫颈管内的情况

E. 月经期禁止做该检查

30. 产妇，24 岁，会阴左侧切开术分娩，产后第 4 日，伤口红肿、疼痛、流脓。错误处理方法是

A. 嘱右侧卧　　　　B. 拆线引流

C. 会阴擦洗　　　　D. 坐浴

E. 红外线照射

31. 产妇，29 岁，孕 1 产 0，足月分娩，因第二产程延长行阴道助产，医生放置胎头吸引器后，护士即将注射器接上胶管，应抽出空气量为

A. 50～70ml　　　　B. 80～100ml

C. 110～140ml　　　D. 150～180ml

E. 200～300ml

A_3/A_4 型题

（32～34 题共用题干）

病人，女，30 岁。已婚，生育史：1-0-1-1，宫

内节育器避孕，因"停经45天，阴道少量流血1日伴下腹隐痛8小时"就诊。体检：神志清，心肺（－），生命体征正常，尿妊娠试验弱阳性。

32. 简单而可靠的辅助检查方法是
    A. 血常规　　　　　　　B. 腹部X线摄片
    C. 阴道后穹隆穿刺　　　D. 腹部CT
    E. 腹腔镜检查

33. 为确定诊断，除了妇科检查之外，此时最有价值的辅助检查方法是
    A. 血常规　　　　　　　B. 腹部X线摄片
    C. 阴道后穹隆穿刺　　　D. B超检查
    E. 腹腔镜检查

34. 若确定是子宫内妊娠，最合适的处理措施是
    A. 黄体酮保胎治疗
    B. 药物流产
    C. 取环后行人工流产负压吸引术
    D. 水囊引产术
    E. 取环后继续保胎治疗

（35、36题共用题干）
　　产妇，28岁，孕2产1，会阴侧切阴道分娩后第2日，主诉伤口肿胀、疼痛。查体：伤口红肿、无脓性分泌物、无渗血。

35. 应指导采取哪种体位最恰当
    A. 平卧位　　　　　　　B. 俯卧位
    C. 半坐卧位　　　　　　D. 伤口侧卧位
    E. 健侧卧位

36. 下列哪项护理措施不宜采取
    A. 会阴擦洗
    B. 50%硫酸镁会阴局部湿敷
    C. 红外线局部照射
    D. 高锰酸钾坐浴
    E. 热水袋局部热敷

（37、38题共用题干）
　　产妇，36岁，剖宫产术后第4日，明日出院，现为其进行出院前健康教育。

37. 常规到医院进行产后健康检查的时间是
    A. 产后1个月　　　　　B. 产后6周
    C. 产后2个月　　　　　D. 产后100日
    E. 产后半年

38. 注意观察恶露情况，正常的恶露无臭味，持续
    A. 1～2周　　　　　　　B. 2～3周
    C. 3～4周　　　　　　　D. 4～6周
    E. 6～8周

（39～42题共用题干）
　　病人，女，29岁。1年前进行人工流产术后出现月经失调，诊断为子宫内膜不规则脱落。

39. 为支持诊断，下一步首先进行的检查是
    A. 子宫颈活检
    B. 阴道子宫颈细胞学检查
    C. 输卵管通液术
    D. 宫腔镜检查
    E. 诊断性刮宫

40. 为病人预约检查的时间为
    A. 月经前3日
    B. 月经的第3日
    C. 月经周期的任何一日
    D. 月经周期的第5日
    E. 月经后10日

41. 若病人进行宫腔镜检查，护士的术后指导为
    A. 检查后1周内出现阴道血性分泌物就诊
    B. 检查后如出现发热应就诊
    C. 检查后1周内禁止性交
    D. 检查后1周内禁止盆浴
    E. 遵医嘱使用抗生素7日

42. 若病人进行诊断性刮宫，则注意事项为
    A. 主要的并发症是出血、穿孔和感染
    B. 重点刮取两侧子宫角部的组织
    C. 不要将内膜全部刮干净以免引起出血
    D. 嘱病人术前3日禁止性生活
    E. 术后观察20分钟方可让病人离院

（43～45题共用题干）
　　产妇，27岁，孕1产1，产后3日，会阴水肿未消退。

43. 应进行局部的治疗措施为
    A. 坐浴　　　　　　　　B. 会阴冷敷
    C. 会阴湿热敷　　　　　D. 阴道灌洗
    E. 刺破水肿加抗生素

44. 操作前准备的用具中不包括
    A. 棉垫　　　　　　　　B. 一次性垫巾
    C. 治疗用液体　　　　　D. 橡胶管
    E. 凡士林

45. 治疗时使用的溶液是
    A. 75%乙醇　　　　　　B. 1：5000高锰酸钾
    C. 4%碳酸氢钠　　　　　D. 1：1000苯扎溴铵
    E. 50%硫酸镁

（彭　霞）

模拟试题

专业实务

以下每一道题下面有A、B、C、D、E五个备选答案。请从中选择一个最佳答案。

A₁型题

1. 骨盆分界线为
   A. 耻骨联合下缘、髂嵴、骶岬下缘的连线
   B. 耻骨联合上缘、髂嵴、骶岬上缘的连线
   C. 耻骨联合下缘、髂耻缘、骶岬下缘的连线
   D. 耻骨联合上缘、髂耻缘、骶岬上缘的连线
   E. 耻骨联合下缘、髂耻缘、骶岬中部的连线

2. 下列属于雌激素生理功能的是
   A. 使排卵后基础体温升高
   B. 使阴道上皮增生、角化、成熟
   C. 降低子宫对缩宫素的敏感性
   D. 使子宫颈黏液分泌减少
   E. 使子宫内膜由增殖期变为分泌期

3. 下列哪项是女性生殖功能成熟的重要外在标志
   A. 乳腺丰满   B. 内生殖器发育
   C. 第二性征发育   D. 体格发育完全
   E. 规律月经

4. 正常脐带内含有
   A. 两条脐动脉，两条脐静脉
   B. 一条脐动脉，两条脐静脉
   C. 一条脐动脉，一条脐静脉
   D. 两条脐动脉，一条脐静脉
   E. 两条脐动脉，三条脐静脉

5. 妊娠期血容量增加达高峰是在妊娠
   A. 36～40周   B. 24～26周
   C. 27～28周   D. 29～30周
   E. 32～34周

6. 临床上最常见的胎先露是
   A. 枕先露   B. 肩先露
   C. 臀先露   D. 面先露
   E. 足先露

7. 子痫前期-子痫的基本病理变化是

   A. 胎盘绒毛退行性变化
   B. 肾小管重吸收功能降低
   C. 全身小血管痉挛和血管内皮损伤
   D. 弥散性血管内凝血
   E. 水钠潴留

8. 前置胎盘病人禁忌做下列哪项检查
   A. 直肠指诊   B. 产科检查
   C. 血常规检查   D. B超检查
   E. 腹部检查

9. 异位妊娠最常见的发生部位是
   A. 子宫颈   B. 卵巢
   C. 腹腔   D. 阔韧带
   E. 输卵管

10. 输卵管结扎术的结扎部位是输卵管的
    A. 间质部   B. 峡部
    C. 壶腹部   D. 伞部
    E. 漏斗部

11. 妊娠早期心脏病病人，决定是否继续妊娠，主要依据
    A. 心脏病种类   B. 心功能分级
    C. 病变发生部位   D. 胎儿大小
    E. 病人年龄

12. 第一产程潜伏期延长是指初产妇超过
    A. 10小时   B. 12小时
    C. 16小时   D. 18小时
    E. 20小时

13. 产后出血最常见的原因是
    A. 软产道裂伤   B. 胎盘剥离不全
    C. 子宫缩乏力   D. 凝血机制障碍
    E. 滞产

14. 产褥期产妇内分泌系统的改变，正确的是
    A. 不哺乳产妇平均在产后12周恢复排卵
    B. 哺乳产妇平均在产后8周恢复排卵
    C. 哺乳产妇平均在产后2～4个月恢复排卵

D. 哺乳产妇平均在产后4～6个月恢复排卵

E. 哺乳产妇平均在产后6～8个月恢复排卵

15. 引起产褥感染的诱因不包括

    A. 产程延长　　　　　B. 胎膜早破

    C. 早产　　　　　　　D. 妊娠合并贫血

    E. 产钳助产

16. 女性生殖系统自然防御机制最重要的是

    A. 两侧大阴唇自然合拢

    B. 黏液栓堵塞子宫颈管

    C. 阴道前后壁紧贴

    D. 阴道自净作用

    E. 子宫内膜周期性剥脱

17. 导致青春期无排卵性异常子宫出血的病因不包括

    A. 精神紧张　　　　　B. 营养不良

    C. 子宫肌瘤　　　　　D. 过度劳累

    E. 气候骤变

18. 葡萄胎随访的辅助检查中，最不需要做下述哪项检查

    A. 阴道脱落细胞涂片检查

    B. 测血、尿 hCG

    C. 盆腔 B 超

    D. 定期妇科检查

    E. 定期胸部 X 线摄片

19. 子宫内膜异位症最常见的侵犯部位是

    A. 卵巢　　　　　　　B. 阴道后穹隆

    C. 子宫颈　　　　　　D. 盆腔腹膜

    E. 直肠子宫陷凹

20. 女性生殖器官最常见的恶性肿瘤是

    A. 子宫颈癌　　　　　B. 子宫内膜癌

    C. 输卵管癌　　　　　D. 绒毛膜癌

    E. 卵巢癌

21. 发生尿瘘的原因，其中最常见的是

    A. 长期安放子宫托

    B. 产伤及妇科手术损伤

    C. 放射性损伤

    D. 膀胱结核

    E. 感染

22. 下列避孕原理为抑制排卵的是

    A. 药物避孕　　　　　B. 安全期避孕

    C. 避孕套　　　　　　D. 宫内节育器

    E. 阴道隔膜

23. 在下列检查方法中，妇科防癌普查最常用的方法是

    A. 双合诊

    B. 阴道分泌物悬滴检查

    C. B 超

    D. 阴道镜检查

    E. 子宫颈刮片细胞学检查

24. 会阴湿热敷时不正确的做法是

    A. 可选择50%硫酸镁作为湿敷溶液

    B. 湿热敷溶液的温度一般选择60℃左右

    C. 每次热敷时间为15～30分钟，2～3次/日

    D. 热敷面积一般为病损范围的2倍

    E. 热敷过程中应注意观察局部有无发红，以防烫伤

A₂型题

25. 某妇女，19岁，身体健康，其宫颈与宫体的比例为

    A. 1：1　　　　　　　B. 1：2

    C. 1：3　　　　　　　D. 2：1

    E. 3：1

26. 某妇女，23岁，初潮13岁，月经规则，月经周期为30日，其排卵时间一般在月经周期的

    A. 第5日　　　　　　B. 第12日

    C. 第14日　　　　　　D. 第16日

    E. 第19日

27. 某妇女，16岁。自诉经前常出现轻微下腹坠胀，乳房胀痛，月经来潮后缓解。护士指导其经期卫生保健措施中，错误的是

    A. 应保持外阴清洁

    B. 每日阴道冲洗1次

    C. 经期可照常工作

    D. 避免寒冷刺激

    E. 使用消毒卫生巾

28. 某妇女，26岁，孕1产0，妊娠24周来医院产检，护士对其解释妊娠期母体变化，不正确的是

    A. 妊娠32～34周血容量增加达高峰

    B. 妊娠晚期易发生外阴及下肢静脉曲张

    C. 长时间仰卧后可出现血压下降

    D. 妊娠末期孕妇血液处于低凝状态

    E. 妊娠后卵巢不排卵

29. 某妇女，28岁，孕1产0，现妊娠33周，自怀孕以来常为一些小事生气、哭泣，护士告知这是孕妇常见的心理反应，属于

    A. 惊讶　　　　　　　B. 震惊

    C. 接受　　　　　　　D. 矛盾心理

    E. 情绪不稳定

30. 病人，女，26岁。孕1产0，妊娠35周，因胎动频繁急到医院产检，需了解胎盘情况，目前常用的胎盘功能检查方法是测定尿中的

A. 皮质醇　　　　　　B. 孕二醇
C. 雌二醇　　　　　　D. 雌三醇
E. 醛固酮

31. 病人，女，31岁。孕1产0，双胎妊娠，妊娠35周，晨起突然发生持续性腹部疼痛伴阴道少量流血。可能的原因是
A. 胎儿即将娩出
B. 腹部外伤导致胎盘早剥
C. 多次刮宫致子宫壁过薄
D. 长时间仰卧位致胎盘早剥
E. 长时间仰卧位致子宫破裂

32. 病人，女，28岁。孕2产0，妊娠32周，突然发生无痛性大量阴道流血，疑为前置胎盘，以下哪项检查最恰当
A. 直肠指诊　　　　　B. 阴道检查
C. B超检查　　　　　D. 窥器检查
E. X线检查

33. 病人，女，30岁。孕1产0，妊娠33周，突然发生持续性腹痛，伴少量阴道流血，诊断为胎盘早剥。妊娠合并下列哪项疾病时易发生胎盘早剥
A. 妊娠期高血压疾病
B. 肝炎
C. 糖尿病
D. 心脏病
E. 贫血

34. 病人，女，26岁。孕1产0，婚后2年未孕，现停经7周，近1周常感右下腹胀痛不适，为排除输卵管妊娠，首先采取何项辅助检查
A. B超检查　　　　　B. 阴道后穹隆穿刺
C. 腹腔穿刺　　　　　D. 腹部X线
E. 血细胞测定

35. 病人，女，24岁。孕1产0，妊娠9周，出现少量阴道流血及不规则下腹痛1天，诊断为先兆流产。经检查发现，导致该病人流产的原因正是引起早期流产的主要原因，为
A. 接触有害毒物　　　B. 黄体功能低下
C. 子宫口松弛　　　　D. 创伤
E. 染色体异常

36. 病人，女，28岁。孕3产1，停经4个月，检查子宫体大于停经月份，为鉴别正常妊娠、多胎妊娠或异常妊娠，最佳方法为
A. 超声多普勒检查　　B. 腹部检查
C. B超检查　　　　　D. 腹部X线摄片
E. 监测胎儿心电图

37. 病人，女，31岁。孕2产1，妊娠29周，产检发现血糖升高，诊断为妊娠合并糖尿病。该病人向护士询问妊娠合并糖尿病对孕妇的不良影响，护士回答不正确的是
A. 受孕率下降
B. 易并发妊娠期高血压疾病
C. 使流产率增加
D. 易并发泌尿系统感染
E. 易并发羊水过多

38. 某妇女，30岁，孕1产0，妊娠36周，产检胎儿已入盆，胎位正常，此胎儿的胎位可能是
A. 骶左前　　　　　　B. 枕左前
C. 骶右前　　　　　　D. 枕后位
E. 枕左后

39. 某妇女，30岁，孕1产0，昨晚出现见红，今晨入院，医生诊断为临产，下列哪项是临产的表现
A. 子宫口开大
B. 不规律宫缩
C. 用镇静剂后宫缩消失
D. 胎儿下降感
E. 阴道"见红"

40. 某妇女，30岁，孕1产0，妊娠36周。现已临产，临产后最主要的产力是
A. 子宫收缩力　　　　B. 腹肌收缩力
C. 膈肌收缩力　　　　D. 肛提肌收缩力
E. 骨骼肌收缩力

41. 病人，女，33岁。孕1产0，妊娠37周，妊娠合并心脏病，孕期定期产检未见明显异常，临产时出现"胎儿窘迫"，其原因可能是
A. 胎盘功能减退　　　B. 胎儿心脏畸形
C. 羊水过少　　　　　D. 母体血氧含量不足
E. 脐带血供受阻

42. 病人，女，29岁。停经7周，阴道流血3天伴高热2天来院就诊，诊断为"流产合并感染"。目前最佳的治疗原则是
A. 积极控制感染后清宫
B. 保胎治疗
C. 密切监测病情变化
D. 立即清宫
E. 无须特殊处理

43. 病人，女，36岁。因妊娠期高血压、子痫前期收入产科。经解痉、降压、镇静处理后分娩活女婴。产后24小时阴道流血600ml。其阴道大出血的原因是

A. 应用解痉药后凝血功能下降

B. 中度妊高征消耗凝血因子

C. 第四产程未严密观察

D. 应用镇静剂后的宫缩乏力

E. 产前用药使凝血功能下降

44. 病人，女，34岁。以子宫内膜异位症收治入院。护士在向病人进行健康教育时，告知其在月经期预防子宫内膜异位症发生的正确做法是

A. 保持外阴清洁　　B. 热敷下腹部

C. 禁食刺激性食物　D. 禁止性生活

E. 避免寒冷刺激

45. 病人，女，36岁。工作紧张，近2年来未避孕，欲生育，但一直未孕。月经不规律，经期延长，因月经淋漓不尽、经量过多就诊，该病人的最主要诊断是

A. 原发性不孕　　　B. 继发性不孕症

C. 异常子宫出血　　D. 陈旧性异位妊娠

E. 异位妊娠

46. 某产妇，27岁，因双胎妊娠行剖宫产娩出两活婴。新生儿均因轻度窒息转儿科治疗。该产妇因患有活动型乙型肝炎，护士告知其需要退奶。产后第2天值班护士查房时发现产妇情绪低落，其可能的原因不包括

A. 家属对新生儿的高度关注带来的失落感

B. 产妇体内雌孕激素水平急剧下降

C. 生产过程中缩宫素的使用

D. 手术后疲劳

E. 母婴分离

47. 病人，女，27岁。半年前足月顺产一男婴。停止哺乳后，因月经量过多，口服短效避孕药物。关于此类药物的副作用，正确的宣教内容是

A. 长期用药体重会减轻

B. 若类早孕反应轻则不需处理

C. 漏服药引起阴道流血时需立即停药

D. 一般服药后月经周期不规则，经量减少

E. 紧急避孕药属于短效避孕药，副作用很大

48. 病人，女，24岁。孕1产0，胎儿娩出3分钟后，突然出现烦躁不安、呛咳、呼吸困难、面色苍白、吐泡沫样痰，你认为病人并发了下列哪种疾病

A. 羊水栓塞　　　　B. 肺炎

C. 心脏病　　　　　D. 高血压

E. 脑栓塞

49. 病人，女，28岁。孕1产0，妊娠40周，胎膜早破，临产20小时，子宫口开大7cm，胎头位于坐骨棘水平，宫缩持续20秒，间歇7～8分钟，肌内注射缩宫素10U，10分钟后宫缩强且持续不缓解，产妇呼叫，腹痛剧烈，胎心率90～100次/分，耻骨部位以上有压痛，出现病理性缩复环，首先应考虑

A. 胎盘早期剥离　　B. 高张性宫缩乏力

C. 先兆子宫破裂　　D. 子宫收缩过强

E. 痉挛性子宫收缩

50. 某产妇，36岁，孕1产0，自然分娩。产后腹部检查：耻骨联合上方扪不到子宫底，该产妇大约是产后

A. 当天　　　　　　B. 第1日

C. 第4～6日　　　　D. 第8～9日

E. 第10～14日

51. 病人，女，36岁。孕1产0。分娩后第2天起，连续3天体温维持在38℃左右。查体：子宫硬、无压痛，会阴侧切口红肿、疼痛，恶露淡红色，无臭味，双乳软，无红肿。该产妇发热的原因可能是

A. 产褥感染　　　　B. 急性乳腺炎

C. 上呼吸道感染　　D. 急性子宫内膜炎

E. 会阴侧切口感染

52. 某妇女，28岁，孕1产1。剖宫产后42天回医院进行产后复查，妇科检查可见子宫颈外口形状为

A. 圆形　　　　　　B. 椭圆形

C. 横裂状　　　　　D. 纵裂状

E. 不规则形

53. 病人，女，60岁。足月产3次，早产1次，无流产，现存子女2人，生育史可描述为

A. 1-0-3-2　　　　 B. 1-0-2-3

C. 3-1-0-2　　　　 D. 3-0-1-2

E. 3-2-0-1

54. 病人，女，33岁。因外阴奇痒、分泌物增多就诊，诊断为外阴阴道假丝酵母菌病。护士告知其该病的诱发因素，以下错误的是

A. 糖尿病　　　　　B. 爱穿化纤内衣裤

C. 长期用抗生素　　D. 妊娠

E. 使用避孕套避孕

55. 病人，女，20岁。未婚，18岁初潮，月经周期不规则，2～3个月来潮一次，每次经期达10余日，量多，无痛经，医生诊断为无排卵性异常子宫出血。该少女发生此病的机制可能是

A. 子宫器质性病变

B. 下丘脑-垂体-卵巢轴尚未发育成熟

C. 卵巢功能衰退

D. 黄体功能不足

E. 闭经

56. 病人，女，30岁。第一胎产后出血达800ml，产后无乳汁分泌。现产后11个月尚未见月经来潮，自觉畏寒、周身无力，毛发脱落明显。本例属于哪类闭经

A. 子宫性闭经 　　　 B. 卵巢性闭经

C. 垂体性闭经 　　　 D. 下丘脑性闭经

E. 原发性闭经

57. 病人，女，22岁。肥胖，闭经，拟诊为多囊卵巢综合征。关于多囊卵巢综合征，B超显示最明显的征象是

A. 子宫明显增大

B. 子宫与双侧卵巢均增大

C. 双侧卵巢增大及"项链征"

D. 单侧卵巢增大

E. 子宫明显偏小

58. 病人，女，20岁。近来月经紊乱，来院就诊，下列哪项辅助检查不能测定卵巢功能

A. 基础体温测定

B. 子宫颈黏液结晶检查

C. 阴道脱落细胞涂片

D. 输卵管通畅术

E. 诊断性刮宫术

59. 病人，女，27岁。停经3个月，不规则阴道流血10天，近日有恶心、频吐，子宫底高度平脐，未闻及胎心。下列哪项检查最有助于诊断

A. 多普勒检测胎心　 B. 血hCG定性测定

C. 妇科检查 　　　　 D. X线腹部平片

E. B超检查

60. 某女学生，13岁，月经来潮半年，护士指导其经期应注意

A. 保持外阴清洁

B. 为了减少浪费，卫生护垫应湿透才更换

C. 要多做剧烈运动

D. 可以多喝冷饮

E. 可以盆浴

61. 病人，女，32岁。婚后2年未孕，有正常的性生活，下列有关不孕症的叙述错误的是

A. 不孕症指女性无避孕性生活至少12个月而未孕

B. 不孕症检查时只需女方检查即可

C. 女性不孕以输卵管因素最为常见

D. 治疗原则以对因治疗为主

E. 指导病人预测排卵期性交可提高受孕概率

62. 病人，女，36岁。半年前出现痛经，并进行性加重。为明确诊断，目前临床上选用的最可靠的方法是

A. B超检查 　　　　 B. 诊断性刮宫

C. 腹腔镜检查 　　　 D. 妇科检查

E. 子宫输卵管造影

63. 病人，女，39岁。医生诊断：子宫肌瘤。护士告知该病可能与女性激素刺激子宫肌瘤细胞核分裂，促进肌瘤生长有关。此激素是

A. 雌激素 　　　　　 B. 黄体生成素

C. 雄激素 　　　　　 D. 肾上腺素

E. 孕激素

64. 病人，女，30岁。阴道分泌物增多5个月，近1个月出现血性白带。检查子宫颈糜烂样改变，触之易出血，子宫大小正常，两侧附件正常。为确诊，需要做以下哪种检查

A. 子宫颈碘试验 　　 B. 诊断性刮宫

C. 子宫颈刮片 　　　 D. 宫腔镜检查

E. 子宫颈活检

65. 病人，女，39岁。孕4产3，诊断为子宫脱垂。病人向护士咨询导致子宫脱垂的原因。下列哪项是子宫脱垂的主要原因

A. 盆底组织先天发育不良

B. 长期放置子宫托

C. 慢性咳嗽

D. 盆腔巨大肿瘤

E. 分娩损伤

66. 病人，女，34岁。孕1产0，流产后多年未孕。向护士咨询引起不孕的因素，护士应告知其不孕的病因最常见的是

A. 无排卵 　　　　　 B. 输卵管因素

C. 子宫黏膜下肌瘤 　 D. 子宫颈细长，宫颈炎

E. 子宫内膜异位症

67. 病人，女，25岁。足月产后出现咳嗽、咯血，确诊为绒毛膜癌。其病理检查正确的是

A. 有绒毛结构

B. 滋养细胞高度增生和异型，无绒毛结构

C. 团块状结构

D. 滋养细胞增生

E. 絮花状结构

68. 病人，女，26岁。婚后两年未孕。经检查，不孕因素为输卵管轻度粘连。今来医院咨询做输卵管通液术的时间，正确的是

A. 月经第2~3日　　　B. 月经来潮前1日

C. 排卵期　　　　　　D. 月经干净后3~7日

E. 月经来潮第1日

69. 某妇女，30岁，孕1产1，准备行宫内节育器放置术进行避孕。下列哪项不是放置宫内节育器的禁忌证

A. 轻度贫血　　　　　B. 急性盆腔炎

C. 月经过频　　　　　D. 生殖道肿瘤

E. 子宫颈口过松

70. 某妇女，34岁，孕2产2，两年前顺产一男婴，今来咨询实施输卵管结扎术的最佳时间。以下正确的是

A. 月经来潮之前3~7日

B. 月经来潮第3~7日

C. 月经干净后3~7日

D. 人工流产术后3~7日

E. 正常分娩后3~7日

71. 病人，女，15岁。下午上体育课跨栏时，意外碰撞外阴，现觉外阴部位持续胀痛，最可能受伤的部位是

A. 阴阜　　　　　　　B. 小阴唇

C. 大阴唇　　　　　　D. 阴蒂

E. 阴道前庭

72. 某妇女，30岁，现妊娠12周，妇科检查发现阴道变软、皱襞增多，促使其阴道上皮增生变厚从而增强抵抗力的激素是

A. 雌激素　　　　　　B. 孕激素

C. 雄激素　　　　　　D. 人绒毛膜促性腺激素

E. 黄体生成素

73. 某妇女，23岁，14岁月经第一次来潮，最初两年月经不规律，现已规律。今天月经来潮，脱落的是子宫

A. 黏膜层　　　　　　B. 肌层

C. 浆膜层　　　　　　D. 基底层

E. 功能层

74. 病人，女，40岁。葡萄胎清宫术后1年。近来出现咳嗽，痰中带血，伴胸痛，该病人出现哪个部位的转移

A. 肺　　　　　　　　B. 脑

C. 阴道　　　　　　　D. 肾

E. 肝

75. 某女学生，17岁，因临近考试，最近比较紧张，每天看书复习较晚才睡，这个月的月经推迟了一星期还未来潮。最可能的原因是

A. 闭经　　　　　　　B. 紧张和劳累

C. 贫血　　　　　　　D. 感染

E. 怀孕

76. 某妇女，23岁，胎体初具人形，B超示胎心搏动。此时的妊娠周数约为

A. 孕8周末　　　　　B. 孕12周末

C. 孕16周末　　　　　D. 孕20周末

E. 孕24周末

77. 病人，女，29岁。孕2产1，现妊娠36周，长时间仰卧后出现血压下降。主要原因是

A. 脉率加快　　　　　B. 脉压增大

C. 脉压减少　　　　　D. 回心血量增加

E. 回心血量减少

78. 病人，女，26岁。孕1产0，妊娠36周，因妊娠期高血压疾病就诊，需了解胎儿是否成熟。判断胎儿肺成熟度的检查是

A. 血清胎盘催乳素测定

B. 羊水卵磷脂与鞘磷脂比值测定

C. 无应激试验

D. 缩宫素激惹试验

E. 羊水胆红素测定

79. 病人，女，30岁。孕1产0，平时月经周期规律，现妊娠43周尚未临产。属于以下哪种情况

A. 早产　　　　　　　B. 过期妊娠

C. 滞产　　　　　　　D. 足月产

E. 急产

80. 病人，女，28岁。孕2产0，妊娠30周，因乘坐公交车腹部受到挤压，出现下腹部突发性持续疼痛，无阴道流血。首先应考虑

A. 妊娠合并急性阑尾炎

B. 妊娠合并急性胆囊炎

C. 腹部外伤导致胎盘早剥

D. 站立过久导致胎盘早剥

E. 腹部外伤导致子宫破裂

81. 病人，女，25岁。孕1产0，妊娠39周，近1周来，出现头痛、眼花，今晨出现剧烈头痛并呕吐2次入院治疗。护理评估时最有参考价值的病史是

A. 既往无头痛　　　　B. 妊娠前血压正常

C. 有糖尿病家族史　　D. 有病毒性肝炎史

E. 有泌尿系统感染史

82. 病人，女，28岁。孕1产0，妊娠36周。突然发生剧烈腹痛，面色苍白，血压降至80/60mmHg，脉弱，腹部检查：子宫硬如板状，有压痛，胎位触不清，胎心听不清，确诊为胎盘早剥。关于胎

盘早剥的发生原因，下列哪项无关
- A. 妊娠期高血压疾病
- B. 慢性肾脏疾病
- C. 腹部外伤
- D. 孕妇长时间取仰卧位
- E. 多取左侧卧位

83. 病人，女，33岁。孕2产1，妊娠9周，因性生活后，出现阵发性腹痛就诊，诊断为先兆流产。该病病因属于
- A. 胎儿染色体异常　　B. 不良刺激引起
- C. 内分泌失调　　　　D. 生殖器官异常
- E. 卵巢功能下降

84. 病人，女，34岁。孕2产1，妊娠32周，产前检查B超提示孕妇羊水过多，胎儿未见畸形，关于羊水过多，是指妊娠期间羊水量超过
- A. 1000ml　　　　　B. 1200ml
- C. 1500ml　　　　　D. 2000ml
- E. 2500ml

85. 病人，女，34岁。孕1产0，妊娠20周时诊断为妊娠合并先天性心脏病。下列哪项不是容易发生心力衰竭的时期
- A. 妊娠26周　　　　B. 妊娠32～34周
- C. 第二产程　　　　D. 产后第一日
- E. 产后第二日

86. 某妇女，25岁，孕1产0，妊娠38周来产检，医生检查后提示胎头已经衔接。衔接指的是
- A. 胎头进入骨盆
- B. 胎头平坐骨棘
- C. 胎头双顶径进入骨盆入口平面
- D. 胎头枕额径进入骨盆入口
- E. 胎头在坐骨棘以下

87. 某妇女，26岁，孕1产0，妊娠晚期，产检胎头已入盆，自觉食欲好，食量增加，呼吸轻快，尿频，这种表现是
- A. 甲状腺功能亢进　　B. 糖尿病
- C. 胎儿下降感　　　　D. 临产
- E. 进入第一产程

88. 某妇女，26岁，孕1产0，自然分娩，胎盘娩出后还应让产妇在产房观察多少小时
- A. 0.5小时　　　　　B. 1小时
- C. 1.5小时　　　　　D. 2小时
- E. 3小时

89. 病人，女，28岁，孕3产0，规律宫缩7小时，出现病理性缩复环。护士告知家属与子宫破裂无

关的是
- A. 子宫收缩剂使用不当
- B. 子宫有瘢痕
- C. 持续性枕横位
- D. 头盆不称
- E. 协调性宫缩乏力

90. 病人，女，25岁。孕1产0，足月顺产，胎儿娩出后，病人阴道活动性出血约600ml，血液呈鲜红色，很快凝成血块。出血原因最大可能是
- A. 宫缩乏力　　　　B. 软产道损伤
- C. 胎盘滞留　　　　D. 胎盘残留
- E. 凝血功能障碍

91. 某产妇，36岁，孕1产0，顺产，会阴侧切伤口红肿。若指导该产妇坐浴，应该在产后
- A. 4日后　　　　　B. 6日后
- C. 5日后　　　　　D. 7日后
- E. 2日后

92. 病人，女，36岁。继发不孕，欲测定有无排卵，下列哪项结果表示其卵巢有排卵
- A. 双相型体温
- B. 子宫颈黏液呈现羊齿状结晶
- C. 阴道脱落细胞涂片可见大量角化
- D. 增生期子宫内膜
- E. 体内雌激素水平含量高

93. 病人，女，57岁。绝经3年，阴道少量不规则出血2个月，经检查诊断为子宫内膜癌，下列哪项不是该病的特点
- A. 预后较好
- B. 常见于绝经后妇女
- C. 生长缓慢
- D. 血行转移是主要的转移途径
- E. 转移较晚

94. 病人，女，43岁。已育有子女。前来咨询最适宜放置宫内节育器的时间是
- A. 月经干净后10～14日
- B. 人流术后子宫腔深度＜9cm放置
- C. 产后一般满30日
- D. 剖宫产后2个月
- E. 哺乳期随时都可以放置

95. 病人，女，35岁。因外阴炎行会阴坐浴。护士指导其会阴坐浴常用药物是
- A. 1：5000高锰酸钾溶液
- B. 0.1%苯扎溴铵溶液
- C. 1%乳酸溶液

D. 0.1%～0.2%聚维酮碘溶液

E. 50%硫酸镁溶液

96. 护理外阴阴道假丝酵母菌病的病人时，采用碳酸氢钠溶液阴道灌洗时，配制的合适浓度为

A. 8%　　　　　　　　B. 7%

C. 6%　　　　　　　　D. 5%

E. 4%

A₃/A₄型题

（97、98题共用题干）

某妇女，33岁，婚后5年，现停经38天，较为紧张兴奋，迫切希望确定是否妊娠。

97. 早期妊娠的确诊方法是

A. 妊娠试验　　　　　B. 超声检查

C. 黄体酮试验　　　　D. 妇科检查

E. 基础体温测定

98. B超显像检查，最早可见到妊娠囊的时间是停经

A. 4周　　　　　　　　B. 5周

C. 6周　　　　　　　　D. 7周

E. 8周

（99、100题共用题干）

病人，女，27岁。孕1产0，妊娠35周出现头痛、眼花等自觉症状。查血压170/110mmHg，尿蛋白（++），眼底动静脉比为1：2，视网膜水肿。

99. 哪项检查对了解上述病情的严重程度有实际意义

A. B超检查　　　　　B. X线检查

C. 眼底检查　　　　　D. hCG测定

E. 羊水细胞学检查

100. 与妊娠期高血压疾病的发生无关的是

A. 双胎妊娠　　　　　B. 糖尿病

C. 羊水过多　　　　　D. 前置胎盘

E. 营养不良

（101～103题共用题干）

病人，女，25岁。孕1产0，妊娠16周，患有先天性心脏病。1周前出现心慌、气短，检查时发现心功能属于Ⅱ级。

101. 对于该病人，下列哪项护理措施是错误的

A. 每日至少睡眠10小时

B. 给予低盐、易消化、无刺激的饮食

C. 输液速度40～60滴/分

D. 避免劳累

E. 防止受凉

102. 妊娠合并心脏病的病人中，下列不属于早期心力衰竭的体征是

A. 休息时心率大于110次/分

B. 休息时呼吸大于20次/分

C. 肝脾大，有压痛

D. 阵发性夜间呼吸困难

E. 轻微活动后感胸闷

103. 经过增加产前检查次数，严密监测妊娠过程等措施，目前妊娠37周，自然临产。该产妇应该采取的体位是

A. 仰卧位　　　　　　B. 右侧卧位

C. 俯卧位　　　　　　D. 半卧位

E. 随意卧位

（104～106题共用题干）

病人，女，47岁。已婚，近3个月性生活后有阴道流血，妇科检查初步考虑子宫颈癌。

104. 为确定诊断，首选的辅助检查是

A. 宫腔镜　　　　　　B. B超检查

C. 子宫颈活组织检查　　D. 阴道镜

E. 腹部X线检查

105. 作为初步筛查，应采取的辅助检查是

A. 白带检查　　　　　B. 子宫颈刮片细胞学检查

C. 诊断性刮宫　　　　D. 阴道镜检查

E. 腹部X线检查

106. 病人的子宫颈涂片细胞检查提示巴氏Ⅱ级是

A. 炎症　　　　　　　B. 正常

C. 高度可疑癌　　　　D. 癌

E. 可疑癌

（107、108题共用题干）

病人，女，27岁。婚后3年未孕，16岁初潮，月经周期1～3个月不等，经期3～5天，量中等，无痛经史。夫妇双方检查示：男方精液常规正常，女方阴道通畅，子宫大小正常，活动度正常，双附件区未扪及明显异常。基础体温呈单相型。

107. 该病人不孕的因素最可能的是

A. 子宫因素　　　　　B. 精神因素

C. 免疫因素　　　　　D. 无排卵

E. 附件炎

108. 不孕症了解有无排卵最简单的方法是

A. 诊断性刮宫　　　　B. 阴道侧壁涂片

C. 子宫颈黏液检查　　D. 激素水平测定

E. 基础体温测定

（109、110题共用题干）

某妇女，29岁，妊娠35天，因身体原因想终止妊娠。

109. 目前最适宜的方法是

A. 负压吸宫术+钳刮术

B. 药物流产

C. 静脉滴注缩宫素

D. 依沙吖啶引产

E. 钳刮术

110. 目前药物流产的最佳方案是

A. 米非司酮与米索前列醇配伍

B. 雌孕激素联合治疗

C. 雌孕激素序贯治疗

D. 大剂量孕激素疗法

E. 米非司酮顿服法

（111、112题共用题干）

病人，女，28岁。孕1产0，妊娠33周，子痫前期。

111. 行B超检查了解胎儿发育情况，常测径线是

A. 双顶径　　　　　B. 枕额径

C. 枕颈径　　　　　D. 双颞径

E. 枕下前囟径

112. 现需了解胎盘情况，用于判断胎盘功能的检查方法中，错误的是

A. 血清胎盘催乳素测定

B. 血雌三醇测定

C. 缩宫素激惹试验

D. 尿雌三醇测定

E. 羊水胆红素测定

（113、114题共用题干）

病人，女，28岁。孕1产0，停经50天，阴道少量流血3天，今晨起突感剧烈腹痛，伴恶心、呕吐，头晕。入院时检查：血压78/48mmHg，面色苍白，腹部有移动性浊音；子宫颈呈紫蓝色，抬举痛，右侧附件区压痛明显；尿妊娠试验阳性。

113. 该病人出现上述临床表现最有可能的原因是

A. 输卵管妊娠破裂　B. 难免流产

C. 不全流产　　　　D. 腹膜炎

E. 盆腔炎

114. 为明确诊断，该病人首选的辅助检查是

A. 血hCG　　　　　B. B超

C. 阴道后穹隆穿刺　D. 腹腔镜

E. 刮宫

（115、116题共用题干）

病人，女，24岁。孕1产1，足月顺产，胎儿娩出后，阴道出血约为500ml。血液呈鲜红色，很快凝成血块，此时胎盘尚未娩出。

115. 根据上述情况，考虑出血原因的最大可能是

A. 宫缩乏力　　　　B. 软产道损伤

C. 胎盘滞留　　　　D. 胎盘残留

E. 凝血功能障碍

116. 不合适采取的护理措施是

A. 按摩子宫底

B. 观察子宫底高度和硬度

C. 避免膀胱充盈

D. 早牵拉脐带助娩胎盘

E. 检查胎盘胎膜的完整性

（117、118题共用题干）

病人，女，36岁。孕1产0，妊娠40周行剖宫产术。术后第5天开始出现情绪低落，失眠，不吃喝，不说话，总是独自发呆或流泪，不愿意拥抱及喂哺婴儿，反应迟钝。

117. 目前，此产妇应考虑为

A. 精神病　　　　　B. 产后抑郁症

C. 躁狂症　　　　　D. 精神失常

E. 正常产褥期

118. 对于该病人，护士恰当的处理为

A. 耐心进行心理护理

B. 耐心进行心理护理，必要时遵医嘱给予药物治疗

C. 必须给予药物治疗护理

D. 不予处理，可自然缓解

E. 观察病情变化，产科住院期间不予治疗护理

（119、120题共用题干）

病人，女，48岁。近来月经周期不定，行经2～3日干净，量极少，自感阵发性潮热，心悸，出汗，时有眩晕，妇科检查示子宫稍小，余无特殊。医生诊断为"绝经综合征"。

119. 该病人出现一系列症状的根本原因是

A. 下丘脑功能衰退

B. 垂体功能衰退

C. 卵巢功能衰退

D. 子宫功能衰退

E. 肾上腺功能衰退

120. 关于绝经综合征的病理，下列说法错误的是

A. 雌激素的分泌逐渐停止

B. 卵巢功能逐渐衰退

C. 垂体分泌的FSH、LH均可升高

D. 下丘脑分泌促性腺激素释放激素升高

E. 垂体分泌促性腺激素逐渐下降

（张翠红）

实践能力

以下每一道题下面有A、B、C、D、E五个备选答案。请从中选择一个最佳答案。

A₁型题

1. 妊娠最早、最重要的症状是
   A. 尿频　　　　　　B. 早孕反应
   C. 停经　　　　　　D. 乳房变化
   E. 子宫增大

2. 孕妇自我监测胎儿安危最简单有效的方法是
   A. 胎动计数　　　　B. 计算孕龄
   C. 测量体重　　　　D. 监测睡眠情况
   E. 监测情绪波动

3. 为避免早产儿发生呼吸窘迫综合征，促进肺成熟的方法是给予
   A. 阿司匹林　　　　B. 糖皮质激素
   C. 维生素K　　　　D. 沙丁胺醇
   E. 吸氧

4. 异位妊娠病人就诊的主要症状是
   A. 停经　　　　　　B. 晕厥
   C. 腹痛　　　　　　D. 阴道流血
   E. 排便感

5. 先兆流产与难免流产主要鉴别点是
   A. 阴道流血时间的长短
   B. 下腹疼痛的程度
   C. 妊娠反应的轻重
   D. 子宫口是否已开
   E. 妊娠试验结果

6. 急性胎儿窘迫早期出现的症状是
   A. 胎心率减慢　　　B. 胎动消失
   C. 胎心率加快　　　D. 胎儿生长受限
   E. 胎动减少

7. 典型先兆子宫破裂的表现为
   A. 病理性缩复环　　B. 腹痛拒按
   C. 撕裂样痛　　　　D. 腹胀
   E. 血尿

8. 产褥感染体温过高的护理措施，错误的是
   A. 做好口腔、皮肤的清洁
   B. 体温超过38℃给予物理降温
   C. 鼓励病人多饮水
   D. 病室要紧闭门窗，以防产妇着凉
   E. 给予易消化的半流质饮食

9. 不属于无排卵性异常子宫出血特点的为
   A. 多见于育龄妇女　B. 月经周期紊乱

C. 经期长短不一　　　　D. 出血量多少不等
   E. 出血多者伴贫血

10. 葡萄胎病人刮宫前，应准备好静脉通路并配血，其理由是
    A. 防止刮宫时大出血造成休克
    B. 刮宫中要给药
    C. 刮宫前需要输血
    D. 病人要求
    E. 医生建议

11. 子宫脱垂Ⅱ度轻型是指
    A. 子宫颈外口距处女膜缘＜4cm，未达处女膜缘
    B. 子宫颈已达处女膜缘，阴道口可见子宫颈
    C. 子宫颈脱出阴道口，子宫体仍在阴道内
    D. 部分子宫体脱出阴道口
    E. 子宫颈及子宫体全部脱出阴道口外

12. 胎心音的正常范围是每分钟
    A. 80～120次　　　B. 90～130次
    C. 100～140次　　　D. 110～160次
    E. 130～170次

13. 妊娠期高血压疾病的主要临床表现是
    A. 高血压　　　　　B. 视物模糊
    C. 水肿　　　　　　D. 抽搐
    E. 昏迷

14. 闭经病人护理措施，哪项是错误的
    A. 加强营养，增强体质
    B. 保持心情舒畅，正确对待疾病
    C. 指导合理用药
    D. 坚持轻微体育运动
    E. 坚持剧烈长跑运动

15. 子宫内膜异位症病人最典型的症状是
    A. 进行性痛经　　　B. 月经紊乱
    C. 白带增多　　　　D. 腹部包块
    E. 继发性贫血

16. 以下与放置宫内节育器无关的症状为
    A. 子宫内膜炎　　　B. 腰酸腹坠
    C. 经期延长　　　　D. 体重增加
    E. 子宫穿孔

17. 关于前置胎盘的症状和体征，下列说法哪一项不正确
    A. 晚期反复无痛性阴道出血
    B. 贫血程度与阴道流血量不相符
    C. 中央性前置胎盘出血较早

D. 可出现胎儿窘迫

E. 易发生胎位异常

18. 可以动态监测产妇产程进展和识别难产的重要手段是
    A. 胎儿监护　　　　B. 多普勒听胎心
    C. 绘制产程图　　　D. 阴道检查
    E. 直肠指诊

19. 阴道与腹壁联合检查称为
    A. 外阴检查　　　　B. 窥器检查
    C. 双合诊　　　　　D. 三合诊
    E. 直肠 - 腹部诊

20. 卵巢肿瘤最常见的并发症是
    A. 囊肿破裂　　　　B. 感染
    C. 蒂扭转　　　　　D. 恶性变
    E. 肿瘤远处转移

21. 无排卵性异常子宫出血的临床表现不包括
    A. 不规则子宫出血
    B. 经前子宫颈黏液出现羊齿植物叶状结晶
    C. 基础体温呈单相型
    D. 贫血
    E. 痛经

22. 子宫颈癌最早出现的临床症状为
    A. 接触性出血
    B. 阴道多量出血
    C. 阴道排出脓性臭味白带
    D. 腰骶部剧痛
    E. 高热、尿频

23. 正常分娩时，从胎儿娩出至胎盘娩出超过多长时间需要处理
    A. 15分钟　　　　　B. 30分钟
    C. 1小时　　　　　　D. 2小时
    E. 3小时

24. 子宫颈癌根治术后可以拔除导尿管的时间是术后
    A. 1～2天　　　　　B. 3～4天
    C. 6～8天　　　　　D. 10～14天
    E. 2周以后

A₂型题

25. 某妇女，25岁，妊娠6周。医生建议其口服叶酸。孕妇向门诊护士询问服用该药的目的。正确的回答是
    A. 促进胎盘的形成
    B. 预防缺铁性贫血
    C. 防止发生胎盘早剥
    D. 预防脑神经管畸形

E. 防止胎儿生长受限

26. 某妇女，孕1产0，末次月经日期记不清，来医院检查时子宫底在脐下一横指，胎心音正常，估计孕龄为妊娠
    A. 16周末　　　　　B. 20周末
    C. 24周末　　　　　D. 28周末
    E. 32周末

27. 病人，女，29岁。孕4产2，妊娠33周。现出现不规则宫缩、少量阴道流血，以往曾有2次早产史。其主要的处理原则是
    A. 抑制宫缩，促进胎儿肺成熟
    B. 左侧卧位
    C. 迅速结束分娩
    D. 等待自然分娩
    E. 给氧

28. 病人，女，32岁。孕2产0，妊娠34周，全身水肿，抽搐3次，急诊入院。护理中不妥的是
    A. 左侧卧位
    B. 安置在光线好的病室便于抢救
    C. 尿常规检查
    D. 做好床边生活护理
    E. 加强胎儿监护

29. 病人，女，28岁。孕1产0，妊娠36周，有慢性高血压病史。凌晨5点突感腹部剧烈疼痛，伴有多量阴道流血就诊。查体：血压81/60mmHg，脉搏118次/分，子宫大小与孕周相符，硬如板状，压痛明显，胎位扪不清，胎心音95次/分，子宫口开1指尖。目前首要的护理措施是
    A. 开放静脉通道，做好术前准备
    B. 遵医嘱静脉滴注缩宫素引产
    C. 观察病情
    D. 配合医生使用止血药处理
    E. 加强监护

30. 病人，女，31岁。孕2产0，妊娠39周，因子痫前期入院。目前病人轻微头痛，血压150/100mmHg，双下肢水肿（+）；尿蛋白（++），呼吸、脉搏正常。在应用硫酸镁治疗过程中，护士应报告医生停药的情况是
    A. 呼吸18次/分
    B. 血压降至140/90mmHg
    C. 膝反射消失
    D. 尿量800ml/24小时
    E. 头痛缓解

31. 病人，女，27岁。孕1产0，妊娠32周，头位，

阴道流血3天，量少，无腹痛，胎心正常，无明显宫缩，诊断为前置胎盘。恰当的处理是

A. 绝对卧床，给予镇静剂，观察病情变化

B. 立即行人工破膜

C. 立即行缩宫素引产

D. 立即行剖宫产术

E. 立即人工破膜及静脉滴注缩宫素

32. 病人，女，26岁。孕1产0，停经47天。午饭后，无明显诱因下出现阴道大量流血伴有下腹痛，排出一肉状物后，阴道流血减少。盆腔检查：阴道少量鲜红色血液，子宫颈口扩张，未见妊娠物嵌顿，子宫略小于妊娠周数。B超检查：子宫内有部分妊娠物残留，未闻及胎心搏动。应采取以下哪项处理措施

A. 卧床休息　　　　B. 立刻清宫

C. 不需特殊处理　　D. 肌内注射黄体酮保胎

E. 应行子宫颈环扎术

33. 某妇女，24岁。停经43天时诊断为"早期妊娠"，此前因感冒服用过抗病毒药，非常担心胚胎畸形，护士告知与致畸无关的是

A. 吸烟及饮酒　　　B. 喷洒农药

C. 补充乳酸钙　　　D. 口服甲硝唑

E. 病毒感染

34. 某妇女，26岁，孕1产0，自然分娩，产后2小时观察内容不包括

A. 血压及脉搏　　　B. 子宫收缩情况

C. 阴道流血量　　　D. 乳汁分泌情况

E. 膀胱充盈情况

35. 病人，女，28岁。孕1产0，LOA，产时宫缩乏力，产后要特别注意观察的是

A. 会阴裂伤情况　　B. 进食

C. 阴道出血情况　　D. 休息

E. 体温

36. 病人，女，23岁。孕1产1，急产分娩一男活婴，分娩后5分钟，突然出现烦躁不安，呛咳，呼吸困难，寒战，首先应考虑为下列何种疾病

A. 羊水栓塞　　　　B. 重度妊娠高血压疾病

C. 急性肾衰竭　　　D. 癫痫

E. 产后感染

37. 病人，女，36岁。孕1产0，产后第3日，体温38.5℃，子宫体轻压痛，血性恶露量多且臭，最有可能的原因是

A. 子宫内膜炎、子宫肌炎

B. 下肢血栓性静脉炎

C. 急性盆腔结缔组织炎

D. 急性盆腔腹膜炎

E. 产后宫缩痛

38. 病人，女，35岁。患有糖尿病，自诉3日来外阴奇痒，坐卧不安并伴有尿频、尿痛，妇科检查：外阴皮肤有抓痕，阴道黏膜红肿并有白色膜状物，阴道分泌物呈豆腐渣样，其最可能患的疾病为

A. 外阴阴道假丝酵母菌病

B. 滴虫阴道炎

C. 外阴瘙痒症

D. 外阴炎

E. 前庭大腺脓肿

39. 病人，女，38岁。确诊患有子宫肌瘤，病人定于周四上午在连续硬膜外麻醉下行次全子宫切除术，周三需做的术前准备不包括

A. 皮肤准备

B. 测量生命体征

C. 抽血做血型及交叉配血试验

D. 心理护理

E. 留置导尿管

40. 某妇女，20岁。平素月经规则，月经周期为29日，经期6日。推算其排卵日大约在月经周期的

A. 第10日　　　　　B. 第14日

C. 第15日　　　　　D. 第16日

E. 第18日

41. 某妇女，25岁，妊娠8周，其临床表现不包括

A. 有早孕反应

B. 出现尿频现象

C. 在耻骨联合上扪及子宫底

D. 乳房增大，乳晕着色

E. 停经

42. 某妇女，16岁，月经一直不规则，甚为苦恼，很想了解月经的有关知识，护士的解答中，不属于月经临床表现的是

A. 月经周期一般为21～35日

B. 正常月经多持续4～6日

C. 每次月经量一般为20～60ml

D. 月经血呈暗红色，凝固

E. 多数妇女经期无特殊症状，少数妇女有轻微不适，一般不影响工作和学习

43. 病人，女，40岁。绒毛膜癌肺转移大咯血，下列哪项是首要护理措施

A. 吸氧

B. 立即取头低患侧卧位并保持呼吸道通畅，拍

背排出积血

C. 给予化疗药

D. 给予镇静剂

E. 为病人取半卧位

44. 某妇女，30岁，因工作忙漏服口服避孕药，补服时间为

    A. 2小时内   B. 4小时内

    C. 8小时内   D. 12小时内

    E. 24小时内

45. 某妇女，25岁，现停经70天，诊断为早孕。目前该妇女出现尿频、尿急现象，正确的护理是

    A. 嘱孕妇少饮水

    B. 嘱孕妇保证充足的睡眠

    C. 给予抗感染药物

    D. 给予抗利尿药物

    E. 属孕期生理现象，无须处理

46. 病人，女，26岁。因旅游期间未及时清洁外阴而出现外阴炎，护士指导其坐浴的注意事项中不正确的是

    A. 坐浴水温以40℃为宜

    B. 每次坐浴20分钟

    C. 每日坐浴2次

    D. 坐浴时将整个会阴部浸没于坐浴液中

    E. 月经期坚持坐浴以增加效果

47. 病人，女，48岁。近1年来月经不规律，经量增多，经期延长，妇科检查无异常发现，血红蛋白80g/L，应予下列哪项处理

    A. 生殖激素测定   B. B超检查

    C. 诊断性刮宫   D. 药物调整月经周期

    E. 雄激素止血

48. 某妇女，31岁，剖宫产术后3个月，母乳喂养。社区护士家访时，产妇希望了解避孕方式的相关知识，该护士介绍目前最适宜的避孕方法是

    A. 宫内节育器避孕   B. 安全期避孕

    C. 口服短效避孕药   D. 绝育手术

    E. 避孕套避孕

49. 病人，女，27岁。患良性葡萄胎，行清宫术后随访的主要目的是

    A. 了解腹痛情况

    B. 及早发现恶变

    C. 了解盆腔恢复情况

    D. 及早发现妊娠

    E. 指导避孕

50. 病人，女，16岁。自诉经前常出现轻微下腹坠胀，乳房胀痛，月经来潮后缓解。护士指导其经期卫生保健措施中，错误的是

    A. 应保持外阴清洁   B. 每日阴道冲洗1次

    C. 经期可照常工作   D. 避免寒冷刺激

    E. 使用消毒卫生巾

51. 病人，女，20岁。未婚，闭经。直肠指诊：子宫偏小，附件（﹣），给予黄体酮10mg肌内注射3日后停药，未见子宫出血，再以己烯雌酚-黄体酮序贯治疗，停药后未引起子宫出血，其病变部位为

    A. 脑垂体   B. 卵巢

    C. 子宫   D. 下丘脑

    E. 肾上腺素

52. 病人，女，24岁。结婚3年不孕，月经周期24日，经期正常，经量多，测基础体温曲线高温相为8日，本例考虑为

    A. 无排卵性异常子宫出血

    B. 黄体功能不全

    C. 子宫内膜不规则脱落

    D. 属正常月经周期

    E. 排卵性月经过多

53. 病人，女，65岁。近半个月来阴道流黄水样分泌物，有时带血，经检查排除恶性肿瘤，下列哪种可能性大

    A. 滴虫阴道炎

    B. 萎缩性阴道炎

    C. 子宫颈柱状上皮异位

    D. 子宫颈息肉

    E. 子宫内膜炎

54. 病人，女，25岁。孕1产0，在待产过程中，突然发生先兆子宫破裂，下列护理措施中，应作为首选的是

    A. 抗休克，静脉输液、输血

    B. 停止一切操作，抑制宫缩

    C. 行阴道助产，尽快结束分娩

    D. 大量抗生素控制感染

    E. 继续观察，待自然分娩

55. 病人，女，20岁。医疗诊断：滴虫阴道炎，向护士咨询疾病相关知识，不正确的健康指导内容是

    A. 病原体为阴道毛滴虫

    B. 可导致不孕

    C. 治疗期间禁止性生活

    D. 2%～4%碳酸氢钠溶液冲洗阴道后塞入甲硝唑效果更好

E. 连续3次月经干净后复查阴道分泌物中滴虫均为阴性为治愈标准

56. 病人，女，18岁。自月经初潮后月经一直不规律，医生考虑为"无排卵性异常子宫出血"，根据月经史，下列哪种情况符合其诊断
A. 周期正常，月经中期少量出血
B. 周期正常，经期延长，经血量多
C. 周期正常，经血量多
D. 周期紊乱，经期长短不一，经血量时多时少
E. 周期缩短，经血量稀少

57. 一对夫妇，婚后同居4年未孕。若男方精液常规检查正常，女方基础体温呈双相型，为确定病因，女方应做哪项检查
A. 诊断性刮宫　　　　B. 输卵管通畅试验
C. 宫腔镜检查　　　　D. 卵巢功能检查
E. 甲状腺功能检查

58. 病人，女，30岁。停经2个月，不规则阴道流血10日，近日有恶心、频吐，子宫底高度平脐，未闻及胎心。B超检查示子宫腔内呈雪花状图像。下列处理正确的是
A. 立即行清宫术，术前常规静脉滴注缩宫素
B. 清宫术前应配血、开放静脉、准备好抢救措施
C. 清宫术后可选用宫内节育器避孕
D. 清宫术后随访观察应自hCG第一次阴性后共计半年
E. 术后常规化疗

59. 一对夫妇今来医院咨询，对不孕夫妇作出的指导，以下不正确的是
A. 使夫妇双方了解受孕的知识
B. 夫妇双方因素都可导致不孕
C. 先从女方开始不孕原因检查
D. 心理因素也可影响受孕
E. 男方因素所致不孕仅占30%

60. 某妇女，28岁，妊娠34周，近日发现双下肢水肿到医院检查，护士告知不属于孕期常见症状的是
A. 便秘　　　　　　B. 腰背痛
C. 阴道流血　　　　D. 仰卧位低血压综合征
E. 下肢静脉曲张

61. 病人，女，35岁。1年前诊断为盆腔炎性疾病后遗症，近期连续加班工作1周后盆腔炎急性发作，出现下腹痛伴高热，以下说法不正确的是
A. 取半卧位卧床休息
B. 给予高蛋白、高热量、高维生素流质、半流质饮食

C. 抗生素治疗为主要治疗手段
D. 可疑脓肿破裂者需立即剖腹探查
E. 增加妇科检查次数以判断病情

62. 病人，女，49岁。自述近年月经周期不定，行经2～3日干净，量极少，自感阵发性潮热、心悸、出汗，时有眩晕，妇科检查示子宫稍小，余无特殊。护士应向其宣教哪项疾病的知识
A. 无排卵性异常子宫出血
B. 绝经综合征
C. 黄体萎缩延迟
D. 黄体发育不全
E. 神经衰弱

63. 护士值夜班时巡视病房，发现产前区10床妊娠合并心脏病的孕妇不能平卧，要坐起来呼吸，首先考虑的是
A. 焦虑　　　　　　B. 失眠
C. 头晕　　　　　　D. 心力衰竭
E. 紧张

64. 病人，女，25岁。孕1产0，妊娠24周。为其测量坐骨结节间径是7.5 cm，能否经阴道分娩，需进一步测量
A. 出口前矢状径　　B. 坐骨棘间径
C. 耻骨弓角度　　　D. 骶耻内径
E. 出口后矢状径

65. 某妇女，23岁，妊娠28周到医院复查，护士对其进行孕期常见症状的解释，错误的是
A. 早孕反应在妊娠12周左右消失
B. 早期尿频、尿急为泌尿系统感染
C. 肠蠕动减弱易致便秘
D. 下肢肌肉痉挛为缺钙表现
E. 孕晚期下肢水肿，休息后消退属正常

66. 病人，女，35岁。孕2产1，妊娠35周，因突然阴道大量流液急诊入院，无宫缩，胎心音正常，该产妇可能会发生
A. 早期流产　　　　B. 晚期流产
C. 早产　　　　　　D. 足月产
E. 过期产

67. 某妇女，25岁，现妊娠12周，孕期进展顺利，今日至医院进行产检。护士进行有关孕期宣教，不正确的是
A. 饮食应多样化
B. 孕早期慎用药物
C. 孕晚期应取仰卧位
D. 妊娠最后3个月避免盆浴

E. 孕妇宜穿宽松柔软衣服

68. 病人，女，27岁。孕2产1，妊娠28周，自觉多饮、多食、多尿，经OGTT检查诊断为妊娠期糖尿病，病人控制血糖的方法不妥的是
    A. 饮食治疗　　　　B. 运动治疗
    C. 血糖监测　　　　D. 胰岛素治疗
    E. 服用磺脲类药物

69. 病人，女，30岁。近期由于工作压力大，频繁出差出现闭经。本例属于哪类闭经
    A. 子宫性闭经　　　　B. 卵巢性闭经
    C. 垂体性闭经　　　　D. 下丘脑性闭经
    E. 原发性闭经

70. 某妇女，28岁，人工流产术后12日仍有较多量阴道流血，应首先考虑是
    A. 子宫穿孔　　　　B. 子宫复旧不良
    C. 吸宫不全　　　　D. 子宫内膜炎
    E. 盆腔炎

71. 病人，女，30岁。孕1产0，因行剖宫产需进行术前准备，护士准备给其插入导尿管，但病人不同意。此时护士应
    A. 请病人自行排尿，解除膀胱压力
    B. 请示护士长改用其他办法
    C. 请家属协助劝说
    D. 耐心解释，讲清导尿的重要性，并用屏风遮挡
    E. 报告医生择期手术

72. 某妇女，28岁，妊娠30周，产前检查均正常，近几天出现便秘，自行处理方法不对的是
    A. 注意适当的活动　　B. 多吃水果、蔬菜
    C. 自行服用泻药　　　D. 养成定期排便的习惯
    E. 吃含纤维素多的食物

73. 病人，女，30岁。孕2产0，妊娠32周，1天前出现下腹微痛，伴少量阴道流血而入院，诊断为先兆早产。关于该病人的护理措施，错误的是
    A. 嘱产妇多下床活动
    B. 教会产妇自己数胎动
    C. 遵医嘱使用宫缩抑制剂
    D. 给氧
    E. 做好早产儿保暖和复苏的准备

74. 病人，女，25岁。孕1产0，妊娠36周，B超诊断为部分性前置胎盘，阴道流血多，血压80/60mmHg，宫口开大3cm，先露头，棘上2cm，胎心尚好。最恰当的处理是
    A. 人工破膜　　　　B. 剖宫产
    C. 胎头吸引术　　　D. 产钳术

E. 头皮钳牵引

75. 病人，女，30岁。孕4产0，有复发性流产史。护士向其宣教流产治疗措施，哪项是错误的
    A. 子宫颈功能不全者应行子宫颈环扎术
    B. 妊娠早期先兆流产者，可肌内注射黄体酮
    C. 难免流产应等待自然排出
    D. 不全流产应行吸宫术或钳刮术
    E. 流产感染应先抗感染治疗后刮宫

76. 病人，女，32岁。孕1产0，停经40天，阴道有少许出血伴下腹部轻微疼痛1天。妇科检查：子宫软，如孕40天大小，子宫颈口关闭，妊娠反应（＋），下面护理指导中哪项不妥
    A. 卧床休息　　　　B. 少食纤维素食品
    C. 心理调适　　　　D. 保持外阴清洁
    E. 按医嘱用药

77. 病人，女，28岁。孕1产0，因异位妊娠急诊入院手术，术后宜采取的护患关系模式是
    A. 主动型　　　　B. 主动-被动型
    C. 指导-合作型　　D. 支配-服从型
    E. 共同参与型

78. 病人，女，30岁。孕1产0，停经45天，下腹痛3天，加重半天入院。查体：面色苍白，四肢湿冷，体温37.6℃，脉搏126次/分，血压71/51mmHg。护士应指导病人取的体位是
    A. 侧卧位　　　　B. 俯卧位
    C. 中凹卧位　　　D. 半坐卧位
    E. 去枕仰卧位

79. 病人，女，35岁。孕2产0，诊断为妊娠合并心脏病，心功能Ⅱ级，可以自然分娩，错误的护理是
    A. 严密观察产程　　B. 控制热量摄入
    C. 预防心力衰竭　　D. 减轻体力消耗
    E. 减轻心脏负担

80. 病人，女，31岁。孕2产1，孕期诊断为妊娠合并糖尿病，无其他合并症。于妊娠39周剖宫产一健康男婴，对于该新生儿应重点监测的内容是
    A. 大小便　　　　B. 体重
    C. 黄疸　　　　　D. 血糖
    E. 体温

81. 某妇女，27岁，孕1产0，已临产，护士观察产程进展需进行直肠指诊，应在何时进行检查
    A. 宫缩开始时　　B. 宫缩最强烈时
    C. 宫缩减弱时　　D. 宫缩间歇期
    E. 随时可查

82. 某产妇，36岁，孕1产1，足月顺产第4天，母

乳喂养，乳房胀痛，无红肿，乳汁不畅，体温37.8℃。对该产妇护理首选

A. 抗生素治疗　　　B. 生麦芽煎服

C. 停止哺乳　　　　D. 少喝水

E. 增加新生儿吸乳次数

83. 某妇女，26岁，孕1产0，足月临产，进入第二产程，宫缩规律有力。宫缩时因疼痛加剧，产妇烦躁不安、大声喊叫，要求行剖宫产尽快结束分娩。此时，产妇主要心理特点是

A. 焦虑　　　　　　B. 内省

C. 依赖　　　　　　D. 悲伤

E. 抑郁

84. 病人，女，30岁。孕1产0，妊娠30周，妊娠合并风湿性心脏病，早期心力衰竭的可靠诊断依据是

A. 肺底部湿啰音出现，咳嗽后消失

B. 心尖部闻及Ⅱ级收缩期杂音

C. 心界扩大

D. 休息时心率＞110次/分

E. 踝部凹陷性水肿

85. 某妇女，26岁，孕1产0，妊娠39周。下午出现腹部疼痛，每次持续4～10秒，间隔时间不定，晚上发现内裤上有红色分泌物。上述情况属于

A. 先兆临产　　　　B. 临产

C. 进入第一产程　　D. 进入第二产程

E. 进入第三产程

86. 新生儿娩出后，护士首先做的护理应是

A. 用各种刺激使大声啼哭

B. 清理呼吸道

C. 无呼吸者给予呼吸兴奋剂

D. 脐带结扎

E. 称体重

87. 病人，女，26岁。孕2产1，在缩宫素引产过程中，产妇自觉腹痛难忍，检查脐下两指处呈环状凹陷，有压痛，导尿呈血性。下列处理哪项是错误的

A. 给予镇痛剂　　　B. 立即停用缩宫素

C. 准备手术　　　　D. 抗休克

E. 待子宫口开全，立即行阴道助产

88. 某妇女，26岁，孕2产1，现子宫口已扩张至4cm，护士应

A. 指导其屏气用力　B. 指导其下床活动

C. 检查有无破膜　　D. 将其送入产房

E. 随时检查子宫口

89. 病人，女，29岁。孕1产0，妊娠13周，自诉阵发性腹痛，阴道持续流血伴肉样组织排出；妇科检查见子宫口扩张，子宫小于妊娠周数；B超检查见子宫内残留胚胎组织物。应首先考虑

A. 过期流产　　　　B. 难免流产

C. 不全流产　　　　D. 完全流产

E. 先兆流产

90. 病人，女，31岁。孕1产0，妊娠40周，为防止分娩时发生心力衰竭，下列哪项处理是错误的

A. 适当应用镇静剂

B. 尽量缩短第二产程

C. 产后注射麦角新碱

D. 吸氧

E. 胎儿娩出后腹部放沙袋

91. 病人，女，25岁。孕1产1，由宫缩乏力引起产后出血，其首要的处理措施是

A. 静脉滴注缩宫素

B. 按摩子宫同时给予缩宫素

C. 子宫腔填塞纱布条

D. 结扎子宫动脉

E. 切除子宫

92. 某产妇，36岁，孕1产0，产后母乳喂养，询问如何避免乳头皲裂，护士应指导的主要措施是

A. 让新生儿早吸吮多吸吮乳头

B. 喂哺前消毒乳头

C. 喂哺后清洗乳头

D. 实行母婴同室

E. 将乳头及大部分乳晕含入婴儿口内吸吮

93. 某妇女，35岁，孕1产0，10小时前临产，现子宫口已经开全，指的是

A. 宫口开大4cm　　B. 子宫口开大10cm

C. 宫口开大8cm　　D. 子宫口开大9cm

E. 宫口开大3cm

94. 病人，女，20岁。无性生活史。自诉近日在下腹部摸到一个肿块，疑为"卵巢肿瘤"，应进行的检查为

A. 三合诊　　　　　B. 下腹部叩诊

C. 双合诊　　　　　D. 直肠-腹部诊

E. 下腹部触诊

95. 病人，女，26岁。已婚，主诉白带增多伴有鱼腥臭味，诊断为细菌性阴道病。护士对其指导，不正确的是

A. 治疗期间勤换内裤

B. 避免过频或者无保护的性生活

C. 给予酸性溶液冲洗阴道

D. 妊娠20周前禁用甲硝唑

E. 用甲硝唑期间可饮酒以增加局部血液循环

96. 病人，女，35岁。患有异常子宫出血，因月经过多导致贫血，以下护理错误的是
   A. 加强营养饮食　　B. 保证充足的睡眠
   C. 加强外阴护理　　D. 高热量饮食
   E. 大量快速输血

A₃/A₄型题

（97、98题共用题干）

病人，女，38岁。孕2产1，妊娠36周，基础血压不高。自觉近几天头晕、心悸。检查：血压160/110mmHg，尿蛋白（＋），胎心148次/分，水肿（－）。

97. 该病人初步考虑为
   A. 妊娠期高血压　　B. 子痫前期
   C. 子痫　　　　　　D. 妊娠合并高血压
   E. 胎盘早期剥离

98. 该病人首选的治疗药物是
   A. 镇静药　　　　　B. 降压药
   C. 解痉药　　　　　D. 利尿药
   E. 扩容药

（99、100题共用题干）

某产妇，36岁，孕1产0，分娩时行会阴左侧切开缝合术，现产后3日。

99. 针对该产妇，应指导其采取
   A. 左侧卧位　　　　B. 右侧卧位
   C. 患侧卧位　　　　D. 仰卧位
   E. 半坐卧位

100. 产后第5日，发现侧切伤口局部有硬结，不正确的护理措施是
   A. 每日观察恶露的性状
   B. 每日观察子宫复旧情况
   C. 分娩后5日给予温水坐浴
   D. 勤换会阴垫
   E. 分娩后8日给予1：5000高锰酸钾坐浴

（101～103题共用题干）

某妇女，25岁，已婚未产。平素月经规律，周期为30天，经期持续5天。现已6周未来月经，自述现食欲缺乏，易疲乏，乳房触痛明显。医生诊断为"早孕"。

101. 不属于早孕反应的症状是
   A. 喜食酸咸　　　　B. 头晕乏力
   C. 腹痛　　　　　　D. 嗜睡
   E. 晨起呕吐

102. 该妇女尿妊娠试验（＋），此试验的原理是检验尿内哪种激素

A. 缩宫素　　　　　B. 黄体酮
C. 雌激素　　　　　D. 人绒毛膜促性腺激素
E. 黄体生成素

103. 该妇女末次月经是1月21日，推算预产期是
   A. 10月18日　　B. 11月5日
   C. 10月28日　　D. 11月4日
   E. 12月28日

（104～106题共用题干）

某妇女，30岁，妊娠36周，妊娠期顺利。自诉近来晚上仰卧一段时间后出现头晕、血压下降现象。

104. 该孕妇最可能发生
   A. 贫血
   B. 妊娠合并低血压
   C. 妊娠期高血压疾病
   D. 仰卧位低血压综合征
   E. 低血糖

105. 护士指导孕妇采取相应的措施是
   A. 增强营养　　　　B. 给予口服升压药
   C. 口服葡萄糖水　　D. 俯卧位休息
   E. 左侧卧位休息

106. 孕妇胎方位是ROA，听诊胎心音最清楚部位在
   A. 脐下左侧　　　　B. 脐下右侧
   C. 脐上右侧　　　　D. 脐上左侧
   E. 脐周

（107、108题共用题干）

病人，女，35岁。孕4产0，妊娠38周，反复少量阴道流血4天入院，有流产和多次刮宫史，自觉腹痛不明显。

107. 该病人可能的诊断是
   A. 前置胎盘　　　　B. 胎盘早剥
   C. 先兆早产　　　　D. 先兆子宫破裂
   E. 胎膜早破

108. 针对该病人的护理措施错误的是
   A. 间断吸氧　　　　B. 严密观察病情变化
   C. 右侧卧位　　　　D. 做好输血输液的准备
   E. 减少刺激

（109、110题共用题干）

病人，女，28岁。已婚，3日前行人工流产术后出现发热，下腹疼痛，伴有里急后重感。查体：腹部压痛、反跳痛，子宫颈举痛。

109. 该病人最可能的诊断为
   A. 异位妊娠　　　　B. 盆腔炎性疾病
   C. 急性子宫颈炎　　D. 急性阑尾炎
   E. 卵巢肿瘤蒂扭转

110. 上述疾病的主要治疗手段是
    A. 阴道后穹隆切开引流　　B. 剖腹探查
    C. 抗生素治疗　　　　　　D. 阴道灌洗
    E. 手术切除

（111、112题共用题干）

病人，女，14岁。月经周期25～45日，经期7～15日，量多。贫血貌，基础体温呈单相型，无内外生殖器官器质性疾病。

111. 该病人应考虑为
    A. 先兆流产
    B. 黄体萎缩不全所致的出血
    C. 异位妊娠
    D. 无排卵性异常子宫出血
    E. 卵巢性闭经

112. 护理人员进行健康指导时，不妥的说法是
    A. 勤换内裤，保持外阴清洁干燥
    B. 多卧床休息
    C. 进食高蛋白、高维生素、富含铁剂的食物
    D. 严格遵医嘱服药，不得擅自停药
    E. 用药期间出现阴道流血是正常现象，无须处理

（113、114题共用题干）

病人，女，30岁。因停经2个月出现阴道流血就诊，妇科检查：子宫颈口闭，子宫4个月妊娠大，质软，尿妊娠试验阳性。考虑为葡萄胎。

113. 葡萄胎确诊后首选的处理方法是
    A. 化疗
    B. 清宫
    C. 抗生素控制感染
    D. 止血
    E. 放疗

114. 最重要的随访内容是
    A. 盆腔检查
    B. B超检查
    C. 血、尿hCG测定
    D. 血常规
    E. 胸片检查

（115、116题共用题干）

病人，女，50岁。不规则阴道流血，性生活时亦容易出血，脓血性阴道排液半年。检查：子宫颈为菜花样组织，子宫增大，变软，活动差，考虑为子宫颈癌。

115. 为确诊子宫颈癌，应进行哪项检查
    A. 子宫颈刮片细胞学检查

    B. 阴道镜检
    C. 分段诊刮
    D. 子宫颈和颈管活组织检查
    E. 碘试验

116. 下列护理措施中哪项不正确
    A. 鼓励病人树立战胜疾病的信心
    B. 疼痛即给予镇痛剂
    C. 补充营养增强机体抵抗力
    D. 保持外阴清洁
    E. 高热可行物理降温

（117、118题共用题干）

病人，女，38岁。孕3产3，2年前产钳分娩，长时间站立、下蹲后腰背酸痛有下坠感，清洗外阴可触及一肿物。妇科检查：可见子宫颈已脱出阴道口，子宫体仍在阴道内。

117. 该病人应诊断为子宫脱垂几度
    A. 子宫脱垂Ⅰ度轻型
    B. 子宫脱垂Ⅰ度重型
    C. 子宫脱垂Ⅱ度轻型
    D. 子宫脱垂Ⅱ度重型
    E. 子宫脱垂Ⅲ度

118. 护士指导病人盆底肌肉组织锻炼的方法为
    A. 收缩肛门运动　　B. 仰卧起坐
    C. 上肢运动　　　　D. 下肢运动
    E. 俯卧撑

（119、120题共用题干）

病人，女，30岁。婚后3年未孕，经促排卵治疗后，病人出现腹部胀痛、腹水，经B超检查，卵巢直径明显增大。

119. 该病人诊断可能是
    A. 药物性肝炎
    B. 卵巢肿瘤
    C. 卵巢过度刺激综合征
    D. 异位妊娠
    E. 卵巢肿瘤蒂扭转

120. 对于上述病例，下列哪项护理措施是错误的
    A. 每4小时测量生命体征
    B. 不必记录出入量
    C. 每天测量体重和腹围
    D. 注意识别继发的各种并发症
    E. 在用药过程中注意观察病情变化

（张翠红）

参考文献

安力彬，陆虹，2017.妇产科护理学.6版.北京：人民卫生出版社.

何国喜，2018.妇产科护理学笔记.4版.北京：科学出版社.

黎梅，黄爱松，2015.妇产科护理.3版.北京：科学出版社.

林珊，何国喜，2020.妇产科护理.2版.北京：人民卫生出版社.

刘兴会，漆洪波，2015.难产.北京：人民卫生出版社.

马丁，沈铿，崔恒，2016.常见妇科恶性肿瘤诊治指南.5版.北京：人民卫生出版社.

全国护士执业资格考试用书编写专家委员会，2022.2023全国护士执业资格考试指导.北京：人民卫生出版社.

魏碧蓉，2019.助产学.2版.北京：人民卫生出版社.

夏海鸥，2019.妇产科护理学.4版.北京：人民卫生出版社.

谢幸，孔北华，段涛，2018.妇产科学.9版.北京：人民卫生出版社.

薛花，程瑞峰，2008.产科学及护理.2版.北京：人民卫生出版社.

余艳红，陈叙，2017.助产学.北京：人民卫生出版社.

中华医学会计划生育分会，2017.临床诊疗指南与技术操作规范·计划生育分册.北京：人民卫生出版社.

参 考 答 案

第1章
1～5 BECEB   6～10 AEEED   11～15 DAEDA
16～20 CEBAB   21～25 AEAED   26～30 BACCB
31～35 BDACC   36～38 BED

第2章
1～5 CADBC   6～10 BBDDD   11～15 ABAED
16～20 ACEDA   21～25 BDBDB   26～30 EDEDB
31～35 AEBBC   36～40 DEBDD   41～45 AABDC
46～50 ABDDB   51～55 CBBBC   56～60 CDABB
61～65 CAACD   66～70 EDCDC   71～75 EBBEC
76～80 CCACE   81～85 CDCDC   86～90 DAACD
91 D

第3章
1～5 BADEA   6～10 ACABD   11～15 CCBAE
16～20 BACCE   21～25 AAEDB   26～30 ADABA
31～35 CCDDC   36～40 ACEEB   41～45 BCCBC
46～50 CBEED   51～55 BCBDA   56～60 CCDBB
61～65 CABEB   66～70 ADEEB   71～75 AACEE
76～80 CCBAD   81～85 CBADE   86～90 DDBCA

第4章
1～5 AADEC   6～10 AAAEB   11～15 DAABD
16～20 CDBAA   21～25 EECAD   26～30 BDABB
31～35 EDCDC   36～40 ADBEE   41～45 BCBCC
46～50 BEDEE   51～55 EADEB   56～60 DAEAC
61～65 EECEC   66～70 DBEAD   71～75 AADDC
76～80 AADAC   81～85 ACABE   86～88 BEB

第5章
1～5 BECCE   6～10 ACACD   11～15 CBACA
16～20 ECCED   21～25 ABADB   26～30 ECEDE
31～35 DCCBB   36～40 EADAB   41～45 DCADC
46～50 BEEDC   51～55 CCDCA   56～60 CEDDB

第6章
1～5 EDCAB   6～10 CCCBA   11～15 CCCAB
16～20 ACCBD   21～25 AACBB   26～30 BBDBD
31～35 CDBAC   36～40 AEBED   41～45 BEDAD
46～50 ADDCE   51～55 ACDBB   56～60 DCAAA

第7章
1～5 ABADC   6～10 EDBBB   11～15 CEDEC
16～20 BECEC   21～25 EACBD   26～30 CCDBE
31～35 AAEEC   36～40 EAEAA   41～45 DBDDE

第8章
1～5 BCCBC   6～10 BAEBB   11～15 EBAEC
16～20 ECDBE   21～25 DADEE   26～30 ABABB
31～35 AADBB   36～40 BBACB   41～44 CDAE

第9章
1～5 AACCB   6～10 BDADB   11～15 CECAB
16～20 DDBEB   21～25 BDBAB   26～30 DECCE
31～34 CCDD

第10章
1～5 BDABB   6～10 CBCDE   11～15 DECBE
16～20 EAEDB   21～25 DCDBE   26～30 BECBD
31～35 BEEAB

第11章
1～5 DEBCD   6～10 CCECD   11～15 BCCED

第12章
1～5 DCBEE   6～10 EEAAD   11～15 DBDAD
16～20 DBCEA   21～25 EEACD   26～30 BECAB
31～35 EDCBE   36～40 BEBBE   41～45 DEEAD
46～50 CDBCD

第13章
1～5 CECAD   6～10 CCBBD   11～15 ABCEC
16～20 CDAED   21～25 EABEC   26～30 DCEDA
31～35 AEDEE   36～40 ECCCD   41～45 CCBDE
46～50 BEBED   51～55 DDCCB   56～60 BDDEA
61～62 DD

第14章
1～5 BACBE   6～10 ACDAE   11～15 ADDDE
16～20 DABCC   21～25 CADBB   26～30 ACDED
31～35 AECBE   36～40 ABACE   41～42 CB

第15章
1～5 CCBAB   6～10 CABDD   11～13 CDA

第 16 章

1～5 EAACC 6～10 DDAAE 11～15 DCBAB
16～20 CCBAA 21～25 CACBD 26～30 AEDCD
31～35 EDCBD 36～40 CBDAC 41～45 DBBAA
46～50 ACDAB 51～55 DDDDC

第 17 章

1～5 AEDEC 6～10 BACEC 11～15 CDBCB
16～20 BCDCA

第 18 章

1～5 AABBC 6～10 BDBEE 11～15 DDEBB
16～20 CBDBD 21～23 ACB

第 19 章

1～5 ABCCA 6～10 DABDB 11～15 CEACE
16～20 EBEAD 21～25 CCDCE 26～30 AEBAD
31～35 CBBBE 36～40 EDBEA 41～45 BECBB
46～50 BEEDD 51～55 CBEDC

第 20 章

1～5 DBDEB 6～10 ABCDD 11～15 DDBEC

第 21 章

1～5 CCEEB 6～10 DBEAB 11～15 BCDCE
16～20 BBAEB 21～25 CDDCA 26～30 ECAAD
31～35 DCDCE 36～40 DBDED 41～45 BACDE

模拟试题参考答案

专业实务

1～5 DBEDE 6～10 ACAEB 11～15 BECDC
16～20 DCAAA 21～25 BAEBB 26～30 DBDED
31～35 DCAAE 36～40 CABAA 41～45 DADDC
46～50 CBACE 51～55 EACEB 56～60 CCDEA
61～65 BCAEE 66～70 BBDAC 71～75 CAEAB
76～80 AEBBC 81～85 BEBDA 86～90 CCDEB
91～95 DADBA 96～100 EBBCD
101～105 CCDCB 106～110 ADEBA
111～115 AEACC 116～120 DBBCE

实践能力

1～5 CABCD 6～10 CADAA 11～15 CDAEA
16～20 DBCCC 21～25 EABDD 26～30 BABAC
31～35 ABCDC 36～40 AAAEC 41～45 CDBDE
46～50 ECEBB 51～55 CBBBD 56～60 DBBCC
61～65 EBDEB 66～70 CCEDC 71～75 DCABC
76～80 BCCBD 81～85 BEADA 86～90 BEDCC
91～95 BEBDE 96～100 EBCBC
101～105 CDCDE 106～110 BACBC
111～115 DEBCD 116～120 BCACB